U0218430

国家出版基金项目
NATIONAL PUBLICATION FOUNDATION

"十三五"国家重点图书出版规划项目

旴江医学（分科研究第一辑）

旴江

医学脉学探究

XUJIANG YIXUE MAIXUE TANJIU

曹 征 主编

江西科学技术出版社

图书在版编目(CIP)数据

盱江医学脉学探究 / 曹征主编. -- 南昌：江西科学技术出版社，2020.12

（盱江医学 / 陈明人主编. 分科研究. 第一辑）

ISBN 978 - 7 - 5390 - 7612 - 6

Ⅰ.①盱… Ⅱ.①曹… Ⅲ.①脉学 - 研究 - 抚州 - 古代 Ⅳ.①R241.1

中国版本图书馆 CIP 数据核字（2020）第 243854 号

国际互联网（Internet）地址：

http://www.jxkjcbs.com

选题序号：ZK2020328

图书代码：D20011 - 101

出品人：温　青

策划编辑：张　旭

责任编辑：王凯勋

责任印制：夏至寰

盱 江 医 学 脉 学 探 究

XUJIANG YIXUE MAIXUE TANJIU

曹征 主编

出版发行	江西科学技术出版社有限责任公司
社址	南昌市蓼洲街 2 号附 1 号
	邮编：330009　电话：(0791)86615241　86623461（传真）
印刷	雅昌文化（集团）有限公司
经销	各地新华书店
开本	710mm×1000mm　1/16
字数	246 千字
印张	19.25
版次	2020 年 12 月第 1 版　2020 年 12 月第 1 次印刷
书号	ISBN 978 - 7 - 5390 - 7612 - 6
定价	110.00 元

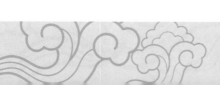

前　言

脉可求真,见脉证于三指之下。

人身气血阴阳,应于四时地理、老幼男女、高矮胖瘦、六气七情,其变均可见于寸口。明代盱江医家李梴曰:"气卫于外,以充皮肤;血荣于中,以营经络。周一体而无间,应漏水百刻而不违,一百一夜,一万三千五百息,乃平人之常也。察阴阳,决生死,虽经络流注,如环之无端,岂能逃于脉之三部耶?"清代盱江医家喻昌曰:"脉者,开天辟地,生人之总司,有常而不间断者也。是故天有三垣九道,而七政并行于其间,若运璇玑者,天之脉也。地有九州四海,而经脉会通于其间,若施八索者,地之脉也。人有九脏六府、十二经、十五络,而营卫充灌于其间,若环转者,人之脉也。"

"望闻问切"为我国传统医学的四诊。《难经·六十一难》曰:"望而知之谓之神,闻而知之谓之圣,问而知之谓之工,切脉而知之谓之巧。"将诊断技巧分成神、圣、工、巧四个不同的层次。盱江医家尤重脉法。如清代盱江医家曾鼎言:"且夫医之法,尤必以脉为主,非脉无以为断。医之诊脉,犹地之点穴,皆有差之毫厘,失之千里者。"

诊脉之技,医训常言:"心中了了,指下难明。"这主要是因为脉诊需要把注意力专注于指下,用指头的触感(即指感)去分辨、感受经脉搏动的位置、力度、频率等信息,以形成对脉象的清晰认识,而指感在人们的日常生活中运用得不多得。所以清代盱江医家喻昌曰:"上古圣神,首重切脉,虽精微要渺,莫不显传。然以其精微要渺也,后人转摹转失,竟成不传之绝学。有志于切脉者,必先凝神不分,如学射者,先学不瞬,自为深造,庶乎得心应手,通于神明,夫岂一蹴可几?然必下指部位分明,尽破纷纭,坦然由之无疑,乃有豁然贯通之日。否则童而习之，白首不得，徒以三指一按，虚应故事，可鄙孰甚。"

《黄帝内经》中对脉象有多种描述，《难经》中更置多个专篇对脉诊详加阐释，汉末张仲景在《伤寒杂病论》中提出了"脉证合参"的辨证论治方法，进一步丰富了脉诊的临床内涵，晋代王叔和编撰《脉经》，将脉象分辨系统化，从此脉诊便成为中医常规诊法，为历代医家所重视，各家脉论层出不穷。旴江医家对脉诊也高度重视，对诊脉的各方面知识殚精竭虑地不断求索，脉学专著、脉论篇章，代有发挥。

本书从旴江医家脉学思想、脉学溯源、持脉方法、生理脉象、脉象分类、脉象主病、兼脉主病、奇经八脉、妇人小儿脉象、形色合脉、脉象的预后、时令与脉象、五脉脉象、疾病合脉、脉案选编等方面，系统阐释旴江医家脉学理论、思想和临床经验，并尝试从脉的"位""动""形""质"四个维度，对旴江医家脉诊知识进行分析整理，更好地揭示脉象的指下层次关系，俾助有意了解学习脉诊的各位读者"心下了了，指下亦明"。

囿于编者学有不足，言有粗疏，书中难免存在疏漏和不当之处，恳请广大同道及读者谅察并惠予批评指正。

编者

2021 年 4 月 28 日于南昌

目录

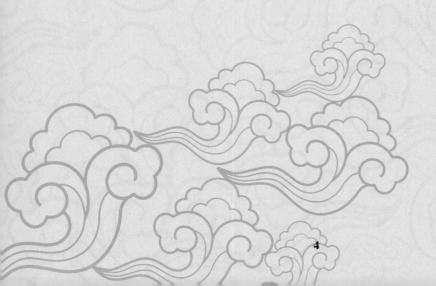

第一章
盯江医学脉学思想概述

盱江医家论脉，宗《素问》《难经》，认为脉为血之府，为血气之先，荣行脉中，卫行脉外。人之血气，昼夜循环，灌溉周身，濡养腑脏，生生不息。寒热虚实，气血随之，变见气口。实则脉旺，虚则脉衰，热则脉数，寒则脉迟。

第一节　盱江医学脉学溯源

盱江医家论脉，多宗于《黄帝内经》（后文简称《内经》）《难经》《脉经》。高阳生《脉诀》的"七表八里九道"脉象分类方法虽被多数盱江医家采纳，但由于失之于临床实效，内容多被否定。

据现存文献考证，盱江医家脉学的发展始自南宋。南宋盱江医家重视唐代杜光庭所撰的脉学专著《玉函经》，该书主要以歌诀形式记述脉象（讨论脉象生死之候），黎民寿、崔嘉彦两位医家对该书进行了详细的注解，分别著有《广成先生玉函经》《注广成先生玉函经》。

黎民寿另著有《决脉精要》（元代附刊于《黎居士简易方论》之后），书中多为其独创的见解，对元、明时期的医家有一定的影响，如元代戴起宗《脉诀刊误》中多处引用了该书中的内容。该书的问世时间，更早于黎氏对《玉函经》作注解的时间。

崔嘉彦另著有《崔氏脉诀》（又名《崔真人脉诀》），该书在高阳生《脉诀》"七表八里九道"脉象分类方法基础上，以浮、沉、迟、数为宗对脉象进行总括，对后世脉象的分类影响深远。崔氏一派脉学流传至少经历了五代：崔嘉彦—刘开—严用和、朱宗阳—张道中—闵一无。在传承过程中，除了崔嘉彦的《崔氏脉诀》至少有五种脉学著作存世，其中南宋刘开撰有三种：《刘三点脉诀》（一名《复真刘三点先生脉诀》《西原正派复真子刘先生脉法》，又名《脉诀理玄秘要》），《脉诀元微》，《方脉举要》；元代张道中撰有《玄白子西原正派脉诀》（简称《西原脉诀》，明初被托名为《崔真人脉诀》，还被托名为《东垣脉诀》《方脉举要》等），《玄白子类脉诀》。

南宋刘开为崔氏第一代传人，刘开的学术影响力从其再传弟子张道中所言可知，张道中言："今两山南北名医之流，悉自刘氏。"张道中的《西原脉诀》在明初被托名为《崔真人脉诀》，风行海内，对后世影响很大。崔嘉彦创立的以浮、沉、迟、数四脉为纲的脉诊学术思想，正是赖该书而广为传播。崔嘉彦弟子所著的书名前之所以冠以"西原"二字，是因为崔嘉彦在西原山建立道观，由此可见崔嘉彦为该脉之学祖。

元代危亦林继承五世家学，又随董奉二十五世孙董京学习大方脉，其通过七表八里九道对脉象进行分类，并善于通过脉象确定疾病的所属脏腑和病程进展。危亦林在其所著《世医得效方》中专门列有"集脉说"一篇。

明代李梴论述脉象以《黄帝内经·素问》（后文简称《素问》）《难经》的观点为主，兼采张仲景《伤寒论》及《脉图》《脉经》《脉诀》等进行补充。明代龚廷贤，论脉分类继承了前贤七表脉、八里脉的观点，而以四脉（浮沉迟数）统之。明代张三锡认为元代滑寿以浮沉迟数为纲对脉象进行分类的方法虽有良好统括性，但该统类方法在细节方面缺乏具体的指引，其又通过临床实际应用，指出《脉诀》在临床应用方面的多处谬误，并结合《素问》《难经》以及李时珍《濒湖脉学》对质疑进行解答。明代聂尚恒，对《难经》和王叔和《脉赋》进行了逐条阐释，展现了其深厚的脉学理论和丰富的临床经验。明代龚居中受业家承，重视肺痨治疗过程中脉象的指引作用，其《幼科百效全书》对小儿三关脉观察继承自薛己《水镜诀》和王肯堂《虎口三关脉纹图》。明代万全在继承三世家学的基础上，对妇幼脉象诊断有独到见解。

清代喻嘉言赞同滑寿对脉象的分类方法，他引滑寿言："察脉须识上、下、来、去、至、止六字，不明此六字，则阴阳虚实不别也。上者为阳、来者为阳、至者为阳，下者为阴，去者为阴、止者为阴。上者自尺部上于寸口，阳生于阴也；下者自寸口下于尺部，阴生于阳也；来者自骨肉之分，而出于皮肤之际，气之升也；去者自皮肤之际，而还于骨肉之分，气之降也。应曰至，息曰止也。"清代黄宫绣著有《脉理求真》，书中多引用张璐之说，证以《濒湖脉学》，辅以《素问》《难经》及后世医家诸说。清代曾鼎论脉于《内经》，认为医家必求于脉，脉学虽繁，毫厘之差，可宗李时珍《濒湖脉学》。清代陈当务论脉本于《素问》以及《御纂医宗金鉴》，并引用各家观点，又以《濒湖脉学》诗文作为总结。

第二节　宋元时期盱江医家脉学思想及其著述

一、崔嘉彦脉学思想及其著述

崔嘉彦,字希范,号紫虚道人,南康军建昌(今属江西省永修县)人。南宋盱江医家。精心钻研医术,尤长于脉诊。他撰有《崔氏脉诀》(又称《脉诀》《四言脉诀》《崔真人脉诀》《东垣脉诀》等)、《注广成先生玉函经》三卷、《紫虚真人四原论》等著作。《紫虚脉诀》以四言押韵,全书683句,朗朗上口,通俗易懂,成功地将复杂深奥的脉学知识,进行了简明流畅的概括和表述,对脉学理论的发展和传承起到了重要的作用。

崔嘉彦认为"持脉之道,非言可传,非图可状"。其在高阳生《脉诀》"七表八里九道"脉象分类方法的基础上,创新地以浮、沉、迟、数为宗,风、气、冷、热主病,用《难经》中的浮、沉、迟、数四脉总括诸脉,论述诸脉形态、主病、相兼为病以及奇经八脉主病、危脉等。崔氏在《崔氏脉诀》中分析了脉的生理形成、昼夜运行规律、三部定位及男女生理脉象异同,妇人脉、小儿脉、肥瘦长短人脉的特点等;介绍了诊脉的基本原理,脉各部与脏腑的关系,导致脉象变化的原因及四时平脉等。书中提到的脉象有:浮、芤、滑、实、弦、紧、洪、沉、微、缓、涩、迟、伏、濡、弱、长、短、虚、促、结、代、牢、动、细、革、散、数,共二十七种,其中对革、牢二脉的脉象描述为历代文献中最早的。

《崔氏脉诀》版本流传情况:现存最早的传本是金代李杲在13世纪中的批注本。14世纪末(明初)以后被收刊入《东垣十书》中,此后《古今医统正脉全书》《寿养丛书》《医家荟览》等均有收载此书。后世对该书也有修订和注释:崔嘉彦弟子刘开(复真先生)将《崔氏脉诀》加以修订而成《刘三点脉诀》;明代以后修订及注释《崔氏脉诀》或将该书改为不同的书名及卷数的著作甚多,主要有:明代虞抟《苍生司命》中的《四言举要》,李言闻删订了《崔氏脉诀》的内容后更名为《四言举要》(此版本后被李时珍附刊于《濒湖脉学》之后),李中梓《医宗必读》中的《新著四言脉诀》及其《诊家正眼》中的《崔氏四言脉要》,清代潘楫根据李言闻删订的《四言举要》编撰了《医灯读焰》。莫熺

《莫氏锦囊》中注释的《四言举要》，王道纯修订的《脉诀四言举要》，黄宫绣《脉理求真》中的《新增崔嘉彦四言脉诀》。在相关论著之中，影响最大的是明代李时珍编撰的《濒湖脉学》，该书是李氏在《崔氏脉诀》的基础上根据自己和父亲李月池的脉学经验增改而成。

二、陈自明脉学思想及其著述

陈自明，字良甫，临川（今属江西省抚州市临川区）人。南宋旴江医家。家族世代为医。陈自明曾任建康府医学教授。对妇产科学和外科学颇有研究，其采集宋以前关于妇产科文献三十余种，结合实践经验，撰成《妇人大全良方》，为后世妇产科发展奠定了基础。他按照七表脉、八里脉、九道脉的分类方式论述脉象的主要类型，并对相类脉象进行两两比较，如浮沉脉、洪微脉、虚实脉、迟数脉。列"怪脉"，介绍危急重症的脉象，包括雀啄脉、屋漏脉、弹石脉、解索脉、鱼翔脉、虾游脉。陈氏又对妇人经、孕、产、乳的异常脉象及各妇科疾病的病理脉象有详细描述，颇切临床实用。

陈自明认为："大凡治病，不察脉，察脉虽为。古人以切脉为下，然用药则未尝不以脉为主。"古人对于四诊，"望而知之谓之神，闻而知之谓之圣，问而知之谓之工，切脉而知之谓之巧"。脉诊虽为四诊之末，但在临床上对于选方用药有重要的指导作用。具体来说，"脉之大要，且以浮、沉、洪、微、虚、实、迟、数八脉，以察病之虚实冷热，方可用药。精此八脉，自不失病之大体，何则如伤寒脉浮者在表可发汗，脉沉者在里方可下。虚则补之，实则泻之。诸洪与数者为热，诸微与迟者为寒，无如此最验也"。

三、严用和脉学思想及其著述

严用和，字子礼，庐山（今属江西省九江市）人。南宋旴江医家。自幼聪颖，十二岁开始跟随同乡医家刘开学医，在其言传身教下，尽得其传，十七岁就开始应诊。严氏批评当时医家多以温燥治病，认为古今之方土气候不尽统一，治病亦不能泥于古。严氏以自己临床所用治验方为基础，参以古人之说，著成《济生方》十卷，后又撰《济生续方》八卷。他认为诊疗疾病"微妙在脉，不可不察"，察脉后方能推理、识因、辨证、论治，其在著作中详细地论述了五脏本脉、病脉及死脉，介绍如何通过脉象识别病情的虚实寒热证候、病变趋势，从而施予应对方药。

四、黎民寿脉学思想及其著述

黎民寿，字景仁，南城（今属江西省南城县）人。南宋旴江医家。幼年从父习举业，屡试不中，后拜师习医，深悟医理，广蓄良方，治病多效。著有《玉函经注》《决脉精要》《简易方论》《断病提纲》。其中《玉函经注》对唐代杜光庭的脉理名著《玉函经》进行了逐句注疏。其注解《玉函经》征引《黄帝内经》《难经》《伤寒论》《脉经》等经典中的脉学理论，并以"七表八里九道脉"为系统，结合临证经验，多有发明，为后世阅读理解杜氏原著提供了极大方便。《决脉精要》在国内失传已久，今附海外回归中医善本古籍丛书《黎居士简易方论》之后，使人得以窥其全貌，书中结构首以歌诀，次以解释；对脉的分类延续《脉诀》七表八里九道脉结构，解说十怪脉，列举日常疾病常见脉象。

黎氏辨脉有以下重要观点：

从代、止、涩脉中判断病症的危重程度。黎氏认为《内经》曰"代"，《难经》曰"止"，名异而意同。脉在指下满五十动而无一止，则表明五脏精气流通。若气有止，则脏不受精气滋养。五脏有气则生，无气则死。因此，代脉即表明脏腑精气衰绝。涩脉多提示精血不足之候，但如果在秋天诊得涩脉，却是有胃气的平脉。右手寸口肺脉诊得短而涩，也是肺脏平脉。若是涩脉独于尺中，却是病情危重，难以治疗。

四时有常脉，若脉来克于常脉，如"春得肺脉，夏得肾脉，秋得心脉，冬得脾脉"，便为逆。其言"脉逆四时，为不可治"，说明若出现逆脉，病情危重，难以治疗。

他认为屋漏脉、雀啄脉、弹石脉、解索脉、虾游脉、鱼翔脉，为危候脉。其中屋漏脉和雀啄脉提示脾脏衰败；弹石脉提示真肾脉见，胃气先绝；解索脉见于肾与命门气绝，为危候；虾游脉提示"魂魄飞扬，而形独存"，表明形神分离，生命将绝；鱼翔脉提示肾与命门俱绝。

伤寒病以汗下吐法治疗后，脉宜静，不宜躁。他认为伤寒是一种严重的疾病，有生死存亡风险。若汗后，脉复躁疾，症不能减，或"狂言不能食，此名阴阳交"，均属危候。

五、危亦林脉学思想及其著述

危亦林,字达斋,南丰(今属江西省南丰县)人。元代旴江医家。危氏家族世代以医为业,危亦林曾任南丰医学教授,是我国古代骨伤科代表人物之一,对内、妇、儿、眼、正骨、口齿咽喉等科均有所研究,尤擅长骨伤科。其按照元代医学十三科目,将古代医方和家传五世积累的经验方剂分门整理,历时十年,撰成《世医得效方》十九卷。书中专门列有"集脉说",介绍寸关尺所主脏腑,分析七表脉、八里脉、九道脉脉象特点,并论述十怪脉、时疫之脉。其在书中论述疾病治疗时,注重脉证方合一,重视观察疾病发展过程中脉象的变化,以此判断疾病的转归;并根据脉象的变化,甄选合适的治疗药物。

第三节 明代旴江医家脉学思想及相关著述

一、李梴脉学思想及其著述

李梴,字健斋,南丰(今属江西省南丰县)人。著有《医学入门》。他认为脉乃医之首务,医生须从脉象辨别病情虚实,进而决定治疗药物的君臣佐使及针灸的穴位和操作方法。故《医学入门》列有"诊脉"专篇详论脉象。

对于脉诊的学习方法,李氏批评当时社会上许多医家只学习高阳生《脉诀》,而很少去学习王叔和《脉经》的现象,如其言"世俗偏熟《脉诀》,而不知《脉经》"。认为如果要全面学习脉诊,必须以《黄帝内经》《难经》为主,兼采张仲景的《伤寒论》及《脉经》《脉诀》等书。

李氏在《医学入门》中,从寸口定位、寸口脏腑定位、诸脉体状、相类脉鉴别、诸脉相兼主病、脏腑六脉诊法等方面对脉诊做了细致的分析,对内外二因所致疾病从人迎、气口二位进行分断。详细论述了外感、内伤、杂病、妇幼、外科等临床分科的脉象特征,并对脉与形色间的相应关系做了系统论述。

二、龚廷贤脉学思想及其著述

龚廷贤,字子才,号云林山人,别号悟真子,金溪(今属江西省金溪县)人。明代盱江医家。龚廷贤出生于医学世家,自幼继承家学,跟随父亲学医,立有"良医济世,功同良相"的志向。勤研《黄帝内经》《难经》及历代名家学说,久而精通医理,临证遵古而不拘泥,治多奇中,后入御医院任太医。龚氏一生著述较多,有《济世全书》八卷,《寿世保元》十卷,《万病回春》八卷,《小儿推拿秘旨》三卷,《药性歌括四百味》,《药性歌》,《种杏仙方》四卷,《鲁府禁方》四卷,《医学入门万病衡要》六卷,《复明眼方外科神验全书》六卷,《云林神彀》四卷等。并为其父续撰了《古今医鉴》。另著有《痘疹辨疑全幼录》《秘授眼科百效全书》《云林医圣普渡慈航》《医学准绳》等,皆佚。

龚廷贤在所著《寿世保元》中对平脉、病脉虚实、脉证逆从、真脏脉等做了详细地论述,其以四脉(浮沉迟数)统七表脉八里脉,并据四脉为纲论述五脏主病。他认为各病宜见相应病脉,若见忌脉,则预后不良;他认为小儿一岁以后,方有脉自寸口而生。龚廷贤的《万病回春》在每篇疾病各论的篇首先详论该病主要脉象,后据脉象给出方药,或据脉象加减药物,具有较好的临床指导价值。

三、张三锡脉学思想及其著述

张三锡,字叔承,号嗣泉,原籍盱江南城(今属江西省南城县),后居南京(今属江苏省南京市)。明代盱江医家。张氏主张医学有六个重要方面,即经络、四诊、病机、治法、本草及运气,其苦心钻研三十年,博采群书,结合自己临床实践经验,编撰了《医学六要》。王肯堂曾校订该书,评价较高称张氏为"医圣"。

张氏在《医学六要》中介绍了自己的脉诊学习过程:初期学习高阳生《脉诀》,但在临床实践中发现多有谬误,遂放弃该书而转而研究《素问》《难经》等经典以及历代医学名家著作,尤其重视李时诊的《濒湖脉学》,将其作为自己临床脉诊的理论基础,又钻研崔嘉彦的《崔氏脉诀》。如此反复琢磨脉理,终于达到了临诊实践"毫发不爽"的效果。

张氏在《医学六要》提出:取脉部位当宗《难经》"独取寸口",其对各脉做了相类比较;详细介绍了"五脏平脉""四时平脉"及"妇人脉""小儿脉"。张氏认为临证诊病脉贵在"有神",辨证须形脉相参和色脉相参。书中还对病至危重阶段的脉作了论述,如"杂病生死脉""诸杂病生死歌"和"危脉"。

四、聂尚恒脉学思想及其著述

聂尚恒,字惟真,号久吾,清江(今属江西省樟树市)人。明代旴江医家。聂氏究心医术,博览方书,治病不拘于古方,所治多奇效,且勤于著述,著有:《活幼心法》九卷,《奇效医述》二卷,《医学汇函》十四卷,《瘟科慈航》三卷,《八十一难经图解》一卷。

聂氏脉学方面的研究受南宋黎民寿的影响,重视脉诊,喜用图示对比进行阐释。在《医学汇函》中,其对《王叔和脉赋》《难经》逐条进行了详细论释,并附以脉图以明之,如对气血流行以图示例,对脉象的阴阳虚实寒热列表进行对比,对后世脉学发展有重要影响。

五、万全脉学思想及其著述

万全,字密斋,原籍豫章(今属江西省南昌市),后移居湖北罗田(今湖北省罗田县)。明代旴江医家。万全家族世代均以医为业,其自幼潜心研究家学,颇有发挥,又深入钻研《内经》《难经》等经典,广泛阅读本草、脉学重要著作,尤其重视钱乙的学说。万氏治病重视调补后天之本——脾胃。生平著述甚多,著有:《万氏家传保命歌括》(简称《保命歌诀》),《伤寒摘锦》,《养生四要》,《万氏女科》(又名《万氏妇人科》),《广嗣纪要》,《家传幼科发挥秘方》(简称《幼科发挥》),《片玉心书》,《育婴家秘》(又名《育婴秘诀》),《痘疹心法》,《片玉痘疹》。诸著作又集合成《万密斋医学全书》,或称《万密斋医书十种》,万全对小儿科疾病研究最深,对小儿脉诊有颇多心悟。在其著作《片玉心书》中列有"小儿脉法",对小儿脉动至数是常是病做了界定,论述小儿病症宜见脉象,并介绍如何据脉象制定治疗方案。万氏又在《幼科发挥》中介绍了幼儿脉象诊察年龄,在《广嗣纪要》中介绍如何从脉象判断妇人经、孕、产等情况。万全重视脉象对疾病发展趋势的提示作用,注重脉、方、证对应关系,甚至在治疗某些病证时以脉象作为主要依据来决定施何方药。

六、龚居中脉学思想及其著述

龚居中,字应圆,号如虚子,金溪(今属江西省金溪县)人。明代盱江医家。精于医术,擅长内、外、妇、儿诸科。著有《痰火点雪》(又名《红炉点雪》),《外科活人定本》,《外科百效全书》,《幼科百效全书》,《女科百效全书》,《小儿痘疹医镜》,《万寿丹书》等。

龚居中脉理取法《黄帝内经》《脉诀》《难经》,擅于通过体察脉象认识或验证疾病的表里、寒热、虚实、安危等证候信息,再依证立治,以定处方。万氏论脉形、主病多取法于李时珍的《濒湖脉学》。龚居中在《幼科百效全书》提出,治疗小儿疾患时,小儿及其家长往往不能明确说明病情,必须通过体察脉象的"浮、沉、迟、数、滑、涩"以确定病情,但不能仅凭脉象断证,须四诊合参才能专断无误。龚氏在该书中还列有专篇"诊脉要诀歌",介绍小儿一指定三关的诊断方法,说明1~3岁小儿脉搏频率当在呼吸间八至,过此则病。龚居中在《女科百效全书》中列有论女子妊脉专篇"妊娠脉例""诊妇人有妊脉歌",介绍妇人妊娠胎孕时的脉象,该书的疾病各论中对妇人常见病症如何通过脉症合参进行诊断做了论述。

第四节　清代盱江医家脉学思想及其著述

一、喻嘉言脉学思想及其著述

喻昌,字嘉言,新建(今属江西省南昌市新建区)人。新建古称"西昌",故喻昌晚年号西昌老人。清初盱江医家。明崇祯三年以副榜贡生进京,因上言国事不就而皈依佛门为僧,兼事岐黄,往来于南昌、靖安等地,后侨居常熟。晚年潜心著述,开堂讲授医学,医名卓著,冠绝一时。喻昌著有《尚论篇》八卷(分前、后篇各四卷),《寓意草》,《医门法律》六卷,此三书合刊本称《喻氏三书》。另有《伤寒抉疑》(即《尚论后篇》所附《答问篇》),《生民切要》二卷。

喻昌论脉,本于《素问》《灵枢》《难经》《伤寒论》《金匮要略》《脉经》,重视三部切脉明确诊断病患所在脏腑,其在《医门法律》中列有"合色脉论",介绍如何通过望诊和脉诊结合诊断疾病,列有"痰饮脉论""消肿脉论""虚劳脉论""痉脉论""水肿脉论",专论各病所主脉象,以及如何通过脉象辨别疾病当前状态,判断治疗难易,推测疾病发展趋势等等。

二、陈当务脉学思想及其著述

陈当务,字惠民,抚州(今属江西省抚州市)人,清代旴江医家,寿逾七十岁。陈氏出身官宦家庭,因家道中贫而学医。闭门苦学博览,终成一代名医。撰有《医学四义》三十二卷(《证治要义》为其中之一)。该书分析了当时社会上流行的脉诊学习用书高阳生《脉诀》、林起龙《脉统》、杨上善《太素》,指出这三本书在脉体定位上不确切。他认为对脉体的定位要本于《素问》以及《御纂医宗金鉴》,在书中他详细地介绍了脉部上下与机体上下脏腑的对应关系:"心与膻中居左寸,肝胆同归左关定,肾与尺脉合膀胱,小肠亦在此部询。肺与胸中居右寸,脾胃脉从关里问,右尺右肾并大肠,脉要精微是此论。三焦位虽上中下,自是胸中为相应。"又将脉体分为27种,每种脉配以《脉经》或《素问》经文进行阐释,配以各家脉诊学说和个人临床经验作为参考,并以《濒湖脉学》诗文作为总结。

三、黄宫绣脉学思想及其著述

黄宫绣,字锦芳,宜黄(今属江西省宜黄县)人。清代旴江医家。黄宫绣是江西古代十大名医之一,精通医理,勤于著述,撰有医著四种:《医学求真录》《脉理求真》《本草求真》《锦芳医案》。

其中《脉理求真》为脉学专论,原附刊于《本草求真》之后,后有文奎堂单行刻本。书中所论脉象30种,论脉之形多宗张璐的脉学论述,证以《濒湖脉论》,辅以《素问》《难经》及其他医家诸说,书中论脉主病多会追溯该观点的出处,分析讨论该观点的理论基础,且多有发明创新之处,并对各脉相反、相似的地方以"比类""纲目"进行横向鉴别。黄氏从临床实证出发,认为"持脉之道,贵乎活泼。若拘泥不通,病难以测",如"头痛在上,本应寸见,而少阳阳明头痛,则又在于两关,太阳头痛,则又在于左尺"。而在面对脉和症不对应的异常情况时,其特别强调脉须兼与望闻问同察,不可仅凭脉断。《脉理求真》附有黄氏根据个人临床体悟"加意增删"的崔嘉彦《崔氏脉诀》,是研究《崔氏脉诀》的重要文献资料,对脉诊的学习和应用都有很好的指导意义。

四、曾鼎脉学思想及其著述

曾鼎,字亦峦,号香田,南城(今属江西省南城县)人。清代盱江医家。曾氏幼习儒学,后继父医业。学宗喻嘉言,对脉理尤有研究,中年又攻妇科、幼科,疗治多验,医名远播。曾氏著有《医宗备要》三卷,《幼科指归》二卷,《痘疹会通》四卷,《妇科指归》四卷,诸著作又集合成《曾氏医书四种》。

《医宗备要》为脉理学著作,该书论脉详尽,将医理与临证互相印证。书中卷首提出"治病定症,务在诊脉为主",强调脉诊在四诊中的重要地位和临床价值,上卷分述诊脉轻重手法以及妇人临床、胎前产后所宜见和不宜见的各种脉象计二十六条,都是曾氏平生临证经验总结。中卷注释《四言举要》,侧重于阐述脉诊源流、脉象基础、取脉部位、五脏分居及四时、常人所见之脉和各脉之形。下卷以问答形式,介绍各脉的适应证及其表现形式。

五、谢星焕脉学思想及其著述

谢星焕,字斗文,号映庐,南城(今属江西省南城县)人。清代盱江医家。谢氏出身医学世家,从小学习家传医学,临床推崇李东垣、喻嘉言之学,擅于治疗痿躄、拘挛、痰饮等病。谢氏著有《医学集要》,《得心集医案》六卷。

《得心集医案》全书分伤寒、杂证、疟症、产后、小儿等 21 门,总收 250 余则医案。谢氏在每个医案中,细玩脉象,或批驳脉辨不精,或断疾病死生预后,或单从脉象论断病机,或脉症相参定证,或从脉定治法,或从脉判正气强弱,都切中肯綮,有很好的临床指导价值。

第五节　待考旴江医家脉学思想及其著述

南宋·李駧:字子野,号晞范子,临川(今属江西省抚州市临川区)人。因见当时古医书文字深奥,庸医妄用药饵误人性命,于是潜心钻研《难经》《脉经》等古代医书,详加注解,撰有《脉诀集解》《难经句解》《脉髓》等书。《脉诀集解》撰于宋咸淳二年(1266)。作者虑时医不解《王叔和脉诀》,于是引《素问》《难经》《脉经》等内容对其予以注释。注文中又集刘元宾、池大明、黎民寿诸家对《王叔和脉诀》的注解,以及朱肱、陈无择、余纲、成无己等人之脉论。此书首次萃集了《王叔和脉诀》诸家注释,保存了一些宝贵的脉学资料。原书佚,元代《纂图方论脉诀集成》中存佚文304条。《难经句解》撰于宋咸淳五年(1269),作者认为秦越人受长桑君秘术乃著成《八十一难经》,固非肤浅者所能测其秘。吕广、杨玄操之注皆浅陋简略而采异端之说。其余诸注,率多芜杂,致《难经》奥旨隐而不彰,医者难以资其说以施于世。遂揣度古意,随句笺解。虽用心良苦,但随文作注,较少启发,故对后世影响不大。现存有涵芬楼影印明《正统道藏》本。

南宋·刘开:字立之,号三点,又号复真先生,南康(今江西省庐山市)人。曾习佛学。据传得遇异人,授以太素脉行世。又从崔嘉彦学养生济世术及脉学,遂精医术,人以"神医"目之,人称刘三点("三点"谓三指诊脉)。据《百川书志》载:开尝仕宋为太医。《南康府志》曰:元帝曾召之赴阙,赐号"复真先生"。著有《复真刘三点脉诀》《脉诀理玄》《太素脉诀》《医林阐微》《伤寒直格》《方脉举要》等书,今有《脉诀元微》《方脉举要》《复真子刘先生脉法》三种存世。弟子严用和,亦以医名。

明·姚宜仲:南城(今江西南城县)人。祖、父皆以医名,承家学,术益精,尤善诊脉。著《脉诊指要》,载脉27种,吴澄为之作序;今佚。

明末·易大艮:字思兰,临川(今属江西省抚州市临川县)人。著《易氏医按》一卷。治案以据脉求因,层层设问以剖析病情、病因、病理变化及处方用药为特点,治法以开郁为先,继用补益,案末附自创方11首。收录在《医林指月》。

明·刘廷点:撰《脉症约解》,成书年代及内容未详。见民国十三年《南丰县志》。

明·王文洁:字冰鉴,号无为子,江西人。研究脉学,搜集编选有《太素张神仙脉诀玄微纲领统宗》《王氏秘传叔和图注释义脉诀评林》《合并脉诀难经太素评林》等书。其推崇古代脉法,尤其泥于太素脉,企图把所谓能预知人的寿夭富贵、贫贱祸福的太素脉与传统经典脉理相并列。

清·舒诏:字驰远,号慎斋学人,进贤(今属江西省进贤县)人。少年时即喜好医方,得名医喻嘉言弟子罗子尚传,医术有很大提高。其治学崇尚喻嘉言《尚论篇》,故对《伤寒论》研究甚深,曾参考百家,征以证治,予以补订集注,并述本人及弟子之学术见解,撰成《伤寒集注》十卷,后又复加订正,名《再重订伤寒集注》。此外尚著有《伤寒六经定法》一卷,《痘疹真诠》一卷,《女科要诀》一卷等。擅长脉诊,著有《辨脉篇》一卷,倡以浮、沉、迟、数为纲分列诸脉,并批评"脉可意会不可言传"之论。

清·李铎:字省斋,南丰(今属江西省南丰县)人。精于医术,凡临证喜究本清源,故所治之病多能中的,并善治奇疾。著有《医案偶存》十二卷。此书载案甚多,凡74门,内、外、妇、儿、五官各科咸备。卷一至卷十为内、外、五官诸证,载有中风、虚劳、痿、痹、目疾、喉痛等,卷十一妇人专篇,卷十二小儿杂证,并附有脏腑经络图。病案记述完整,首记患者姓氏、年龄,次述脉症,并阐发病机,后列方药。作者偏重脏腑、八纲辨证,临证博采众长,疗效甚佳。现存同治四年(1865)琴城小安山房刻本等。

清·周芳筠:字书常,南丰(今江西南丰县)人。太学生,弱冠兼习岐黄,同治年间瘟疫流行,以妙方活人甚众,遇贫病辄施诊馈药。著《脉证通治》。

清·杨士恒:著《脉经汇贯》。

清·陈伯适:著《诊家索隐》。

清·张希周:号一中子,江西金溪人。擅针灸,行医于乐平。贯通《灵枢》《素问》之说,著《脉诀》,未见流传。卒年八十三。

清·邹大麟:字书玉,宜黄(今属江西省宜黄县)。少年时体弱多病,遂自习岐黄之术,对《灵枢》《素问》《肘后》《千金》等医著深有研究。他以济人为本,凡求诊者均悉心医治,对贫困病人不取分文。生平治病不拘泥古方,依据病情时出新意加以施治,屡奏奇效。对皮肤发痒,肤如蛇蜕异疾,则令服红米粥皮,果然痊愈;族人身患痼疾,他开出的药方竟与江南名医汪昂所开的药方相同,只是药引不同而已,令汪叹服。著有《伤寒汇集》《男妇脉诀》各一卷。

清·彭子惠,字学祖,江西南昌人。著有《内经详释》《叔和脉经解》《伤寒论辨》。子惠诊病,靡不洞见症结,为邑人丁肆夏预诊其脉,十年后必发痹证,已而果然。

清·熊庆笏:一作熊笏,字叔陵,安义(今属江西省安义县)人。著有《扁鹊脉书难经》《中风论》等,均有刊本行世。《扁鹊脉书难经》,卷一载环谷公学医训、扁鹊传、诸家论考,以及一难至十二难原文;卷二载十三难至二十一难,并附脉法总论图说;卷三载二十二难至三十难,并附经络总论图说;卷四载三十一难至四十七难,并附脏腑总论图说;卷五载四十八难至六十一难,并附病能总论图说;卷六载六十二难至八十一难,并附针法总论图说。其注文以《素问》《灵枢》《伤寒论》为主,旁及诸家,不袭前人,不存成见。

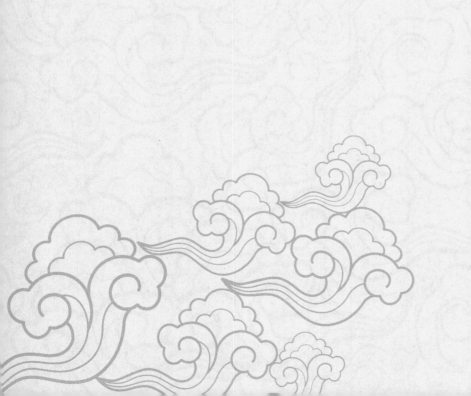

第二章
盱江医学持脉方法研究

第一节　寸口定位

一、定位方法

盱江医家寸口定位取法于《黄帝内经》《难经》《脉经》。

《黄帝内经》中主要介绍的诊脉方法有以下三种：

（一）三部九候法

《素问·三部九候论》曰："故人有三部,部有三候,以决死生,以处百病,以调虚实,而除邪疾。帝曰:何谓三部? 岐伯曰:有下部,有中部,有上部,部各有三候。三候者,有天,有地,有人也,必指而导之,乃以为真。上部天,两额之动脉;上部地,两颊之动脉;上部人,耳前之动脉。中部天,手太阴也;中部地,手阳明也;中部人,手少阴也。下部天,足厥阴也;下部地,足少阴也;下部人,足太阴也。故下部之天以候肝,地以候肾,人以候脾胃之气。帝曰:中部之候奈何? 岐伯曰:亦有天,亦有地,亦有人。天以候肺,地以候胸中之气,人以候心。帝曰:上部以何候之? 岐伯曰:亦有天,亦有地,亦有人。天以候头角之气,地以候口齿之气,人以候耳目之气。三部者,各有天,各有地,各有人。三而成天,三而成地,三而成人。三而三之,合则为九。"

《黄帝内经》三部九候诊法表

三部	九候	位置	所候
上	天	两额之动脉	头角之气
	地	两颊之动脉	口齿之气
	人	耳前之动脉	耳目之气
中	天	手太阴	肺
	地	手阳明	胸中之气
	人	手少阴	心

续表

三部	九候	位置	所候
下	天	足厥阴	肝
	地	足少阴	肾
	人	足太阴	脾

三部九候的九个取诊脉部都是人体经脉血管的交汇处、密集处,也是血管搏动明显的部位,通过诊查这些部位,能很好地感受机体生命的活动情况。但诊法过于繁复,临床应用不便,也就有了变革和简化的需要,为独取寸口法的发展埋下伏笔。

(二)人迎寸口取脉法

人迎寸口取脉法,即通过诊查人迎(喉结外侧颈动脉搏动处)和寸口(手腕内侧桡动脉搏动处)来诊查疾病。《素问·六节藏象论》曰:"人迎一盛病在少阳,二盛病在太阳,三盛病在阳明,四盛以上为格阳。寸口一盛病在厥阴,二盛病在少阴,三盛病在太阴,四盛以上为关阴。"此法较三部九候法更为简便,有了三阴三阳的分辨。

(一)寸口诊法

《素问·脉要精微论》曰:"尺内两旁则季胁也,尺外以候肾,尺里以候腹中。中附上,左外以候肝,内以候膈;右外以候胃,内以候脾。上附上,右外以候肺,内以候胸中;左外以候心,内以候膻中。前以候前,后以候后。上竟上者,胸喉中事也;下竟下者,少腹腰股膝胫足中事也。"该法确定了"上竟上""下竟下"与身体各部相应的基本原则,分属清晰,结构严谨,简便易行,成为后世取脉寸口效法的基础。但此处虽有寸关尺分部的意思,但还没有形成明确的寸关尺概念,此时,寸以"上"来表达,关以"中"来表达。

《难经》最早介绍了明确的寸关尺概念,《难经·二难》曰:"尺寸者,脉之大要会也。从关至尺,是尺内,阴之所治也:从关至鱼际,是寸内,阳之所治也。"该部位确定之后,其余诊脉部位渐渐不再使用。《难经》又明确提出"独取寸口"的诊断观点,后世医家皆奉此为圭臬。《难经·一难》曰:"十二经皆有动脉,独取寸口,以决五脏六腑死生吉凶之法。"但是《难经》中"关"的具体定位仍是模糊不清。

东汉·张仲景诊有"寸口脉",但寸关尺分部并没有形成严格意义的划分,仅言整体脉象。除此之外,张仲景还注重从趺阳诊察人体胃气;从太溪诊察人体肾气。

晋·王叔和在《脉经》中明确地介绍了寸关尺三部的划分,《脉经》卷一"分别三关境界脉候所主"篇曰:"从鱼际至高骨(其骨自高),却行一寸,其中名曰寸口。从寸至尺,名曰尺泽,故曰尺寸。寸后尺前,名曰关,阳出阴入,以关为界,阳出三分,阴入三分,故曰三阴三阳。阳生于尺动于寸,阴生于寸动于尺。"此时,寸关尺定位顺序是先定寸口,再定尺泽,最后定关。明确寸尺的分割是以关为分界的,高骨已经隐约成为寸尺的分界标志,这为后世定高骨为关,关前为寸,关后为尺,提供了理论基础。

六朝·高阳生《王叔和脉诀》明确指出了"掌后高骨号为关,骨下关脉形宛然",清晰地将解剖位置掌后高骨(桡骨茎突)作为关脉的定位。"关前为阳名寸口,关后为阴直下取",由此,三部寸关尺的定位标准正式形成。

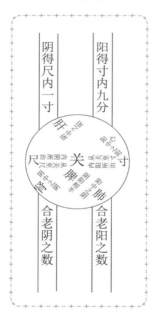

图2-1 二难脉尺寸图

盱江医家继承前代医家"寸关尺"定位之法,也以腕后高骨作为关脉定位,再定寸,次定尺。如南宋·崔嘉彦《崔氏脉诀》载:"初持脉时,令仰其掌,掌后高骨,是谓关上,关前为阳,关后为阴,阳寸阴尺,先后推寻,寸关与尺,两手各有,揣得高骨,上下左右。"明·李梴《医学入门》载:"掌后高骨号为关,旁骨关脉形宛然。"明·张三锡《医学六要》曰:"掌后高骨为关,乃阴阳之界。从关至鱼际(在手掌后横纹头)得九分为寸……从关至尺泽为一尺,得尺一寸为尺部。"明·聂尚恒《医学汇函》曰:"脉有三部,寸、关、尺也。关,界也。关界乎中。从关至尺泽穴当一尺,名曰一尺;从关至鱼际穴当一寸,名曰寸。关界之上,寸口所属,为阳所主治;关界之下,尺之所属,为阴所主治。故自鱼际穴起,一寸之后分为尺;自尺泽穴起,一尺之前分为寸。故阴得尺中一寸,阳得寸内九分,尺寸终始一寸九分,故曰尺寸。一寸者,十数偶也,故阴得尺内一寸,应老阴之数;九分者,九数奇也,故阳得寸内九分,应老阳之数。寸尺之分,阴阳所属,终始一寸九分,是脉要会之去处,可察病之来由。"清·曾鼎《医宗备要》曰:"轻轻放定三部,先定关,次定寸,再定尺。一部有三候,轻取一候,按取二候,重按取三候。心指相应,何部何候,相似何脉,会明记定。"

二、"独取寸口"原理

独取寸口始于《难经》,其解释为寸口为"脉之大会",为五脏六六腑之气的终始,故脏腑之功能情况与寸口状态相应。《难经》曰:"寸口者,脉之大会,手太阴之脉动也。人一呼脉行三寸,一吸脉行三寸,呼吸定息,脉行六寸。人一日一夜,凡一万三千五百息,脉行五十度,周于身。漏水下百刻,荣卫行阳二十五度,行阴亦二十五度,为一周也。故五十度复会于手太阴。寸口者,五脏六腑之所终始,故法取于寸口也。""五脏有五色,皆见于面,亦当与寸口尺内相应。"《难经》认为可以通过寸口辨别脏腑病变。《难经》曰:"切脉而知之者,诊其寸口,视其虚实,以知其病,病在何脏腑也。"

盱江医学于此有所阐扬,提出有"变现气口说""脉会说""华盖说"三种重要观点。

(一)变现气口说

盱江医学秉承《黄帝内经》的理论,认为胃气是变现气口,胃气是脏腑之气化生之源。明代盱江医家龚廷贤在《寿世保元·诊杂病生死脉歌》中说:"夫寸口者,右手气口也。《内经》曰:气口何以独为五脏主? 岐伯曰:胃者水谷之海,六腑之大源也,五味入口,藏于胃,变现于气口。"明代盱江医家李梴在《医学入门·总看三部脉法》篇中亦说:《难》曰:寸口者,脉之大会,手太阴之动脉也。寸口,即寸关尺,五脏六腑之所始终也。他如冲阳专应乎胃,太冲专应乎肝,太溪专应乎肾,岂能通乎十二经哉? 故法取寸口也。"

(二)脉会说

脉会,即手太阴肺经的太渊穴,位于腕前区,桡骨茎突与舟状骨之间,拇长展肌腱尺侧凹陷中。与脉诊寸口位置相合,盱江医家认为寸口正是太渊穴,为脉会,所以能候一身之气,判断脏腑盛衰状态。明代盱江医家龚廷贤在其《寿世保元·诊杂病生死脉歌》篇中说:"脉会太渊,寸口是太渊穴也,是知寸口为脉大会之处,故能决断五脏六腑生死吉凶矣。"

(三)华盖说

肺处在脏腑是最高处,如华盖,脏腑之气皆上蒸于肺。清·黄宫绣《脉理求真》曰:"而寸口为各经诸脉大会之地。肺处至高,形如华盖,凡诸脏腑各经之气,无不上蒸于肺,而于寸口之地宗而朝之耳。"

第二节　诊脉左右

诊脉左右。这里包括三个方面:

其一,诊脉左右先后。明·聂尚恒认为持脉时:"凡诊脉,男先诊乎左者,为其左属阳,阳数顺行,自东而西,所以先左而后右也;女属阴,阴数逆行,自西而东,故先右而后左也。男女左右先后之法,盖体其阴阳逆顺耳,并男女为左右法则是也。"

其二,医者持脉之手和患者待诊之手的对应关系。清·曾鼎《医宗备要》曰:"大凡临诊时,令病者仰放一手,不可侧放,侧则至数不清。医者心静气和,左诊右,右诊左。"

其三,察单手脉时,须注意体察脉体的内外偏向,以定阴维脉和阳维脉。

第三节　持脉轻重

盱江医家取脉轻重,可分为三个方面来认识:

其一是继承《难经》浮沉和脏腑相应的关系,以"菽"为标准衡量取脉轻重程度；

其二是将《难经》五层分配体系简化为三层；

其三，寸关尺三部各部浮沉分配。

一、以"菽"为度，五层配属

持脉轻重之论首出《难经》，《难经·五难》曰："脉有轻重，何谓也？然：初持脉，如三菽之重，与皮毛相得者，肺部也；如六菽之重，与血脉相得者，心部也；如九菽之重，与肌肉相得者，脾部也；如十二菽之重，与筋平者，肝部也；按之至骨，举指来疾者，肾部也，故曰轻重也。"言以指举按视脉浮沉（三菽、六菽、九菽、十二菽、至骨）以察五脏（肺、心、脾、肝、肾）功能情况。此种浮沉相应不同于《黄帝内经》体系"上竟上""下竟下"的寸关尺对应法则。盱江医家于此也有继承和阐扬。如南宋·崔嘉彦曰："浮沉之脉，亦有当然，浮为心肺，沉属肾肝，脾者中州，浮沉之间，肺重三菽，皮毛相得，六菽为心，得之血脉，脾九菽重，得于肌肉，肝与筋平，重十二菽，唯有肾脉，独沉之极，按之至骨，举指来疾。"此举按对应之法与《难经》之法完全一致。明·聂尚恒亦宗之，并示之以图，但肾所对应的脉位是以"十五菽"代"至骨"来表达。见图 2－2。

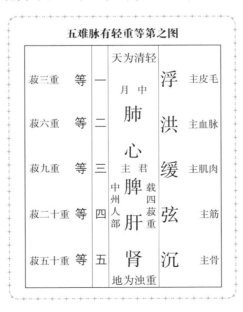

图 2－2　五难脉有轻重等第之图

二、举按寻简化为三层

对于《难经》从垂直维度将脉分五层,也有盱江医家将其简化为三层来分配。具体是通过举按寻增减指力,触及不同的组织来分层。明·张三锡《医学六要》曰:"初持脉时,轻手于皮肤之上,候脉来三动;次稍按至肌肉之分,候脉来三动;复重按至筋骨之下,候脉来三动。三而三之,合为九候,所以决病邪之浅深。""持脉之法有三要,曰举,曰按,曰寻。轻指循之曰举,重手取之曰按,不轻不重、委曲求之曰寻。初持脉轻手候之,脉见皮肤之上者,阳也,腑也,亦心肺之应也。重手得之,脉附于肉下者,阴也,脏也,亦肝肾之应也。不轻不重,中而取之,其脉应于血肉之间者,阴阳相适,中和之应,脾胃之候也。若浮、中、沉之不见则委曲而求,若隐若见则阴阳伏匿之脉也。"脉位参考的组织分别有皮肤、肌肉、筋骨,根据脉体所在位置来判断病位深浅和所在脏腑。浮中沉各部不平,则可知病见于各部。明·李梴《医学入门》曰:"脉本生于阴阳,但阳生于尺而动于寸,阴生于寸而动于尺,关则阴阳相半,界二者之中。阳脉常浮而数,病在头目胸膈;阴脉常沉而迟,病在脐腹腰脚;中脉随时浮沉,病在腹胁胃脘。"

《难经》浮沉分配体系主要针对五脏来配属的,对于六腑的配属并没有明确。部分盱江家认为,浮以候腑,沉以候脏,中以候胃气。明·龚廷贤《万病回春》曰:"浮者,主皮肤,候表及腑也;中者,主肌肉,以候胃气也;沉者,主筋骨,候里及脏也。"元·危亦林《世医得效方》曰:"浮以诊其腑,见六腑之盛衰;沉以诊其脏,见五脏死生盈虚;中则诊其胃气。"

这种简化,或许是因为"菽"的力度让人难以捉摸,后世不堪其苦,故索性简而化之,分以三层,使脉诊过程更加简洁明了。

三、寸关尺各部浮沉脏腑配属

寸关尺三部,分部浮以取腑,沉以候脏。明·李梴《医学入门》曰:"脉有轻重,如:左寸,先以轻手得之是小肠,后重手如六菽之重得之是心。左关,先以轻手得之是胆,后以重十二菽取之是肝。左尺,先以轻手得之是膀胱,后重手如十五菽之重取之是肾。右寸,先以轻手得之是大肠,后以重手如三菽之重得之是肺。右关，先以轻手得之是胃，后重手如九菽之重得之是脾。右尺，先以轻手得之是三焦，后以重手如十五菽之重取之是命门。"明·龚廷贤《万病回春》曰："每部中各有浮、中、沉三候也。三候，三而三之，为九候也。浮者，主皮肤，候表及腑也；中者，主肌肉，以候胃气也；沉者，主筋骨，候里及脏也。"

清·喻昌从清浊阴阳的角度，否定将《脉经》将大小肠分配寸的体系。他在《医门法律》中说："至若三部九候，《内经》原有定位，王叔和以相络之故，大小二肠，候之于上。心主之脉，候之于下，而不知络脉所主者外，所关者小，虽是系络，表里相通，未可定其诊象。况水谷变化浊秽之府，去膈上父母清阳之脏，重重脂膜遮蔽，其气迥不相通，岂可因外络连属，反谓右寸之清阳上浮者为大肠脉，沉者为肺脉？《经》所谓藏真高于肺者，乃藏真高于大肠矣。周身之治节，浑是大肠主之矣。左寸之浮者为小肠脉，沉者为心脉，水中污泥，反浮于莲花之上，有是理乎？夫心包之脉，里撷乎心，代君主行事，正如宰相统摄政府，即当从左寸候之。若分属右尺，与三焦同位，忽焉入阁办事，忽焉远窜遐荒，一日万几，舍樽俎而从事道路乎？切脉论中，已定其诊，今再论及，恐安常者不加深察耳。"

第四节　诊脉时间

关于诊脉时间，盱江医家从两个方面进行了论述：

一、临诊时间

诊脉的最佳时间是"平旦"，《素问·脉要精微论》有清晰的说明，"诊法常以平旦，阴气未动，阳气未散，饮食未进，经脉未盛，络脉调匀，气血未乱，故乃可诊有过之脉"。清·黄宫绣继承了该观点，其言："凡诊病脉，平旦为准。虚静凝神，调息细审。平旦饮食未进，经脉未动，络脉调匀，气血未乱，可诊有过之脉。"

二、诊脉动数

诊察左右寸关尺三部需要的总时间，医家多用诊脉动数来表达。如明·张三锡《医学六要》曰："譬之初持，即得浮脉，便知是表，可三候而知，岂必九候？其九候不得其情，乃细细推求，形壮息数，又不拘于九候也。虽然，必候五十动为准乃是。"清·黄宫绣《脉理求真》曰："五脏之气各足，则五十动而一息，故候必以五十为准。每手三部各三，共为九候，合之应得四百五十之数，两手共得九百之数。"

图脉止数动脏五诊

各就本部算起，动脉循环于五脏之中，周而复始，循遇何脏而得止脉，则以止脉之脏断其吉凶，如遇四十五动之中而无止脉见者，则无病也

诊心部脉	诊肝部脉	诊肾部脉	诊肺部脉	诊脾部脉
一动心	一动肝	一动肾	一动肺	一动脾
二动脾	二动心	二动肝	二动肾	二动肺
三动肺	三动脾	三动心	三动肝	三动肾
四动肾	四动肺	四动脾	四动心	四动肝
五动肝	五动肾	五动肺	五动脾	五动心

六动	七动	八动	九动	十动
十一	十二	十三	十四	十五
十六	十七	十八	十九	二十
二十一	二十二	二十三	二十四	二十五
二十六	二十七	二十八	二十九	三十
三十一	三十二	三十三	三十四	三十五
三十六	三十七	三十八	三十九	四十
四十一	四十二	四十三	四十四	四十五

图 2-3　诊五脏动数止脉图

第五节　医者调摄

脉象,是医家通过三指感受患者脉的搏动而形成的印象。脉体位于方寸之间,指尖接触面也不大,脉体存在位置或有变化,诊察脉象的相关要素又比较多,因此,只要精神一涣散,指下感觉全无。为了防止失察,盱江医家对诊脉的精神、形体、诊察顺序以及诊察手法作了有益的思考和总结。

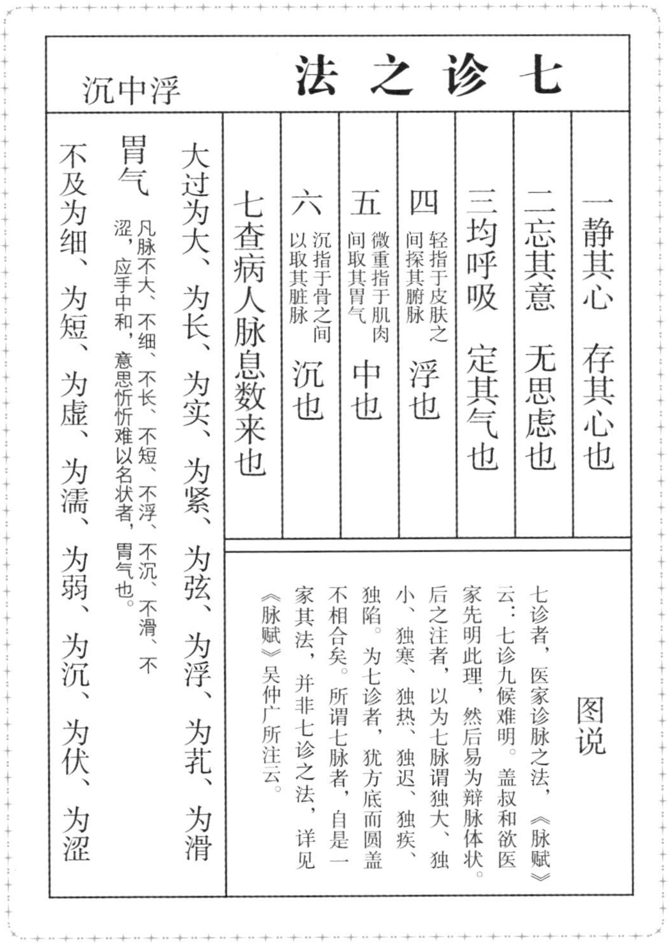

七诊之法

沉中浮

一　静其心　存其心也

二　忘其意　无思虑也

三　均呼吸　定其气也

四　轻指于皮肤之间探其腑脉　浮也

五　微重指于肌肉间取其胃气　中也

六　沉指于骨之间以取其脏脉　沉也

七　查病人脉息数来也

大过为大、为长、为实、为紧、为弦、为浮、为芤、为滑

不及为细、为短、为虚、为濡、为弱、为沉、为伏、为涩

胃气　凡脉不大、不细、不长、不短、不浮、不沉、不滑、不涩,应手中和,意思忻忻难以名状者,胃气也。

图说

七诊者,医家诊脉之法,《脉赋》云：七诊九候难明。盖叔和欲医家先明此理,然后易为辩脉体状。后之注者,以为七脉谓独大、独小、独寒、独热、独迟、独疾、独陷。为七诊者,犹方底而圆盖不相合矣。所谓七诊者,自是一家其法,并非七诊之法,详见《脉赋》吴仲广所注云。

图2-4　七诊之法

诊脉之时,盱江医家认为医家应调整自己的精神和身体状态,凝神静虑,调息定气,凝意指下。如元·危亦林《世医得效方》曰:"然脉之精微,心中了了,指下难明,故西晋王叔和犹为切虑。凡诊之际,须澄神静虑,以呼吸息数,定病患之脉候。"明·李梴《医学入门》曰:"先天之灵,非心清气定者不能察识。七诊法云:一静其心,存其神也;二忘外意,无私虑也;三匀呼吸,定其气也;四轻指于皮肤之间,探其腑脉,浮也;五微重指于肌肉之间,取其胃气,中也;六沉指于筋骨之上,取其脏脉,沉也;七察病患脉息数来也。"清·黄宫绣《脉理求真》曰:"医家亦须先无思虑,以静以虚,调其息气,凝神指下,精细详察,以求病之所归耳。"清·喻昌《医门法律》曰:"有志于切脉者,必先凝神不分,如学射者,先学不瞬,自为深造,庶乎得心应手,通于神明,夫岂一蹴可几?然必下指部位分明,尽破纷纭,坦然由之无疑,乃有豁然贯通之日。否则童而习之,白首不得,徒以三指一按,虚应故事,可鄙孰甚。"

诊脉时,医者心中要明了诊脉的顺序,从调息定关,到诊得脉象,继而与常脉比较得出病脉。如明·张三锡《医学六要》曰:"凡诊脉之道,先须调自己气息,男左女右,先以中指定得关却齐下前后二指。先诊寸口,初轻按以消息之,次中按消息之,次重按消息之,次上竟消息之,次下竟消息之,次推外消息之,次推内消息之;然后自关至尺,逐部寻究。一呼一吸之间,要以脉四至为率,闰以太息,脉五至为平脉也。其有太过不及,则为病脉。"

第六节 患者调摄

诊察患者的阴阳气血和脏腑功能情况,需要患者的配合。从《素问·脉要精微论》的诊法平旦来说,"岐伯对曰:诊法常以平旦,阴气未动,阳气未散,饮食未进,经脉未盛,络脉调匀,气血未乱,故乃可诊有过之脉。切脉动静而视精明,察五色,观五脏有余不足,六腑强弱,形之盛衰,以此参伍,决死生之分"。可以知道,患者的饮食、活动会对脉象产生影响,从而对脉象的诊断产生干扰。

第三章
旴江医家论脉之生理

第一节 脉之形成

　　气血是营养支持人体生命活动的动力和基本物质,其周行一身上下,灌溉五脏六腑,卫行于脉外,营行于脉内,这是形成脉象的基础。《素问》曰:"人一呼一吸为一息,一日一夜凡百刻,计一万三千五百息。人身之脉,共八百一十丈,一呼脉行三寸,一吸脉行三寸,一息共行六寸,一日一夜五十周于身。自子初刻,至巳终刻,行阳二十五度;自午初刻,至亥终刻,行阴二十五度。此自然流动之息,与天地同运者也。故养生者,顺之则昌,逆之则亡。每刻至一百三十五息。脉之气血营养全身,周而复始,循于经脉。"《灵枢》曰:"人受气于谷,谷入于胃,以传与肺。五脏六腑,皆以受气。其清者为营,浊者为卫。营在脉中,卫在脉外,营周不休,五十而复大会,阴阳相贯,如环无端。卫气行于阴二十五度,行于阳二十五度,分为昼夜,故气至阳而起,至阴而止。"(见图3-1)

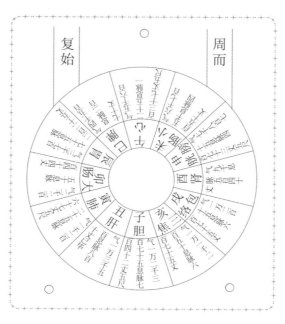

图3-1　明·聂尚恒注释《难经》脏腑时候图

宗《黄帝内经》脉中气血循环之义,盱江医家认为脉之本在营卫,卫为阳,营为阴,卫行脉外,荣行脉中,气推动脉的运行。如南宋·崔嘉彦《崔氏脉诀》曰:"人身之脉,本乎荣卫,荣者阴血,卫者阳气,荣行脉中,卫行脉外,脉不自行,随气而至,气动脉应,阴阳之义,气如橐籥,血如波澜,血脉气息,上下循环。"喻昌《医门法律》曰:"脉者,开天辟地,生人之总司,有常而不间断者也。是故天有三垣九道,而七政并行于其间,若运璇玑者,天之脉也。地有九州四海,而经脉会通于其间,若施八索者,地之脉也。人有九脏六府、十二经、十五络,而营卫充灌于其间,若环转者,人之脉也。"

气血如环,循于脉内外。从一日自然阴阳盛衰变化,盱江医认为气血运行,起于寅时肺经。

第二节　三部分属

关于脉象所对应的人体组织、器官和部位,盱江医家多宗于《内》《难》,然根据临证经验的不同,其或有异。

一、寸关尺相应

一般来说,寸对上焦,关对应中焦,尺对应下焦。此源于《黄帝内经》"上竟上""下竟下"之原则。《难经》继承了该观点。又有五脏的左右分部,晋·王叔和《脉经》曰:"肝心居左,脾肺居右,肾于命门。"

盱江医家对于寸关尺相应,一般遵循《黄帝内经》上下相应的原则。寸候心肺及膈肌以上,关候脾及膈肌至肚脐之间,尺候肝肾及肚脐以下。如明·龚廷贤《寿世保元》曰:"若在寸部,主上焦头面胸膈之疾;关部,主中焦肚腹脾胃之疾;尺部,主下焦腰足之疾。"《万病回春》曰:"寸为阳,为上部,法天,为心肺,以应上焦,主心胸以上至头之有疾也。关为阴阳之中,为中部,法人,为肝脾,以应中焦,主膈以下至脐之有疾也。尺为阴,为下部,法地,为肾命,以应下焦,主脐以下至足之有疾也。"明·张三锡《医学六要》曰:"寸部属上焦,头面心胸之病。关部属中焦,腹中脏腑之病。尺部属下焦,腰足之病。"清·黄宫绣《脉理求真》曰:"故察两寸而知头面咽喉口齿头痛肩背之疾,察关而知胁肋腹背之疾,察尺而知腰腹阴道脚膝之疾,此皆就上以候上,中以候中,下以候下之谓也。"

表3-1 盱江医家论左右脉位所对应脏腑

序号	作者	书籍	左			右		
			寸	关	尺	寸	关	尺
盱江医家	晋·王叔和	《脉经》	心小肠	肝胆	肾膀胱	肺大肠	脾胃	肾三焦
	南宋·崔嘉彦	《紫虚脉诀》	心小肠	肝胆	肾膀胱	肺大肠	脾胃	命门三焦
	宋·陈自明	《妇人大全良方》	心小肠	肝胆	肾膀胱	肺大肠	脾胃	命门三焦
	元·危亦林	《世医得效方》	心小肠	肝胆	肾膀胱	肺大肠	脾胃	命三焦
	明·聂尚恒	《医学汇函》	心小肠	肝胆	肾膀胱	肺大肠	脾胃	命门三焦
	明·李梴	《医学入门》	心小肠	肝胆	肾膀胱	肺大肠	脾胃	心胞三焦命门膀胱
	明·龚廷贤	《寿世保元》《万病回春》	心小肠	肝胆	肾膀胱	肺大肠	脾胃	命门三焦
	清·喻嘉言	《医门法律》	心	肝胆	肾水膀胱大肠	肺	脾	相火三焦小肠
	清·黄宫绣	《脉理求真》	心膻中	肝胆	肾膀胱小肠	肺胸中	脾胃	肾三焦命门大肠
	清·陈当务	《证治要义》	心膻中	肝胆	肾膀胱小肠	肺胸中	脾胃	右肾大肠

对于高阳生《王叔和脉诀》"小肠居左寸、大肠居右寸"的观点,盱江医家多持否定意见,认为应将小肠、大肠归于下焦。如清·黄宫绣《脉理求真》载:"张景岳曰:小肠大肠,皆下部之腑,自当应于两尺。而二肠又连于胃,气本一贯,故《内经》亦不言其定处,而但曰大肠小肠皆属于胃,是又于胃气中察二肠之气。自叔和以心与小肠合于左寸;肺与大肠合于右寸。其谬甚矣。绣按:论脉经络贯接,则大小肠自当诊于两寸;论脉上下位置,则大小肠又当诊于两尺。而乌程林之翰专推王氏脉经,本以经络贯注当诊于寸之说,着为管窥附余,其理虽属不易;但将诸家大小肠诊尺之说,借为诋毁,以表独得,不唯理与

《内经》相违,且更生其上下倒置之弊矣。"清·陈当务亦否定该观点并历史文献比较的角度做了说明:"汉唐以后,谭脉之家,纷纷议部位于不一,总由不依《黄帝内经》,所以高阳生《脉诀》,定大小肠于寸口;林起龙《脉统》,定三焦包络于尺部,均与经旨相悖。至若杨上善之《太素》脉,全不本于《黄帝内经》。是三子者,其书久行于世,人只见其易于诵习,孰知部位不明,则治病焉能有效?今于部位之明确者,已见《素问·脉要精微论》,又有《御纂医宗金鉴》,以垂训于后,则诐辞可尽辟矣。夫《素问》本天地人之诊,上以候上,中以候中,下以候下,理气形之自然也。"对于小肠、大肠归属尺部的原理,清·喻嘉言从阴阳清浊角度分析该观点,其论清晰晓然:"至若大肠、小肠,浊阴之最者,乃与心肺同列,混地狱于天堂,安乎不安乎?岂有浊气上干,三焦交乱,尚可称为平人乎?敢著之为法,一洗从前之陋。"

为了让后学清楚地理解寸关尺所属脏腑,众多盱江医家根据自身的临床体会和理论认识,对脉和脏腑的配属进一步加以图说,列图如下:

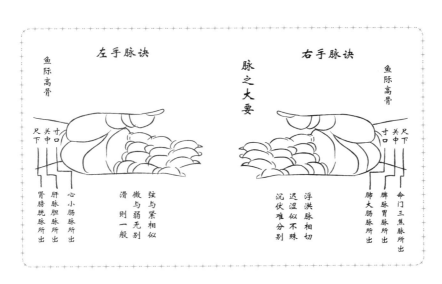

图 3 - 2　南宋·陈自明论诊脉大要图

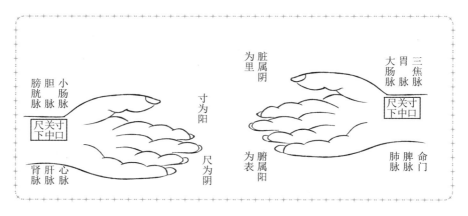

图 3-3 明·聂尚恒释《脉赋》左右手脉象图

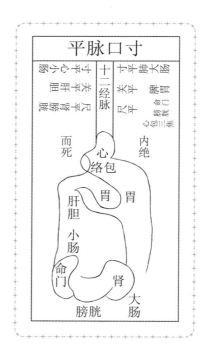

图 3-4 明·聂尚恒释《难经》三部脉位图　图 3-5 明·李梴八难寸口脉平而死之图

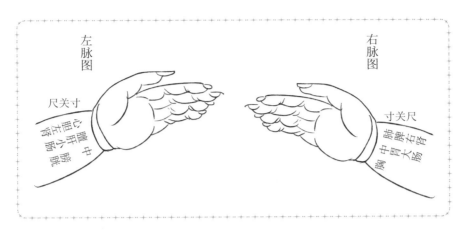

图 3 - 6　清·陈当务左右脉图

二、浮中沉相应

然须注意的是,在《难经》所论的人体各部与脉相应,并不是从寸关尺三部分属,而是从浮中沉而与身体各部相应。《难经》:"三部者,寸关尺也。九候者,浮中沉也。上部法天,主胸以上至头之有疾也;中部法人,主膈以下至脐之有疾也;下部法地,主脐以下至足之有疾也。"盱江医家对此相关论述见于前第二章"持脉轻重"小节中论述,此间不赘述。

第三节　少老常脉

寸口自《难经》后成为医家常规诊脉之处,但在小儿五岁之前,其诊脉部位宜有所变。明·李梴认为:"小儿初生至半岁看额脉,周岁以上看虎口三关;男子五岁,女人六岁,以大指上下滚转分取三部,诊寸口三部脉。"在这里提出了小儿五岁前三个察脉方式:额脉、虎口三关、单用拇指分别取寸关尺三部。

对于人生老幼两个阶段,盱江医家多认为少年生机旺盛,脉宜大而数,而老年生命衰减,脉体宜见弱为顺。如明·聂尚恒《医学汇函》:"老人脉软而缓,幼人脉数而急。"清·黄宫绣《脉理求真》载:"少壮之人脉多大,老年之人脉多虚。""脉弱以涩,是谓久病。病后老弱见之顺,平人少年见之逆。"明·李梴《医学入门》载:"老年人得弱脉则顺,少壮人得弱脉则逆。"明·龚居中《痰火点雪》载:"脉弱以涩,是为久病,病后老弱见之顺。"对于小儿脉率,晋·王叔和《脉经》言:"小儿脉息八至者平,九至者伤,十至者困。"现今对于小儿脉率的测定为:初生儿 120~140 次(以每分钟计,合成人每次呼吸 7~8 至),1 岁 100~120 次(以每分钟计,合成人每次呼吸 6~7 至,4 岁 110 次(以每分钟计,合成人每次呼吸 6 至),8 岁 90 次(以每分钟计,合成人每次呼吸 5 至),14 岁 75~80 次(以每分钟计,合成人每次呼吸 4~5 至)。而部分老年人先天禀赋厚足,脉象也可不见衰弱,反见强健。部分少壮人群,天生气血运行和缓,脉也可见细而和缓。

第四节　男女常脉

男子以气为用,为阳,性向外、升腾、发散。其多肌肉壮实、筋骨强健,孔武有力,勇敢果决。女子以血为用,为阴,性向内、沉降、收敛。其多肌肤丰腴,筋骨柔顺,怯弱犹豫。同时,女性生理特点上有经孕产乳带变化。男女生理特点的差异对应脉象变化,盱江医家从左右手脉的不同、寸尺脉的不同对男女常脉的差异进行了阐释。

一、左右脉异

男女脉左右手不同。《脉经》有"左大顺男,右大顺女"之论。男左女右,是人天相应的体现。如明·李梴《医学入门》载:"男左女右者,地之定位也。盖人立形于地,故从地化。"左大,指左手脉相对右手脉宽大;右大,指右手脉相对大于左手脉。明·龚廷贤《万病回春》载:"男子左手脉常大于右手为顺也,女子右手脉常大于左手为顺也。"明·张三锡《医学六要》载:"妇人女子,尺脉常盛而右手大,皆其常也。"有这样差异的原因,李梴认为是"男子得阳气多,故左脉盛;女子得阴气多,故右脉盛"。因此,男女脉左右手生理脉象表现为"左为阳,故男左脉宜大;右为阴,故女右脉宜大"。《医学备要》载:"男左宜洪,右宜弱,主大利;女右宜洪,左宜弱,主大利。男主气,女主血。"若是相反,则为异,《难经》曰:"男得女脉为不足,病在内;左得之病在左,右得之病在右。"

对于男童女童,3岁以下不能通过寸口感受脉象,但可从食指指纹进行诊查,男看左手,女看右手。如明·龚廷贤《万病回春》载:"夫小儿三岁以下有病,须看男左女右手虎口三关纹理,两手食指本节为风关,中节为气关,第三节为命关。"然仅看左右,对疾病的认识有不周之处,根据临床经验,旴江医家认为男童女童左右手食指指纹亦兼看。如明·李梴《医学入门》载:"男左女右,以左阳右阴故也。然阴阳男女,均有两手,亦当参验。左应心肝,右应肺脾,于此变通消息可也。故有以左手红纹似线者,发热兼惊;右手红纹似线者,脾积兼惊。"小儿指纹左应心肝、右应肝脾,与左右手寸口脉与脏腑的对应关系一致。

二、寸尺脉异

中医理论认为,男子以气为用,女子以血为用,所以男女寸尺脉阴阳各有不同。这里分两个方面讨论,一是男女寸尺上下不同,一是男女左右尺所属不同。

(一)男女寸尺上下不同

寸尺上下,因气血分布不同,寸尺强弱不同。男子寸盛尺弱,女子尺盛寸弱。此论《难经》早有论述,"男脉在关上,女脉在关下,是以男子尺脉恒弱,女子尺脉恒盛,是其常也"。旴江医家从阴阳多寡、位列上下以析之,关上为寸,关下为尺,寸为阳,尺为阴。如南宋·黎民寿《决脉精要》载:"关者,阴阳之界也。关前为阳,名曰寸口;关后为阴,名曰尺泽。""男子阳多而阴少,其脉在关上,故寸盛而尺弱;女子阴盛而阳微,其脉在关下,故寸沉而尺盛。"清·黄宫绣《脉理求真》载:"寸为阳,故男所盛在阳而尺恒虚;尺为阴,故女所盛在阴而尺恒盛。"

若是相反则为病脉。南宋·崔嘉彦《脉诀》载:"男女脉同,唯尺则异,阳弱阴盛,反此病至。"明·龚廷贤《万病回春》载:"男子尺脉常弱,寸脉常盛,是其常也;女子尺脉常盛,寸脉常弱,是其常也。男得女脉,为不足也;女得男脉,为不足也。"明·聂尚恒《医学汇函》载:"男以阳用事,今阳脉不见于寸口,而寸口反得女子阴弱之脉，是为不及。阴主内，故病在内。左手得之，病在内之左；右手得之，病在内之右。女子以阴用事，寸口脉当沉弱，今反得男子阳盛之脉，为太过。阳主外，故病在四肢。病得左右，亦随脉在左右手而言。"

（二）男女左右尺所属不同

男子以左尺主肾，右尺为命门；女子右尺主肾，左尺为命门。如南宋·黎民寿《决脉精要》载："男子为阳，得阴而生，先生右肾，故以右尺为命门；女子为阴，得阳而长，先生左肾，故以左尺为命门。"明·李梴《医学入门》载："肾有两枚，左属水而右属火；重各九两，右主女而左主男。左右两枚，共一斤二两，男以左肾为主，女以右肾为主。""但命门男女有异：天道右旋，男子先生右肾，故命门在右，而肾在左；地道左旋，女子先生左肾，故命门在左，而肾在右。"

命门之火，是生命的元气，不仅决定着生命健康状态，同时在疾病的发展过程，命门之火盛实，疾病也容易恢复。明·李梴《医学入门》载："若男子病，右尺部命脉好，病虽危不死；若女子病，左尺部命脉好，病虽危亦不死。"

除了命门方面，从阴精、血海来说，"男子以左尺为精府，女子以右尺为血海"。

三、力量不同

一般而言，男子脉力强于妇人，妇人脉力弱于男子。明·李梴《医学入门》载："凡妇人脉比男子更濡弱者，常也。脉如常，虽月经或前或后，或多或少，或一月未来者，亦不成经病。"

四、经孕产乳

女性月经、怀孕、围产及哺乳等特殊生理时期的脉象与一般正常脉象有异，但也属常脉。如经期前后，因血气衰减，阳失阴制，气越于上，而寸脉较尺脉浮；而成孕后，则脉常于滑。若平素血常亏欠，肝为刚脏，主藏血，肝失所养，则脉易见弦数。

（一）女性常见怀孕脉象

明·张三锡《医学六要》载："妇人脉三部浮沉正等按之无绝者，妊也。"

"女子尺脉常盛。滑而流利有神为胎。"

（二）女性常见临产脉象

清·曾鼎《医学备要》载："再妇人临产之时，两手六脉俱不见，须从其两中指指尖下些处，用两指侧捻。捻得有脉，则真产矣，否则产时尚早，切忌惊忙。"

明·张三锡《医学六要》载："脉，一呼一吸脉一至，曰离经，为欲产也。脉法言沉细而滑，为将产，未验。"

第五节　五脏平脉

盱江医家对五脏平脉认识源于《黄帝内经》，承于《脉经》。

《素问·平人气象论》曰："夫平心脉来，累累如连珠，如循琅玕，曰心平……平肺脉来，厌厌聂聂，如落榆荚，曰肺平……平肝脉来，软弱招招，如揭长竿末梢，曰肝平……平脾脉来，和柔相离，如鸡践地，曰脾平……平肾脉来，喘喘累累如钩，按之而坚，曰肾平。"

《难经·十三难》曰："五脏有五色，皆见于面，亦当与寸口、尺内相应。假令色青，其脉当弦而急；色赤，其脉浮大而散；色黄，其脉中缓而大；色白，其脉浮涩而短；色黑，其脉沉濡而滑。此所谓之与脉，当参相应也。"《难经·十五难》曰："春脉弦……气来厌厌聂聂，如循榆叶曰平；……夏脉钩……其脉来累累如环，如循琅玕曰平……秋脉毛……其脉来蔼蔼如车盖，按之益大曰平……冬脉石……脉来上大下兑，濡滑如雀之啄曰平。"

以上，《素问》所论是盱江医家五脏平脉认识的源始，而《难经》所描述的五脏色脉相应则是盱江医家五脏平脉认识的主要基础，是对四季平脉描述是重要补充。盱江医家根据自身传承和临床体会，又有对先贤所述有所发明。

一、平心脉

《素问·平人气象论》首次提出平心脉，"平心脉来，累累如连珠，如循琅玕，曰心平"，其认为平心脉形如连续的玉珠，光滑圆润。心脉"浮大而散"的观点始于《难经·十三难》，"五脏有五色，皆见于面，亦当与寸口、尺内相应……色赤，其脉浮大而散"。可见《难经》侧重于色脉相应论述，并未直言为平心脉，但其意已经显然。盱江医家早期仍承《素问》"累累如珠"的形容，自南宋医家严用和之后，认为"浮大而散"为"不病之脉"，后世医家遂将其作为平心脉，后定于左寸以诊心之本脉。总体而言，平心脉为浮、大、散之象，在垂直维度上，虽按压力量增加，脉体随之阔大，以至散漫无际。

关于平心脉，盱江医家主要论述有：

"心和且安，累累如环，如循琅玕。"（南宋·崔嘉彦）

"夫心者，手少阴之经，位居南方，属乎丙丁火……诊其脉浮大而散，是不病之脉。"（南宋·严用和）

"心平脉来累累如连环，如循琅玕。"（宋·黎民寿）

"心以胃气为本，夏心火旺，其脉浮，洪大而散，名曰平脉也。"（明·龚廷贤）

"心脉浮大而散"。

"心合血脉，心脉随血脉而行，持脉指法如六菽之重，按至血脉而得为浮，稍稍加力脉道粗者为大，又稍加力脉道阔濡者为散（菽，豆也）。"（明·张三锡）

"若《难经》曰：其脉浮大而散。殊有未然。夫浮大而散，乃心之本脉，非病脉也。"（清·喻嘉言）

"左寸之心，浮大而散。"（清·黄宫绣）

二、平肺脉

《素问·平人气象论》首次提出平肺脉，"平肺脉来，厌厌聂聂，如落榆荚，曰肺平"，平肺脉如轻盈的榆荚自树上飘落，缓和自若。肺脉"浮涩而短"，其首见于《难经·十三难》："色白，其脉浮涩而短。"此描述得到盱江医家广泛赞同，因此，平肺脉有三个要素：浮、涩、短。并定于右寸诊察。

南宋盱江医家黎民寿根据《难经·十五难》，从大小和举按的角度来描述平肺脉，"秋脉毛……其脉来蔼蔼如车盖，按之益大曰平"。是以秋肺应肺之平脉，"蔼蔼"形容树木茂盛，"如车盖"，都是形容脉体自表向里逐渐宽大，所以紧接着说手指按脉力量逐渐加大,脉体会进一步扩大。此论可以参看。

关于平肺脉,盱江医家主要论述有:

"后踞前曲,浮涩而短,蔼蔼如盖,此肺之平。"(南宋·崔嘉彦)

"脉来浮涩而短者,是不病之脉也。"(南宋·严用和)

"肺平脉来蔼蔼如车盖,按之益大。"(宋·黎民寿)

"肺脉浮涩短为平。浮短而涩者,肺之本脉也。"(明·李梴)

"肺脉来泛泛而轻,如微风吹鸟背上毛,再至曰平。"(明·龚廷贤)

"肺脉浮短而涩。"

"肺合皮毛,肺脉循皮毛而行,持脉指法如三菽之重,按至皮毛而得者为浮,稍稍加力脉道不利为涩,又稍加力不及本位曰短。"(明·张三锡)

"右寸之肺,浮涩而短。"(清·黄宫绣)

三、平肝脉

《素问·平人气象论》首次提出平肝脉,"平肝脉来,软弱招招,如揭长竿末梢,曰肝平。"形容平肝脉脉体柔和而有弹性。此为盱江医家描述平肝脉的基础。描述肝脉以微弦为主象,同时兼直且长,则是受《素问》中肝应春,春脉为弦的影响。如《素问·平人气象论》曰:"春胃微弦曰平。"《素问·玉机真脏论》曰:"春脉者肝也,东方木也,万物之所以始生也,故其气来,弱轻虚而滑,端直以长,故曰弦。"此是言春脉,而非言平肝脉,后世在此基础上逐渐将春脉弦转化为平肝脉。如《脉经》载:"肝脉来濡濡如倚竿,如琴瑟之弦,再至,曰平。"

《难经》曰:"春脉弦……气来厌厌聂聂,如循榆叶曰平。"这是盱江医家平肝脉传承的另一条路线,厌厌,茂盛之意;聂聂,轻虚平和之貌。同时受《难经》诊肝部"如十二菽之重,与筋平者"的影响,盱江医家认为平肝脉应在较沉处取。而《难经·十三难》曰:"假令色青,其脉当弦而急。""急"与众医家的弱、虚意思不符,后世多不采纳。"

总之,平肝脉见微弦,柔和、端直而长,或应在较沉处取。

关于平肝脉,盱江医家主要论述有:

"脉来弦而长,乃不病之脉。"(南宋·严用和)

"肝平脉来厌厌聂聂,如循榆荚。"(宋·黎民寿)

"肝脉来盈实而滑,如循长竿,曰平。"(明·龚廷贤)

"肝脉弦而长。"

"肝合筋,脉道循筋而行,持脉指法如十二菽之重,按至筋而脉道如筝弦相似曰弦,稍稍加力脉道如迢迢者为长。"(明·张三锡)

"肝在左关,沉而弦长。"(清·黄宫绣)

四、平脾脉

《素问·平人气象论》首次提出平脾脉,"平脾脉来,和柔相离,如鸡践地,曰脾平。"《难经》承袭该观点,《难经·十三难》曰:"五脏有五色,皆见于面,亦当与寸口、尺内相应。……色黄,其脉中缓而大。"旴江医家均采纳此意,平脾脉总宜缓和。

关于平脾脉,旴江医家主要论述有:

"脾者中州,平和不见,然亦可察,中大而缓。"(南宋·崔嘉彦)

"脉来常欲中缓而短,乃不病之脉也。"(南宋·严用和)

"脾平脉来而和柔,去如鸡践地。"(宋·黎民寿)

"脾长而弱,来疏去数,再至曰平。"(明·龚廷贤)

"脾脉缓而大。"

"脾合肌肉,脾脉循肌肉而行,持脉指法如九菽之重,按至肌肉如微风轻飐柳梢之状为缓,稍稍加力脉道敦实为大。"(明·张三锡)

"右关属脾,脉象和缓。"(清·黄宫绣)

五、平肾脉

《素问·平人气象论》首次提出平肾脉,"平肾脉来,喘喘累累如钩,按之而坚,曰肾平。"钩同"钩",指脉体如制陶转轮般连续圆转,流利不止。此处言'坚',非取《说文》引申义"刚",应是取其本意和土相关"坚固"之意,表示肾脉按之仍存不移。《难经·十三难》曰:"色黑,其脉沉濡而滑。"旴江医家多承此观点。而喻"如雀之喙"、脉体"上大下兑",是源自《难经·十五难》："冬脉石……脉来上大下兑,濡滑如雀之啄曰平。"总体而言,肾平脉之象为沉、濡、滑,在垂直维度上或有"上大下兑"(轻按脉形宽大,重按细小)。

关于平肾脉,旴江医家主要论述有:

"沉濡而滑,肾平则若,上大下锐,滑如雀啄。"(南宋·崔嘉彦)

"脉沉濡而滑者,不病之脉也。"(南宋·严用和)

"肾平脉来上大下兑,濡滑如雀之喙。"(宋·黎民寿)

平肾脉"肾脉沉濡而滑。"

"肾合骨,肾脉循骨而行,持脉指法,按至骨上而得为沉,次重按之脉道无力为濡,举指来往流利者为滑。"(明·张三锡)

"肾在左尺,沉石而濡。"(清·黄宫绣)

心脉	肝脉	肾同门命	肺脉	脾脉	
弦而洪浮	弦而长	弦而滑沉	弦而浮微	弦而缓	春
大洪而散	洪而长弦	洪而滑沉	洪而涩浮	洪而缓迟	夏
缓而洪	缓而弦	缓而濡沉	缓而涩浮	大缓而慢	四季
浮而洪	浮而细弦	微而滑	浮而涩短	浮而大缓	秋
沉而洪	沉而弦	沉而滑	沉而涩	沉而缓	冬

四时五脏平脉图

歌云：春中若得四季脉而不治者，多因病自除。是微邪也，《脉赋》云，春得脾脉而莫疗，为可畏，何也，是春中独见脾脉，土乘木衰也，土乘木克生木故也，假如春中肝脏之脉弦缓，脾土或乘之，此则为微邪，不足虑之，脏若本脉全无，而独见脾脉此为害也，余脏可以类而推。

图 3-7　明·聂尚恒四时五脏平脉图

认识五脏平脉，是识常以知变的基本工夫，明·张三锡认为："凡此五脏乎脉，须要察之，久久成熟，一遇病脉，自然可晓。《经》曰：'先识经脉后识病脉，此之谓也'。"五脏色脉描述被盱江医家广泛采纳为本脉，为判断脏腑功能的强弱状态提供了窗口；而四季脉象被采纳为本脉，也从一个侧面说明了五脏脉象在所属季节相对旺盛。

第六节　神根胃气

一、胃气

（一）《黄帝内经》中对胃气的认识

脉的胃气，乃衡量人体生命状态的一个标志。胃气的强弱，关系着身体的强弱，反映了生命的健康程度、抗御病邪的能力强弱和疾病的预后。对于脉中胃气，《黄帝内经》从三个方面进行了分析：

1. 胃气和四季脉象关系

四时脉象虽各有异，但以胃气为本，失胃气则病。《素问·平人气象大论》曰："平人之常气禀于胃，胃者，平人之常气也，人无胃气曰逆，逆者死。春胃微弦曰平，弦多胃气少曰肝病，但弦无胃曰死，胃而有毛曰秋病……夏胃微钩曰平，钩多胃少曰心病，但钩无胃曰死……长夏胃微软弱曰平，弱多胃少曰脾病，但代无胃曰死……秋胃微毛曰平，毛多胃气少曰肺病，但毛无胃气曰死……冬胃微石曰平，石多胃气少曰肾病，但石无胃气曰死。"从中可以看到胃气表达的内容有两点：一是"胃者，水谷之海，主禀，四时皆以胃气为本，是谓四时之变病，死生之要会也"（《难经》）。元·危亦林也认为"盖胃为水谷之海，人以食为命，有胃气则生，无胃气则死"。二是胃气和四季脉象相并述，四季脉象弦、钩、软弱、毛、石前都有"微"字，可见"胃"表达了一种缓和之象，后"胃气少"则病，"无胃"则死，定性表达了从缓和到独现的三个层次。人生以年作为生活的时间单元，四时中人的胃气要有良好的状态，才能正常的生活。南宋·崔嘉彦《崔氏脉诀》载："四脉各异，四时各论，皆以胃气，而为之本，胃气者何,脉之中和。"明·李梴《医学入门》载:"凡人得应时之脉者,无病也。然必微弦,微洪,微毛,微石,为有胃气。若纯见弦洪毛石,谓之真脏之脉。无胃气以和之者必死。故曰:四时以胃气为本。此脉之常体也。"

2. 胃气是脏腑功能状态良好表现

《黄帝内经》对有胃气脉象的表达作有形象的比喻。《素问·平人气象论》曰:"平心脉来,累累如连珠,如循琅玕,曰心平,夏以胃气为本。""平肺脉来,厌厌聂聂,如落榆荚,曰肺平,秋以胃气为本。""平肝脉来,软弱招招,如揭长竿末梢,曰肝平,春以胃气为本。""平脾脉来,和柔相离,如鸡践地,曰脾平,长夏以胃气为本。""平肾脉来,喘喘累累如钩,按之而坚,曰肾平,冬以胃气为本。"分析其对五脏平脉所喻,如循琅玕(似玉如珠的圆石,质地光润)说明脉体的光滑,如落榆荚说明脉象舒缓,如揭长竿末梢说明柔软且有张力,如鸡践地说明脉搏动缓和,喘喘累累如钩(钩),说明脉体如制陶转轮般圆转流利不止,比较所表达的胃气,其意有四点:一是脉体饱满圆润,二是脉的搏动来去和缓,三是脉管的张力柔顺,四是脉搏动流利。对于流利,《素问·玉机真脏论》强调:"脉弱以滑,是有胃气。"此中"弱"非指无力虚软,指和顺而言。

3. 五脏之气须借助于胃气而至于手太阴

《素问·玉机真脏论》曰:"五脏者皆禀气于胃,胃者五脏之本也,脏气者,不能自至于手太阴,必因于胃气,乃至于手太阴也,故五脏各以其时,自为而至于手太阴也。"若是邪气侵袭,胃气不能资其所行,则真脏脉见,生命见危。又曰:"故邪气胜者,精气衰也,故病甚者,胃气不能与之俱至于手太阴,故真脏之气独见,独见者病胜脏也,故曰死。"

(二)盱江医家对胃气的认识

在《黄帝内经》胃气理论的基础上,盱江医家也有所发明,丰富了《难经》单纯从垂直维度判断胃气存续的标准,拓展了胃气范畴。盱江医家认为脉有胃气主要会表现出以下四个特点:

1. 中和

明·李梴认为脉有胃气,是脉多个要素的中和表现,这和《素问》中的表达有相近之处,其言"胃气者,中气也。不大不细,不长不短,不浮不沉,不滑不涩,应手中和,意思欣欣难以名状者是也。有胃气则脉有力有神,无胃气则脉无力无神,神即胃气也。"李氏所言"胃气"是脉形的宽窄、长短,位的浮沉,质的滑涩,动的力量等互相关联的指下感觉要素的中和状态。

2.缓

在诸多要素中,"缓"是胃气存续的一个标志,决定着病情的进退。如明·李梴《医学入门》载:"缓为正复脉之本,缓为胃气将复,为病退。""缓者,胃气有余。""缓乃脾之本脉,隐隐和缓不可见者,为善。""初微缓者,胃之平脉也。"

3.柔软

胃气必有柔软之意。清·黄宫绣认为:"必得脉如阿阿,软若阳春柳,方为脾气胃脉气象耳。"

4.形脉相应

不同人群形脉相应,也是有胃气的表现,如明·李梴提出:"男子左手重而气口脉和,女子右手重而人迎脉和,亦为有胃气。""今人泥以浮取腑,沉取脏,中取胃气,而不知中固中也,浮之中亦有中也,沉之中亦有中也。不当泥其形,而当求其神也。神即有力也。或疑七诊之法,亦以中为胃气,且如六脉俱沉,可断其无中气耶!"

盱江医家认为冲阳脉也可以判断胃气留存。如明·张三锡《医学六要》载:"冲阳,在足跗上五寸陷中是也(属足阳明胃经)。暴厥脉伏,有此可救,即有胃气也。"清·黄宫绣《脉理求真》载:"冲阳脉见不衰,胃气尚存,病虽危而犹可生也。"

脉若无胃气,则提示脏腑失养,真脏脉现。《素问·平人气象论》曰:"脉无胃气亦死。所谓无胃气者,但得真脏脉不得胃气也。所谓脉不得胃气者,肝不弦肾不石也。"清·黄宫绣认为:"胃气为诊脉之要。胃气者,谷气也。谷气减少,即为胃气将绝,血何从生。"脾者,中州,其平和不可见,衰败则现,脉来如雀之啄,如水之下漏。黄宫绣以弦脉举例道:"若弦而劲细强直,是无胃气。"和前胃气相较,无胃气所描述脉象中其特异用词为"劲""强",即过刚之意,与有胃气的"缓""微"相反。

临床上胃气强盛与否,决定抵御病邪的力量,所以要注意顾护,不可太伤。如清·黄宫绣言:"医家竟不审病新久,有力无力,鼓与不鼓,一概混投寒剂,遽绝胃气,可不畏哉。"胃气还决定病情的向愈,如清·黄宫绣言:"胃气,脉缓和匀(意思悠悠)。主病愈,亦忌谷食减少,寸口脉平。"

二、有神

与望诊面部神彩、身心精神状态以及内心的心理活动的有神不同,脉的有神,是指下的一种特殊感觉。盱江医家认为脉有神包括以下四个方面:

(一)有神是脉象有力

明·张三锡赞同金元时期医家李杲脉象有力是有神的一种表现的观点,其《医学六要》载:"不病之脉,不求其神,而神无不在也。有病之脉,则当求其神之有无。谓如六数七极热也,脉中有力,即有神矣。"

(二)有神能滋益胃气

盱江医家认为脉象有神为来往间有冲和之气,能滋益胃气。明·张三锡《医学六要》载:"愚按,有力,犹不足以状其神。夫所谓神者,滋生胃气之神也,于浮沉、迟数之中有一段冲和神气,不徐不疾,虽病无虞,以百病、四时皆以胃气为本是也。若独大独小、独疾独迟、纯弦纯滑,皆正气已耗,胃气将绝,必死之候。《素问》曰:得神者昌,失神者亡。以此。"

(三)有神为光泽润滑

对于"有神",清·黄宫绣在《脉理求真》引用并赞同了王执中的解释,"有力中带光滑润泽也"。

(四)有神为脉体搏动位置不浮不沉

对于"有神",清·黄宫绣在《脉理求真》还引用了萧子颙的一句歌诀,"轻清稳厚肌肉里,不离中部象自然"。

脉有神,决定了病情的预后,明·李梴《医学入门》载:"凡脉中有力为有神可治,无力为无神难治。"

胃气和有神之间,随着后世不断阐释说明,有神和有胃气之间的重叠相融之处越来越多,以至有些医家将二者就认为是一体的,如明·李梴:"有胃气则脉有力有神,无胃气则脉无力无神,神即胃气也。"

三、有根

脉有根之说，源于《难经》。其依据有二：一是十二经脉皆系于肾间动气。如《难经·八难》曰："诸十二经脉者，皆系于生气之原。所谓生气之原者，谓十二经之根本也，谓肾间动气也。此五脏六腑之本，十二经脉之根。呼吸之门，三焦之原，一名守邪之神。故气者，人之根本也，根绝则茎叶枯矣。寸口脉平而死者，生气独绝于内也。"二是从疾病的脉象表现来说，上部有脉下部无脉病情危，上部无脉下脉有脉病虽重仍有转机。因此，尺脉不绝是有根的标志。如《难经·十四难》曰："上部有脉，下部无脉，其人当吐，不吐者死。上部无脉，下部有脉，虽困无能为害。所以然者，譬如人之有尺，树之有根，枝叶虽枯槁，根本将自生，脉有根本，人有元气，故知不死。"对此，明·聂尚恒认为："尺内左候肾，右命门，乃神精所舍，原气所系。今寸部无脉，尺部有脉，其人虽困，是元气尚在，犹能安愈。"

明·万全继承《难经》思想，认为人体元精皆出于肾，可从两尺判断。其言："夫禀中和之气而生身，曰元精，曰元气，曰元神者，本身之真精、真气、真脉也。心之合脉也，其神不可见，其机见于脉也，故曰神机。夫真精、真气、真脉也，其原皆出于肾，故曰原。……故人之脉以尺为主，如树之根，此真脉之出于肾者如此。夫肾者，生之本，为阴阳之枢纽，荣卫之根柢，所以有补无泻也。"

清·黄宫绣认为可从以下两个方面去判断脉是否有根。其一，是否有根可从脉的力量角度来判断，即"有力即属有根""无力即属无根"。其二，可从两尺肾脉的浮沉判断是否有根，尺脉沉为有根，不宜见浮散，《脉理求真》载："散为元气离散之象，肾绝之应。盖肾脉本沉。而脉按之反见浮散，是先天之根本已绝。"同时平人若见脉濡浮细虚软无力，也是无根之脉象，黄宫绣引《濒湖脉学》体状诗曰："濡形浮脉按须轻……平人若见是无根。"

除此之外，明·张三锡所论太冲尺脉却是在足厥阴肝经之上，在内踝下三分，可资参考，其言："太冲尺脉，太冲穴，在内踝下三分（乃足厥阴肝经穴也）。三部虽绝，而此脉动不止尚可生，无则必死。"

第七节 胖瘦高矮

盱江医家多认为肥胖者脉沉,瘦者脉浮。明·张三锡《医学六要》载:"肥人脉多沉,以肉丰也,为常脉。"同时,相对瘦者,肥胖者在脉道充盈度方面更充实,且在脉道宽窄度方面显得更细。如南宋·崔嘉彦《崔氏脉诀》载:"又有肥瘦,修长侏儒,肥沉瘦浮,短促长疏,各分诊法,不可一途。"明·聂尚恒《医学汇函》载:"肥壮者细实,羸瘦者长大。"

如果胖者得瘦人脉,瘦者得胖人脉,是形与脉反,身体就可能会有疾患。如明·张三锡《医学六要》载:"仲景曰:肥人责浮,瘦人责沉,肥人当沉今反浮,瘦人当浮今反沉,故责之,必色旺体健方为吉。"

胖者、瘦者的体质偏向性,使得其各自有相应疾病发生的趋向性。如明·张三锡《医学六要》载:"肥白人脉多沉弱而濡或滑,以形盛气虚、多湿痰故耳。瘦黑人脉多数疾或弦,以阴水不足、火常盛故耳。"

身高高者,脉宜长;身高矮者,脉宜短。明·李梴《医学入门》载:"人形矮则脉宜短促,人形长则脉宜疏长。"

第八节 脉见反关

反关脉,一般表现为脉的搏动处由列缺处转向前臂背侧,这种脉象是一种生理的特异性变异,不能用于诊断机体功能。如清·黄宫绣《脉理求真》载:"脉有反关,动在臂后。别由列缺,不干证候。反关本于有生之初,非病脉也,故曰不干症候。其脉不行寸口,由列缺络入臂后手阳明大肠之经。以其不顺行于关,故曰反关。凡见关上无脉,须令病患复手以取方见。"

第九节　平人常脉

　　平人脉象,最早源自《黄帝内经》,是从根据呼吸的节律来比较脉象搏动的频率而判断,判断的标准是一个呼吸循环搏动五次,如《素问·平人气象论》:"黄帝问曰:平人何如? 岐伯对曰:人一呼脉再动,一吸脉亦再动,呼吸定息脉五动,闰以太息,命曰平人。平人者,不病也。常以不病调病人,医不病,故为病人平息以调之为法。"《难经》在此基础上加了宽窄度的评估,"不大不小",如《难经》曰:"脉来一呼再至,一吸再至,不大不小曰平。"《脉经》评述平人脉象内涵丰富,如"人一息脉二至谓平脉,体形无苦。""平和之气,不缓不急,不滑不涩,不存不亡,不短不长,不俯不仰,不纵不横,此谓平脉。"可见早期,平人的脉象的主要参考标准是脉率,后期逐渐加入多种判断角度。盱江医家多继承这种综合判断方法,如南宋·崔嘉彦《崔氏脉诀》曰:"调停自气,呼吸定息,四至五至,平和之则。"然而也有部分人群的脉象有异于平人之处,张三锡《医学六要》载:"有平生六脉极清虚,不禁寻按者,不可便断为虚,贵人多此,稍大易常,即是有病矣。"

第四章
盱江医家论脉之分类

第一节 脉象分类沿革

综观历代描述的脉象,纷繁复杂,意见不一。

对于脉象的分类,《黄帝内经》虽未对脉象进行分类总结,但脉象描述十分丰富,有浮、沉、小、大、滑、涩、疾、数、迟、洪、细、躁、短、长、促、结、代、坚、盛、横、喘、紧、搏、粗、鼓、急、钩、毛、石、营、浮合、如火薪然、如散叶、如省客、如丸泥、如横格、如弦缕、如交漆、如涌泉、如颓土、如悬雍、如偃刀、如丸、如华等45种脉象描述,虽未明确分类,但论述总合阴阳之意。《难经》中阐述了浮、沉、大、散、长、短、滑、涩、牢、濡、洪、紧、细、微、数、迟、缓、弦、伏、疾、实、结等22种脉象及解索、弹石、雀啄、屋漏等七绝脉,其脉象的论述始终以阴阳为纲,分浮、滑、长为阳,沉、涩、短为阴。西汉·淳于意得公乘阳庆的衣钵,在理论和临床上非常重视脉象,《史记》中收录了他部分诊籍,其上记载有脉象大、小、浮、沉、滑、涩、数、急、弦、紧、散、实、长、代、坚、弱、躁、清顺、不一、不平等20多种。东汉·张仲景《伤寒论》论及脉象达21种,如浮、微、沉、迟、数、紧、弱、促、实、弦、大、涩、虚、滑、小、缓、细、短、芤、结、代等,以浮、大、数、动、滑为阳,沉、涩、弱、弦、微为阴。西晋·王叔和是对脉象进行系统分类整理的首位医家,其脉学专著《脉经》标志着脉诊成为中医诊断常规手段之一,其中总结脉象分为24种:浮、芤、洪、滑、数、促、弦、紧、沉、伏、革、实、微、涩、细、软、弱、虚、散、缓、迟、结、代、动等,其析脉多参合阴阳,以脉大、浮、数、动、长、滑为阳,沉、涩、弱、弦、短、微为阴。隋·巢元方虽无专篇对脉的描述,但其以病为纲,每病后专列"诊其脉"条,可见其对脉的重视,其列出30余种脉象都有精到的论述。唐·孙思邈《千金方》有脉法专篇,其中"指下形状"列有浮、沉、涩、滑、洪、细、微、弦、紧、迟、数、缓、弱、动、芤、虚、实、促、结、代、散、革等22种脉象;孙氏把弦与紧相类、软与弱相类、浮与芤相类(又曰浮与洪相类)、微与涩相类、沉与伏相类、缓与迟相类(又曰软与迟相类)、革与实相类,认为"凡脉浮、滑、长者,阳也。沉、涩、短者,阴也"。

六朝时期高阳生著《王叔和脉诀》,全书用七言歌诀编写,首创七表八里九道脉分类方法,述脉24种。七表脉:浮、芤、滑、实、弦、紧、洪;八里脉:微、沉、缓、涩、迟、伏、濡、弱;九道脉:长、短、虚、促、结、代、牢、动、细。因七表八里九道脉分类简而易从,受到后世多数医家采纳,盱江医家也不例外,如黎民寿、崔嘉彦、陈自明、危亦林、龚廷贤、聂尚恒等均依其分类。

对于七表八里九道脉,部分盱江医家总类虽从,或仍以为繁,因思更简之。如以阴阳统类,元·危亦林以七表脉为阳,八里脉为阴,九道脉中"长、促属阳,短、虚、结、代、牢、动、细为阴"。以浮沉迟数率之。南宋·崔嘉彦提出,"脉理浩繁,总括于四。""浮而无力,是名芤脉,有力为洪,形状可识,沉而有力,其脉为实,无力微弱,伏则沉极,脉迟有力,滑而流利,无力缓涩,慢同一例,数而有力,脉名为紧,小紧为弦,疑似宜审,舍则为四,离为七八。"此四分法,对后世分类影响广泛,其后的盱江医家也多从之,如明·龚廷贤截取七表八里,以浮沉迟数总领之。在 24 种脉象外,崔氏增加了 3 种脉象芤、革、散:"弦大虚芤,脉曰改革;涣漫不收,其脉为散;急疾曰数。"因此,其脉象分类总数为 27 种。以八法统类。陈自明从其临证出发,认为脉之要以浮、沉、洪、微、虚、实、迟、数八脉察病之虚实冷热。

七表八里九道分类似纲领虽清,然其理或有不逮,临床指导效验谬误甚多,因此受到后世医家的广泛批评,尤其在明·李时珍《濒湖脉学》中更立专篇"七表八里九道之非"以辨之。盱江医家对此也多有辨析。如明·李梴指出该分类方法多处与临床不符之处,《医学入门》载:"《脉经》无表里九道之目,且七表以芤为阳,然为亡血失精半产。七表以弦为阳,仲景以弦为阴。九道以动为阴,仲景以动为阳。唯《脉经》则与仲景合也。《经》以上中下九候为九道,的非歌诀九道之谓也。戴同父有《脉诀刊误》,朱文公谓其辞俚而浅。但《脉诀》世俗诵习已惯,表里名义,初学不可不知。九道从丹溪者,《脉经》有数无短,《黄帝内经》有革无牢故也。"

表 4-1　盱江医家脉象分类表

序号	盱江医家	七表八里九道脉分类法 (从之●,不从○)	与七表八里九道脉比较
1	南宋·黎民寿	●	——(弱脉为濡脉)
1	南宋·崔嘉彦	●	总 27 种。较之多 3 种: 革、散、数
3	南宋·陈自明	●	——
4	元·危亦林	●	——

续表

序号	盱江医家	七表八里九道脉分类法 （从之●，不从○）	与七表八里九道脉比较
5	明·李梴	○	总28种。较之多4种： 大、革、散、数、绝；无：牢
6	明·龚廷贤	●	——
7	明·张三锡	○	总30种。较之多6种： 革、散、数、大、小、疾
8	明·聂尚恒	●	——
9	清·黄宫绣	○	总30种。较之多6种： 革、散、数、大、小、疾
10	清·曾鼎	○	宗《濒湖脉学》。
11	清·陈当务	○	总27种。较之多：革、散、数

注：七表八里九道脉，总24种（七表脉：浮、芤、滑、实、弦、紧、洪；八里脉：微、沉、缓、涩、迟、伏、濡、弱；九道脉：长、短、虚、促、结、代、牢、动、细）。其较《脉经》24脉，增加了短、牢、长3种脉，删减了革、散、数3种脉。

第二节　脉象要素

脉象的种类在《黄帝内经》已有多种命名，但未成系统，较为繁乱，经《脉经》整理后，脉象种类大体定数，盱江医家承之，其间或有增删，总不离主体，具体分类情况见上"脉之分类"。因脉象种类过多，前人对于脉象或以阴阳统括，或以浮沉迟数总之，临证觉或过简。于是七表八里九道，仍大行其道，临诊胸有全览。如清代黄宫绣描述临诊辨脉手法过程尤为精细，其《脉理求真》载："脉有七诊，曰浮、中、沉、上、下、左、右，七法推寻。浮于皮毛之间轻取而得曰浮，以候腑气。中于肌肉之间略取而得曰中，以候胃气。沉于筋骨之间重取而得曰沉，以候脏气，上于寸前一分取之曰上，以候咽喉中事。下于尺后一分取之曰下，以候少腹腰股胫膝之事。合之左右两手共为七诊，以尽其推寻之力焉。"又如明·张三锡《医学六要》载："三部皆然。一察脉须识上、下、来、去、至、止六字，不明此六字则阴阳、虚实不别也。上者为阳，来者为阳，至者为阳。下者为阴,去者为阴,止者为阴也。上者,自尺部上于寸口,阳生于阴也。下者,自寸口下于尺部,阴生于阳也。来者,自骨肉之分而出于皮肤之际,气之升也。去者,自皮肤之际而还于骨肉之分,气之降也。应者曰至,息者止也。"又如明·龚廷贤《万病回春》载:"八要者,表里虚实寒热邪正是也。八脉者,浮沉迟数滑涩大缓是也。表者脉浮,以别之病不在里也。里者脉沉,以别之病不在表也。虚者脉涩,以别之五虚也。实者脉滑,以别之五实也。寒者脉退,以别之脏腑积冷也。热者脉数,以别之脏腑积热也。邪者脉大,以别之外邪相干也。正者脉缓,以别之外无邪干也。洪、弦、长、散,浮之类也,伏、实、短、牢,沉之类也,细、小、微、败,迟之类也,疾、促、紧、急,数之类也,动、摇、流、利,滑之类也,芤、虚、结、滞,涩之类也,坚、实、钩、革,大之类也,濡、弱、柔、和,缓之类也。"

因此,形成既能统括诸脉,又能将各脉了然于心的辨脉思序,就显得尤为重要。以下通过盱江医家脉学研究,结合当前脉学的分类组织形式,对脉的各组成要素进行了探索,一则有益于之后对盱江医家的研究阐释,二则希望探索一个有助于临床断脉的诊脉手法顺序和辨脉识证思路。

根据盱江医家所论诊脉手法流程和中医八纲辩证(阴阳表里虚实寒热)形成脉象分类四要素纲领,所总结归纳的要素有四个方面:脉位要素、脉动要素、脉形要素和脉质要素。位,描述空间存在,下分三个维度:浮沉、内外、前后。动,描述脉的搏动过程中的相关状态,下分四个维度:频率、力量、摆动、节律。形,描述脉的空间三维形态,下分四个维度:宽窄、长短、举按、边中;质,描述脉体在指下的质感,下分三个维度:紧张度、充盈度、流利度。值得注意的一点是,古代医家辨脉分类,所理解的脉象是腕部组织空间中浮沉上下左右探寻而得,这个探寻的结果其实是一个在指下最清晰的脉体形象,也就是寻找到的诊察脉形、质、动要素评估的最佳位置。

对四要素分类的优先级别排序。诊脉首先要探寻脉在空间的存在位置,因此将有明确位置描述的脉象都归到位类,同时位也表达了气血阴阳在人体上下的分布状态,突出表达了病位、病势,因此将众多脉象有位描述的优先分类,即将位类列为最高优先级。明·李梴曰:"博之二十七种,约之则为浮沉迟数滑涩缓大八要,又约之则为浮沉迟数,又至约则为浮中沉。盖浮兼数,沉兼迟,中则浮沉之间,故所集六部脉诀,每以浮沉二字贯之。"其次,在浮沉举按探得清晰的脉体后,再诊察脉搏的频率、力度、节律、摆动、来去的态势等动态感觉,因为动态因素在指下的感觉最是直观,而且决定着病情的寒热(频率)虚实(力度),因此在对兼有多类要素的脉象分类时,把具有动类要素的优先列出,即将动列为第二优先级。其三,脉体的长短、大小相较于脉体的质感来说,其指下感觉相对更为直观;同时,长短、大小表达了气血伸展和扩张状态,如"长则气治,短则气病",因此,兼有形类、质类的脉象,优先归属于形类。其四,质类为脉象分类优先级别最低的一个分类,脉象质感类的变化主要是由于各类病理产物对脉象的影响,如痰饮、食、郁、瘀等,而充盈度表达了有形阴血的盈虚。根据脉象的四个要素,将盱江医家所论脉象归类下表(见表4-2)。

表4-2 盱江医家脉象归类表

脉象四要素	脉象	备注
位类	浮洪濡芤;沉实伏弱牢伏	黎民寿所言"弱脉"为濡脉
动类	数(疾),迟缓,虚紧,动促结代	
形类	长短;大小细微;散	
质类	滑涩;弦革	

一、脉位纲目

脉位,是指脉体的空间存在位置。需要通过举按探其浮沉,推拨定其内外,探循检其上下。垂直维度,从皮肤层到筋骨层,脉的浮沉用以判断气血阴阳的升降;水平内外(左右),从左右手的分判以及外侧桡骨缘和桡侧腕曲肌腱间的位置,内外偏向用以判断气血阴阳的相互制约;水平上下,以腕横纹方向为上(前),肘部方向为下(后),上下方向以诊气血畅达与否。

(一)脉在垂直维度的认识

盱江医家一般以浮沉来表达。浮沉,为脉之上下,或言表里,或言深浅。如:南宋·崔嘉彦曰:"浮表沉里,深浅酌斟。"南宋·陈自明曰:"浮沉者,脉之上下也。"明·张三锡曰:"浮沉定表里。"从此可以看出,浮一般指示病位在表;沉一般指示病位在里。浮沉是一个模糊表达,盱江医家从组织分层来探寻浮沉更清晰的定位,把浮沉分为皮肤、肌肉、筋骨三层。这是从《难经》脉诊体系中以"菽"重为持脉力量发展变化而来的。如明·张三锡《医学六要》载:

"初持脉时，轻手于皮肤之上，候脉来三动；次稍按至肌肉之分，候脉来三动；复重按至筋骨之下，候脉来三动。三而三之，合为九候，所以决病邪之浅深。"

而浮取腑，沉取脏，更是在此基础上的简化，如明·张三锡《医学六要》载："凡候腑脏脉，轻手浮取为腑，以腑属阳，重指沉取为脏，以脏属阴也。"具体在分部如何以浮沉分判脏腑，如明·李梴所言："心与小肠为表里，旺于夏，而位左寸，沉取候心，浮候小肠。肝与胆为表里，旺于春，而位左关，沉取候肝，浮候胆。肾与膀胱为表里，旺于冬，而位左尺，沉取候肾，浮候膀胱。肺与大肠为表里，旺于秋，而位右寸，沉取候肺，浮候大肠。脾与胃为表里，旺于四季，而位右关，沉取候脾，浮候胃。命门与三焦为表里，寄旺于夏，而位右尺，沉取候命门，浮候三焦。"在分部以浮沉判断脏腑的具体操作上，李梴有具体的说明："左寸，先以轻手得之是小肠，后重手如六菽之重得之是心。左关，先以轻手得之是胆，后以重十二菽取之是肝。左尺，先以轻手得之是膀胱，后重手如十五菽之重取之是肾。右寸，先以轻手得之是大肠，后以重手如三菽之重得之是肺。右关，先以轻手得之是胃，后重手如九菽之重得之是脾。右尺，先以轻手得之是三焦，后以重手如十五菽之重取之是命门。"

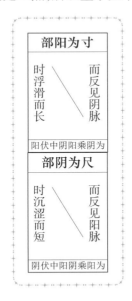

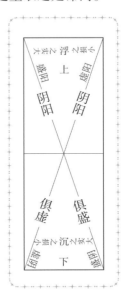

图 4-1　二十难脉有伏匿图　　图 4-2　六难脉有阴阳虚实之图

各部的浮沉，是气血升降的表达，升降失常则为病。寸尺浮沉相反，为伏匿之脉。伏匿者，阴阳偏胜，更相乘、更相伏也。尺之阴部见浮滑长大之脉，为阳乘阴也。阴虚不足，故阳入乘之。又于寸口阳脉之中，有时或见沉涩短小之脉,是阳中伏阴也。若寸口阳部见沉涩微短之脉,为阴乘阳也,阳虚不足,故阴往乘之。又于尺部阴脉之中,有时或见浮滑长大洪数之脉,是阴中伏阳也。

明·张三锡《医学六要》载:"凡脉之至在筋肉之上,出于皮肤之间者,阳也,腑也;行于肌肉之下者,阴也,脏也。若短小而见于皮肤之间者,阴乘阳也。洪大而见肌肉之下者,阳乘阴也。寸尺皆然。""如浮沉者,气之升降也。浮升在上,沉降在下,为诸脉之根本,为阴阳之定位,为表里之定诊。浮法天,有轻清在上之像。沉法地,有重浊在下之像。浮,为风为虚,体高而气浮也。沉,为中坚为内蕴,体聚而不散也。"

(三)脉在上下的认识

首先,基于《黄帝内经》"上竟上""下竟下"的原则,脉的上下分部是和人体上下组织器官相应。明·张三锡曰:"左以候表及胸以上至头之分。关以候中,主胸以下至脐。从关至尺泽为一尺,得尺一寸为尺部,以候脐下至足,右以候里,三部与右同。"

其次,对于寸关尺每一部,盱江医家聂尚恒提出每指分上下二部以候不同的观点。对于寸脉分部,他提出"两手寸口皆为上部,寸外主头目,内主胸已上"。根据其后对关尺上下的描述,引处"寸外"指食指上半部,"寸内"指食指下部半部。对于关脉分部,他提出:"中部法人,主膈下至脐上之有病。两手关部皆为中部,第二指半指之前主膈下,半指之后主脐上。"对于尺脉,他提出"下部法地,主脐已下至足之有疾。两手尺部皆为下部,第三指半指之前主脐下,半指之后主足有疾"。

其三,对于左右手三部的上中下的生克关系。

(1)左右手各分部从下至上为相生关系,如明·李梴《医学入门》载:"左尺水生左关木,左关木生左寸火,左寸火接右尺火;右尺火生右关土,右关土生右寸金,右寸金生左尺水。生生之意不绝,有子母之亲也。"

(2)而从左右上下的相对位置而言,又有相克关系。明·李梴《医学入门》载:"若以对待之位言之,则左寸火克右寸金,左关木克右关土,左尺水克右尺火。左刚右柔,有夫妇之别也,然左手属阳,右手属阴,左寸君火以尊而在上,右尺相火以卑而在下,有君臣之道也。"

三部九候之图

部位		候气	脉位（浮中沉）	诊脉部位
上部法天应寸口	天部上（以天应寸口）	以候天角之气 天角	头 眼眼 鼻耳口（浮中沉）	两额动脉、两颞动脉在足少阳额厌之分、足少阳悬颅之分、足阳明旁在鼻孔两旁
	人部上	以候耳目之气 耳目		
	地部上	以候口齿之气 口齿		肺手太阴脉在寸口中
中部法人应关中	天部中	以候肺	齿喉咙 肺心胸（浮中沉）	心手少阴脉、神门在掌后锐骨之端；大肠手阳明脉、合谷在手大指次指岐骨间
	人部中	以候心		
	地部中	中以候胸之气		
下部法地应尺中	天部下	以候肝	肝脾肾（浮中沉）	肝足厥阴脉、太冲在足大指本节后二寸陷中；脾足太阴脉、箕门在鱼腹上越筋间；肾足少阴脉、太溪在足内踝后跟骨上陷中
	人部下	胃以候脾之气		
	地部下	以候肾		

图4-3　脉位三部九候之图

其四,通过气血在上下的分布,以诊人体上下气血偏聚。《素问》曰:"上盛则气高,下盛则气胀。"盱江医家临床多以此为据,指导临床辩证用药。明·聂尚恒释《难经·十四难》道:"前大后小,即头痛目眩;前小后大,即胸满短气。"聂氏认为:"前大后小者,寸前之大也。寸为上部,法天,主胸以上至头之有疾,故头脑疼痛,眼目眩运。前小后大者,寸后之大也。关主中部,法人,主胸下至脐之有疾,故胸膈胀满而气息促短。"

在上下关系中,有一种在病情危重时要特别注意,那就是覆溢之脉,即脉向上太过出鱼际,或向下贯入尺泽的脉象。如明·聂尚恒释《难经·三难》道:"若阴气太甚,拒于阳,使阳气不得相营于下,故脉上出于鱼际,是名曰溢,谓之外关内格。阴偏胜而乘于阳,是阴太过而阳不及也。若阳气太甚,拒于阴,使阴气不得相营于上,故脉下入于尺泽,是名曰覆,谓之内关外格。阳偏胜而乘于阴,是阳太过而阴不及也。"覆溢,是阴阳离绝之候,聂氏言:"覆如上倾而下也,溢如内泛出外也。覆溢之脉,是阴阳不相济,各自偏胜,所谓孤阳不生,独阴不成,以致上下相离,是为真脏之脉。是无胃气以和之,人虽不病,脉则死也。"聂氏对此辅以图说(见图4-4)。

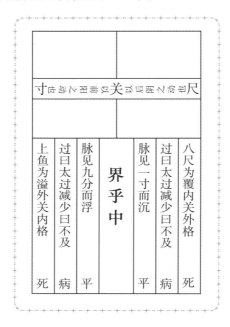

图4-4　三难关格覆溢之图

(三)脉在水平内外(左右)的认识

首先,对于左右脉,盯江医家认为左为人迎,右为气口,左为阳,右为阴;左为表,右为里。如明·张三锡《医学六要》载:"左寸为人迎(左寸后关前为人迎),人迎紧盛者外感。右寸为气口(右寸后关前为气口),气口紧盛者内伤。内伤有二:一则饮食停滞,脉必盛而有力且滑,乃见心下胞胀恶心,恶食等症;一则中气不足,火乘元气,故脉大按则空,乃见倦怠自汗,手心热等虚证。"对于表里的划分,一般划分标准为:"表,阳也,腑也,凡六淫之邪,袭于经络而未入于胃腑及脏者,皆属于表也。里,阴也,脏也。凡七情之气郁于心腹之内不能越散,饮食五味伤留于腑脏之间不能通泄,皆属于里也。"

其次,左右脉的划分是依据人体脏腑功能的属性而分,左主精血,右主阳气。如明·李梴《医学入门》载:"左心主血,肝胆肾膀胱皆精血之隧道,故次附之;右肺主气,脾胃命门三焦各以气为运化,故次附之。分之曰气、曰血、曰脉、总之唯脉营运气血而已。"

其三,单只手的内外。当确定两个边界,一以桡骨外缘为外界,二以桡侧腕曲肌腱为内界。内外界间中线,为平衡位。内外的偏向,是对营卫之气受邪气侵袭之后的反映。明·李时珍《濒湖脉学》载:"尺外斜上,至寸阴维;尺内斜上,至寸阳维。"《奇经八脉考》载:"卫为阳,主表;阳维受邪,为病在表,故苦寒热。营为阴,主里;阴维受邪,为病在里,故苦心痛。"清·黄宫绣《脉理求真》载:"阳维则尺内斜上至寸而浮(从左尺斜向小指,至寸而浮,曰尺内),病则寒热溶溶不能自收持(属阳)。阴维则尺外斜上至寸而沉(从右尺斜向大指,至寸而沉,故曰尺外),病苦心痛怅然失志(属阴)。"

二、脉动纲目

脉动主要从脉的频率(数迟)、节律(促结代)、力度(实脉)、摆动(紧脉)、来去(洪脉、缓脉)分析。脉体频率,指脉在单位时间内搏动的次数,用以诊察脉的数迟,判断寒热之变。节律,指诊察脉搏动的均匀度,以候气的相互衔接。力度,指诊察脉搏击指面的力量,以候疾病的虚实。摆动,来去,诊察脉浮沉的趋向性。

(一)频率

频率,即一分内钟动脉搏动次数。宋·陈自明曰:"迟数者,脉之至数也。"频率快为数脉,以呼吸定息后一息脉动六至以上;频率慢为迟脉,一息脉动三至及以下。明·张三锡曰:"迟数者,气之紧慢也。脉,以四至五至为平,减一至,三至曰迟,增一至,六至曰数。"

探查频率的快慢,是判断寒热的重要方式。一般来说,数脉为热证的表现,迟脉为寒证的表现。如《素问·阴阳别论》曰:"迟者为阴,数者为阳。"《素问·脉要精微论》曰:"数则烦心。"《难经·九难》曰:"数者腑也,迟者脏也。数则为热,迟则为寒。诸阳为热,诸阴为寒,故以别知脏腑之病也。"盱江医家继承前代迟数相关寒热判断理论,南宋·崔嘉彦曰:"三至名迟,迟则为冷;六至为数,数即热证。"明·张三锡曰:"迟数定寒热。"明·龚廷贤曰:"迟者在脏,为寒、为冷、为阴也。数者在腑,为热、为燥、为阳也。"清·黄宫绣曰:"迟为虚寒不振,阳气不舒。""数为寒热内搏,风火冲激。"

然而,数热迟寒并非确然之证,盱江医家在临证实践中发现,数也可以为寒证,迟也可以为热证,临证须仔细分别。如热证见迟脉,清·黄宫绣《脉理求真》载："若阳明脉迟不恶寒身体濈濈汗出,则用大承气汤。此又非诸迟为寒之脉矣。"清·喻嘉言《医门法律》载："迟为寒矣,而伤寒初退,余热未清,脉多迟滑,是迟不可概言寒,可温中乎?"又如寒证见数脉,该书又载："数为热矣,而凡虚损之候,阴阳俱亏,气血败乱者,脉必急数,愈数者愈虚,愈虚者愈数,是数不可以概言热,可寒凉乎?"

对于脉的频率变化,《难经·十四难》有详尽的论述,其将脉的频率不断加快统括称为"至脉",将脉的频率不断减慢统括称为"损脉",每增减一至皆有其名,并呈对应关系(见图4-5)。"十四难曰:脉有损至,何谓也? 然:至之脉,一呼再至曰平,三至曰离经,四至曰夺精,五至曰困,六至曰命绝,此至之脉也。何谓损? 一呼一至曰离经,二呼一至曰夺精,三呼一至曰困,四呼一至曰命绝,此谓损之脉也。"

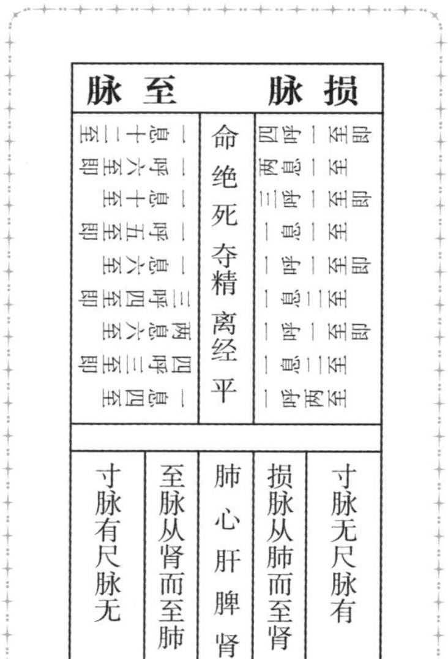

图 4-5 十四难损至脉之图

至脉表示病从下逐渐损伤至上,即从肾至肺;损脉表示病从上逐渐损伤至下,即从肺至肾(见图4-5)。《难经·十四难》载："至脉从下上,损脉从上下也。损脉之为病奈何? 然:一损损于皮毛,皮聚而毛落;二损损于血脉,血脉虚少,不荣于五脏六腑;三损损于肌肉,肌肉消瘦,饮食不能为肌肤;四损损于筋,筋缓不能自收持;五损损于骨,骨痿不能起于床。反此者,至脉之病也。

从上下者,骨痿不能起于床者死;从下上者,皮聚而毛落者死。"

（二）节律

人在健康状态下,动脉搏动的时间间隔呈现均一性。若是间隔时间出现不均一,则说明机体出了问题。在节律方面呈现病态的脉象有三个:促脉、结脉、代脉。《脉经》有曰:"促脉,来去数,时一止复来。""结脉,往来缓,时一止复来。""代脉,来数中止,不能自还,因而复动。"

促脉、结脉、代脉搏动过程均有中止,都表达了气不能续接状态。只是引起的原因不尽相同。促脉,主要由于热盛;结脉,主要由于阴盛或邪气内结阻遏经脉;代脉,主要见于脏气虚衰,气血衰少。《素问》曰:"代者气少。"三者之间的区别,张三锡在《医学六要》中论述道:"结促者,脉歇至以别阴阳之盛也。阳盛则促,脉来数时一止。阴盛则结,脉来缓时一止。虽有止,非死脉也。代则必死矣。"

（三）力度

脉的力度,是衡量机体虚实的标准。盱江医家在论述各类脉与力度要素相合时,总以"有力"为"实"可攻,"无力"为"虚"可补。明·张三锡《医学六要》载:"有力无力定虚实。浮而有力为风,无力为虚。沉而有力为积,无力为气。迟而有力为痛,无力为冷。数而有力为热,无力为虚热。"清·黄宫绣论述了浮沉脉各种兼脉,其言:"然总不越有力无力。""盖沉实有力,宜消宜攻;沉虚无力,宜温宜补。""浮虽属阳,主表主腑,但浮而见洪数弦滑有力之脉,固属主热主火主痰主风;若浮而见迟缓芤虚微涩与散无力之脉,又为主虚主湿主冷主暑主危之象矣。""沉脉主里,为寒为积。有力痰食,无力气郁。""迟脉主脏,阴冷相干。有力为痛,无力虚寒。""数脉主腑,主吐主狂。有力实热,无力虚疮。"可见,脉的力度决定着寒的虚实、热的虚实、气和病理产物的虚实,决定着治疗疾病的攻补、温清治法。

又有盱江医家将脉的力度诊察定位在骨平面,而不是轻取或是在脉体的清晰位。以按至骨平面仍可见为有力,若无则为无力。如明·龚廷贤《寿世保元》载:"凡诊脉按至骨而见者谓之有力。按至骨而无者谓之无力。余皆仿此。"

（四）摆动

摆动,是指脉体在内外间左右搏动。常见于紧脉。《脉经》曰:"紧脉,数如切绳状。"明·龚居中曰:"紧脉来往有力,左右弹人指,如转索无常数。"

紧脉产生的原因,常见于寒邪侵袭侵。《素问》曰:"紧则为寒。"《难经》曰:"伤寒之脉,阴阳俱盛而紧涩。"《伤寒论》曰:"太阳病,或已发热,或未发热,必恶寒,体痛、呕逆、脉阴阳俱紧者,名为伤寒。"南宋·黎民寿《决脉精要》载:"阴阳二气不和平。紧由寒气伤荣血,必主身疼腹满膨。紧者,风寒激搏,伏于阳络之候。""紧脉之诊,则以阳邪并于阳络而三阳并塞。"

（五）来去

来去,考察脉搏自沉向浮、自浮向沉间的搏动趋势状态,是诊察脉象非常重要的一环。关于脉的来去的描述,见于元·滑寿《诊家枢要》,其曰:"来者,自骨肉之分而出于皮肤之际,气之升也。去者,自皮肤之际而还于骨肉之分,气之降也。"脉的来去和调,是表里气血互通,内外交通,气血调和的标志;若是失调,则为病。清·黄宫绣《脉理求真》载:"洪脉来极盛大,按之有力,去则稍衰,正如波涛汹涌,来盛而去则悠耳。""缓,来去和缓。主无病,亦主实热虚寒。""散,来去不明。主气散。"

三、脉形纲目

脉形描述脉的长短、宽窄。

脉体的长短说明气的盛衰情况,如《素问》曰:"长则气治,短则气病。"长,是以指腹为参照线段,若感觉脉体超出指腹则为长,若不及则为短。如明·张三锡:"长短者,脉之盈缩也。脉盈过于本位曰长,脉缩不及本位曰短。长则现于尺寸,有通见于三部。短只见于尺寸,必贯于中而后知。过于中为长,不及于中曰短。《经》曰:长则气治,气血充满,平人脉也。短则气病,是气馁不充,故病也。"

脉体宽窄说明脉管的扩张情况。宽窄,始言大小,《灵枢·邪气脏腑病形》曰:"大者多气少血。小者血气皆少。"明·张三锡《医学六要》载:"洪微者,脉之盛衰也。血热而盛,气随以溢,满指洪大,冲涌有余,洪为脉之盛也。气虚而寒,血随而涩,应指微细欲绝,非绝微,为脉之衰也。"宋·陈自明《管见大全良方》载:"洪微者,脉之大小也。"从以上论述可知,宽窄,或方大小,是阴血随阳气扩张或收敛而表现出的脉管扩大或缩小。

四、脉质纲目

脉质主要从脉体的充盈度、紧张度、滑涩度三个方面进行分析。

脉的充盈度，主要说明脉管内营血的盈虚情况；脉的紧张度，主要说明脉管在指下的紧张状态；脉的滑涩度主要说明津液、阴血在脉管中的流动情况。

(一)充盈度

充盈度，表达脉管中营血的盈虚。营血盛满，则脉体圆润丰满；营血衰少，则脉体空豁虚软。旴江医家多言虚实。宋·陈自明《管见大全良方》载："虚实者，脉之有无也。"明·张三锡《医学六要》载："虚实者，脉之刚柔也。按之浮中沉皆有力为实，迟大而濡，按之豁然空为虚。"

(二)流利度

流利度，考察脉体内营血运动的流利程度，通常用滑、涩来描述。滑者气血周流通畅，涩则血行有滞，滑为血多气少，涩为气多血少。明·龚廷贤《万病回春》载："滑者，血多气少也(滑为血有余)；涩者，气多血少也(涩为气浊滞)。"

滑、涩皆可为常人平脉。明·李梴曰："肺脉浮涩短为平。"清·黄宫绣曰："平人脉滑而和，则为无病。"

流利度高，则为滑，可以作为判断病情发展趋势的参考。《灵枢·五色》曰："其脉口浮滑者，病日进。人迎沉而滑者，病日损。其脉口滑以沉者，病日进，在内。"

(三)紧张度

紧张度，是脉管的紧张状态。或缓和，或绷紧。此处缓和是指脉体的柔软，和缓脉那种特殊的一息四至的节律不同；此处绷紧，是脉管整体的一个绷紧状态，与紧脉的如转索般绷紧且左右摆动不同。

缓与紧相对，热则弛纵，紧则收引，故《灵枢》曰："缓者多热。"《素问》曰："紧则为寒。"明·张三锡《医学六要》载："紧缓者，脉之急慢也。紧为伤寒，寒伤荣，荣受寒邪，脉络激搏，若风起水涌，既如切绳，又如转索。缓为风结，皮肤不仁，荣血不流，卫气独行，不能疾速，血虚顽痹，脉乃缓慢。荣受寒则脉紧，荣血蹇涩则为缓。""沈氏曰：紧为寒，寒则物敛而有拘牵之象；又主痛，诸痛皆原于寒;又主宿食,由胃虚不能腐化也。缓为阳热,主血虚,血虚则体弱;又主气虚,气虚则脉体无力;又主风,阳邪主舒启纵弛故也。"

紧张度,也是反映邪气进退的标志。《灵枢·四时气》曰:"坚且盛且滑者病日进。脉软者病将下。"脉管紧张以至于坚实,是邪气盛,正气与邪气相搏的表现,愈坚愈搏,故说病进;反之,则邪气退,正邪斗争敌对状态减弱,脉搏的紧张度也随之降低,故脉软而病退。

下文论脉,依据以上脉的要素来进行分析,以展现盱江医家对脉象的理解。

第三节 脉类先后

本节按前述脉位、脉动、脉形、脉质四纲目优先级别先后,对各脉象进行分类。

一、以位分类

(一)浮脉

盱江医家继承《脉经》对浮脉的认识:"浮脉,举之有余,按之不足。"浮脉,从位的垂直维度说,其脉象是轻取就可以得到一个清晰的形象,按之稍重则指下形象就明显模糊,故言"举之可得""按之不足",而这里的"不足"或许不应理解为力量不足,更应理解为形象的不足,这从明·聂尚恒"如捻葱叶"的比喻中能得到进一步的验证。值得注意是清·黄宫绣的论述,其补充有"按之稍减而不空",这是在质的方面做了补充,是说形虽模糊了,但血液的充盈度仍是没有减少的。没有对动、形、质做出界定。

盱江医家关于浮脉的主要论述有:

举之有余,按之不足,泛泛浮浮,如水漂木。(南宋·崔嘉彦)

浮者,轻手取而得之,在表,属阳。若有力者,宜发汗则愈矣。(宋·陈自明)

脉如浮溢见皮肤,重按还亏举有余。昔人喻如捻葱叶之状者,诚得之。

(南宋·黎民寿)

浮按不足举有余,浮,不沉也,脉在肉上。(明·李梴)

举指轻按而得之曰浮。(明·龚廷贤)

浮于皮肤之上轻取即得,属表为阳。崔紫虚曰:泛泛浮浮,如水漂木。《难经》曰:浮者,脉在肉上行也。(明·张三锡)

《经》曰:浮者,脉在肉上行也。黎氏曰:浮者,运动之候,属金,应秋。万物至秋而终,草木花叶皆落,其枝独在,若毫毛也。脉来轻虚浮泛,按之不足,虚于下也,举之有余,轻浮于上也。昔人喻如捻葱叶之状者,诚得之。(明·聂尚恒)

浮脉法天,有轻清在上之象,在卦为乾,在时为秋,在人为肺。……《脉诀》言寻之如太过,乃浮兼洪紧之象,非浮脉也。(明·龚居中)

其有所云浮者,下指即显浮象,举之泛泛而流利,按之稍减而不空。(清·黄宫绣)

(二)洪脉

《脉经》曰:"洪脉,极大在指下(一曰浮而大)。"在形的宽大维度上,盱江医家都接纳这个观点,但在其他维度方面做了补充。如崔氏论洪脉,首与浮脉相较,说明洪脉在位的垂直维度上是浮取就可得到清晰脉象;动的要素中,洪脉力量是大的;形的要素中,洪脉在宽窄维度上是宽(大)的。以上三个维度的论述,后世都认同。在质的要素方面,陈自明加了一条"按之皆实大",增加了脉象充盈饱满的描述;黄宫绣认同张璐提出的"累累珠联,如循琅玕",也就是指下有玉珠滚盘、光滑流利的感觉,此外在脉率上也要偏快些。在动的要素方面,要注意的是如果是应夏季,洪脉为生理表现,此时虽有力,但黎氏指出脉体应是软和的,黄氏也指出不能和实脉一样过于充实有力。"来盛去衰"是源自《素问》对夏脉的描述,并没有作为洪脉的常规描述,或从《濒湖脉学》之后逐渐成为洪脉的基本要素。综上所述,盱江医家对洪脉的印象为:浮取,脉率快,有力(生理表现宜软和,病理力量就显亢进),来盛去衰,指下极大,质偏流利。

盱江医家关于洪脉的主要论述有:

洪较之浮,大而力健。(南宋·崔嘉彦)

洪举按之皆实大。

洪水，共水为洪，按之满指有力，属阳太热，宜发汗、通利之剂则愈。（南宋·陈自明）

脉洪混混若波澜……夫洪若水也，洪而大焉。……故其脉之来，举按皆极大，轻手寻之于肤已得，混混然，若浮若实，有力而软。《内经》云：夏日在肤，泛泛然万物有余，亦喻洪脉之盛大也。（南宋·黎民寿）

浮而有力曰洪。（明·龚廷贤）

来往极大者是，火盛之像也。（明·张三锡）

洪脉，阳也。指下寻之极大，举之有余，曰洪。（明·聂尚恒）

洪脉指下极大，来盛去衰。洪脉在卦为离，在时为夏，在人为心。《素问》谓之大，亦曰钩。滑氏来盛去衰，如钩之曲，上而复下，应血脉来去之象，象万物敷布下垂之状。（明·龚居中）

洪则既大且数，累累珠联，如循琅玕。来则极盛，去则稍衰（《素问》）。凡浮芤实大，皆属洪类。不似实脉之举按逼逼，滑脉之软滑流利，大脉之大而且长也（语出张璐）。（清·黄宫绣）

（三）濡脉

关于濡脉，《脉经》曰："软脉，极软而浮细（一曰按之无有，举之有余。一曰细小而软。软，一作濡，曰濡者，如帛衣在水中，轻手相得）"。濡，即软的意思。崔嘉彦说"濡则软软"。所以濡，在质地上是软的；同时，充盈度方面也不足，有"虚软""虚细"等描述。在位的方面，濡脉常被比喻为"水中帛""絮浮水""水上浮沤"，浮取可得，但向下按之却失踪迹。在动的方面，力量是弱的，有"需而不进""无力""少力"等描述。形的方面，脉体是细的。综上所述，旴江医家对濡脉的印象为：轻取才有，重按无；力弱形细，虚软。

旴江医家关于濡脉的主要论述有：

濡则软软。（南宋·崔嘉彦）

状似浮沤觅者无，指轻乃可见于肤。其脉见于肤表，状如烂绵，轻手乃得，重按即无，快快不能前进。又如浮沤之势，近手稍按则无矣。（南宋·黎民寿）

濡来散上细乃虚。（宋·陈自明）

需而不进为濡脉，虚软如按水中帛。……指下寻之似有，按之依前却去，

曰濡。昔人喻如按水中帛,诚得之。(南宋·黎民寿)

濡全无力不耐按,濡,无力也。轻手乍来,重手却去。(明·李梴)

迟而无力为濡。(明·龚廷贤)

不任寻按,轻取乃得,浮虚软无力是也,(明·张三锡)

脉行道濡而不进。指下寻如有,按却去。昔人喻如按水帛,可谓得之。(明·聂尚恒)

濡脉极软而浮细,如帛在水中,轻手相得,按之无力,如水上浮沤,谓如帛浮水中,重手按之,随手而没之象,《脉诀》按之似有,举之还无,是微脉,非濡也。又濡形浮细按须轻,水面浮绵力不禁,病后产中犹有药,平人若见是无根。浮细如绵曰濡,沉细如绵曰弱,浮而极细曰微,沉而极细不断曰细。(明·龚居中)

濡则虚软少力,应指虚细,如絮浮水,轻手乍来,重手乍去(语出张璐)。(清·黄宫绣)

(四)芤脉

芤脉脉象,首见于《脉经》,其曰:"芤脉,浮大而软,按之中央空,两边实。"盱江医家后因而论之。从其位而言,在浮部取。从其动而言,脉无力。从其形而言,脉体觉大。从其质而言,浮取其脉体是完整的,但下按之后,脉体中间凹陷,脉体两侧却依然是清晰的,故多以"慈葱"相喻,这是芤脉的主要特征。

盱江医家关于芤脉的主要论述有:

浮而无力,是名芤脉。芤脉何似,绝类慈葱,指下成窟,有边无中。(南宋·崔嘉彦)

搭指中虚溢两旁,状如芤草合径方。……芤之为物,两旁有,中间虚,脉之应于诊者有若是,古人因取以名也。(南宋·黎民寿)

芤脉中空两畔居。(宋·陈自明)

芤两头有中空疏。芤,如芤菜中空也。(明·李梴)

芤,草名,其叶类葱而中空,指下浮大而无力者是也。(明·张三锡)

浮而无力为芤。(明·龚廷贤)

浮大而软,按之中空两边实。又中空外实,状若慈葱。刘氏云:芤脉何似,绝类慈葱,指下成窟,有边无中。戴氏云:营行脉中,脉以血为形,芤脉中空,脱血之象也。又芤形浮大软如葱,按之旁有中央空,火犯阳经血上溢,热侵阴络下流红。《脉经》云:三部芤脉,长病得之生,卒病得之死。《脉诀》云:两头有,中间无,是脉断绝矣。又言:主淋涩,气入小肠,与失血之候相反,误世不小。(明·龚居中)

芤则如指着葱,浮取得上面之葱皮,却显弦大,中取减小空中,按之又着下面之葱皮而有根据(语出张璐)。(清·黄宫绣)

(五)沉脉

沉,是相对于浮而言,是位的要素在垂直维度的象,浮取无有,按至筋骨才得,强调位置深。《脉经》:"沉脉,举之不足,按之有余(一曰重按之乃得)。"盱江医家意与之同。沉与伏比较,位置虽沉,但不隐匿,只要按之还是可以得到清晰的脉象。没有关于动、形、质等方面变化的描述。所以,沉脉在临床脉象的记录中,常不作为一个单独描述对象,往往和其他脉象兼述。

盱江医家关于沉脉的主要论述有:

举无按有,便指为沉。(南宋·崔嘉彦)

沉举都无按有余。

沉者,重手取而得之在里,属阴。若按之有力者,宜下之愈。(宋·陈自明)

缓度三关无似有,见于骨肉肤难透。……沉脉之状,指下寻之似有,举之全无,缓度三关,状如烂绵。或者谓沉与伏相类,然沉者但沉而已,未至于伏也。所谓伏者,潜伏之谓,固有闭匿者矣。沉则异于是,但血气羸弱而不自振,故其脉来不能透于肤,但按之至骨肉,则有余也。(南宋·黎民寿)

沉按有余举则无。沉,不浮也。浮沉二脉,以举按轻重取之。浮为在表,沉为在里。(明·李梴)

举指重按而得之曰沉。(明·龚廷贤)

《难经》曰:沉者,脉行筋下也。沉于筋骨之下,重取乃得,属里属阴。崔紫虚曰:举无按有,便指为沉。(明·张三锡)

脉之循行,粘筋辅骨,曰沉。(明·聂尚恒)

沉脉法地,有渊泉在下之象,在卦为坎,在时为冬,在人为肾。《脉诀》言

缓度三关,状如烂绵者,非也。沉有缓数各部之沉,烂绵乃弱脉,非沉也。(明·龚居中)

沉则轻取不应,重按乃得。(清·黄宫绣)

(六)实脉

《脉经》曰:"实脉,大而长,微强,按之隐指幅幅然。"从位的角度说,实脉浮取可得,然不仅在浮部,就是按压,仍能取得清晰的脉象。从动的角度说,其力度浮取、沉取,均保持稳定的力量,故明·李梴言其"举按皆幅幅有力"。从形的角度说,脉体宽大而且长。从质的角度说,言"不虚",即脉道充盈度高,这也正是脉体"微弦"的原因。综上所述,旴江医家对实脉的印象为:浮沉皆得,搏动有力,大而且长,质实而微弦。

旴江医家关于实脉的主要论述有:

举按皆盛,实脉则然。(南宋·崔嘉彦)

实形幅幅与长俱。(宋·陈自明)

实脉浮沉幅幅如。……盖脉之来,举指有余,按之不乏,浮中沉皆有力而言之也。(南宋·黎民寿)

实按幅幅力自殊。实,不虚也,举按皆幅幅有力。(明·李梴)

浮而长大为实。(明·龚廷贤)

浮中沉皆有力是也,邪气盛则实。《素问》曰:气来实强,是为太过。《黄帝内经》曰:脉实以坚,谓之益甚,是邪盛也。(明·张三锡)

实者,阳也。指下寻之不绝,举之有余,曰实。(明·聂尚恒)

实脉浮沉皆得脉大而长,微弦,应指幅幅然,幅幅,坚实貌。《脉诀》言:如绳应指来,乃紧脉,非实也。又浮沉皆得大而长,应指无虚幅幅强,热蕴三焦成壮火,通肠发汗始能康。又实脉浮沉有力强,紧如弹索转无常,须知牢脉掣筋骨,实大微弦更带长。(明·龚居中)

实则举按皆强,举指逼逼(语出张璐)。(清·黄宫绣)

(七)弱脉

《脉经》:"弱脉,极软而沉细,按之欲绝指下(一曰按之乃得,举之无有)。"观旴江医家论述,弱脉描述多与《脉经》一致,在位的垂直维度方面,是沉取才能得;在动的要素,是无力的;形是细的;质是软的。

盱江医家关于弱脉的主要论述有：

弱则忽忽。（南宋·崔嘉彦）

软弱而沉指下图。（宋·陈自明）

弱则欲绝有无间。弱，不盛也。按之欲绝，似有似无，举之则无。（明·李梴）

沉极而软，怏怏不前，按之欲绝未绝，举之即无。（明·张三锡）

沉而无力为弱。（明·龚廷贤）

极软而沉，按之乃得，举手全无。又弱乃濡之沉者。《脉诀》言黎氏譬如浮沤者，皆是濡，非弱也。《素问》曰：脉弱以滑，是有胃气，脉弱以涩，是为久病，病后老弱见之顺，平人少年见之逆。又弱来无力按之柔，柔细而沉不见浮，阳陷入阴精血弱，白头犹可少年愁。（明·龚居中）

弱则沉细软弱，举之如无，按之乃得，小弱分明（语出张璐）。（清·黄宫绣）

（八）牢脉

《难经》中多有关于"脉牢"的记载，但并未详细描述其沉浮特征。《脉经》中论述的"革脉"，即是牢脉，其曰："革（牢）脉，有似沉伏，实大而长微弦。"盱江医家宗其旨，认为牢脉在位的方面，是居于沉位，近于伏位，如明·龚居中曰："牢脉似沉似伏。"在动的方面，是有力的，按之可"强直搏指"。在形的方面，脉体长、大，其形亦或可小，如"再再寻之，小而有力"。在质的方面，脉体充实，同时脉体紧张度较高，脉体给人坚挺的感觉，"状如弦缕""动而不移"。综上所述：盱江医家关于牢脉的印象为：居于沉伏之间，有力，脉体大而且长（或可小），脉体充实、弦。

盱江医家关于牢脉的主要论述有：

牢比弦紧，转坚转劲。（南宋·崔嘉彦）

实脉沉沉病在胸。……仲景云：寒则牢坚而沉结。指下寻之不见，举指全无，再再寻之，小而有力，断续不常见，故曰牢。（南宋·黎民寿）

坚牢也，沉而有力，动而不移。（明·张三锡）

仲景云：寒则牢坚而沉结。指下寻之不见，举指全无，再再寻之，小而有力，继续不常见，故曰牢。（明·聂尚恒）

牢脉似沉似伏,实大而长,微弦。扁鹊曰:牢而长者,肝木也。仲景曰:寒则牢坚,有牢固之象。沈氏曰:似沉似伏,牢之位也,实大弦长,牢之体也。《脉诀》不言形状,但言寻之则无,按之则有,云脉入皮肤辨息难,又以牢为死脉,皆孟浪谬误。李氏曰:弦长实大脉牢坚,牢位常居沉伏间,革脉芤弦自牢起,革虚牢实要详看。(明·龚居中)

牢则弦大而长,按之强直搏指,状如弦缕。凡实伏弦涩,皆属此类(语出张璐)。(清·黄宫绣)

(九)伏脉

关于伏脉,《脉经》曰:"脉,极重指按之,着骨乃得(一曰手下裁动。一曰按之不足,举之无有。一曰关上沉不出,名曰伏)。"旴江医家宗其旨,认为伏脉在位的垂直维度上,必是要"着骨而得",而且在动、形、质方面丰富了《脉经》的观点。如南宋·黎民寿指出伏脉在动方面是"有力",以及黄宫绣引张璐之论,认为伏脉在质地方面有"涩难"之感。

旴江医家关于伏脉的主要论述有:

伏按至骨。(南宋·崔嘉彦)

伏须切骨沉相类。(宋·陈自明)

按经肌肉觅还无,切之至骨方才有。……指下寻之似有,呼吸定息全无。再再寻之,不离其部,于骨间隐隐而来,凑指复去,有力,不能上,于肌肉则无,至骨节则见。(南宋·黎民寿)

伏潜骨里形方见,伏,不见也。按之推之,至于骨乃见。(明·李梴)

沉而至骨为伏。(明·龚廷贤)

隐伏不见是也,轻手取之则无,绝不可见,重取之附着于骨。(明·张三锡)

池氏曰:伏脉,如物之伏藏,以土偃之。呼吸之间按之,其脉伏而不见,虽重按寻之方得。(明·聂尚恒)

伏则匿于筋下,轻取不得,重按涩难,委曲求之,或三部皆伏,一部独伏,附着于骨而始得。凡沉微细短,皆属伏类(语出张璐)。(清·黄宫绣)

二、以动分类

(一)数脉(疾脉)

《脉经》曰:"数脉,去来促急(一曰一息六七至。一曰数者进之名)。"数,其意为较平脉频率快。古代临床医师没有方便携带的钟表,其用来判断的参照是自身的呼吸节律。一呼一吸的时间搏动六次即是数脉。对于六至以上,各有命名。如七至为疾脉(极脉),八至为脱脉,九至为死脉(绝脉),十至为归墓,十一至、十二至为绝魂,从所用词语来看,可以知道,盱江医家认识到脉搏动越快,病情也越凶险。至于位、形、质方面,没有进一步的描述。因此,数脉,仅是动的要素,频率维度,在临床上往往须和其他要素结合来揭示疾病的情况。

盱江医家关于数脉的主要论述有:

六至为数。(南宋·崔嘉彦)

数者,一息之数五六至也,属阳大热,宜用寒凉之剂以清之。(南宋·陈自明)

一息六至曰数。(明·龚廷贤)

一呼一吸,得六至曰数,属阳属热。

疾,盛也,快于数而疾,呼吸之间得七至。(明·张三锡)

一呼三至,即一息六至,数脉……一息七至曰极脉,,皆热盛之极……一息八至曰脱脉,九至曰死脉,十至曰归墓,十一至十二至,曰绝魂脉。然此五者,皆死脉也。(明·聂尚恒)

数为阴不胜阳,故脉来太过,一息六至是也。浮沉迟数,脉之纲领。数而弦为紧,流利为滑,数而有止为促,数甚为极,数见关中为动脉。(明·龚居中)

数则呼吸定息每见五至六至,应指甚速……七至为极为疾,八至为脱,九至为绝。

疾则呼吸之间脉七八至。(清·黄宫绣)

(二)迟脉

《脉经》曰:"迟脉,呼吸三至,去来极迟。"综观盱江医家论述,迟脉呼吸间定数均为三,和《脉经》定数一致。若是呼吸间定数为一或二,名为败脉,为危候。关于迟脉的位、形、质,《脉经》和盱江医家均未论及。因此,迟与数一样,须与其他要素相合,才能进一步判断疾病的寒热虚实。

盱江医家关于迟脉的主要论述有:

迟则极缓。(南宋·崔嘉彦)

迟缓息间三度至。……迟者,一息之间脉三至也,属阴大寒,宜用温热之剂愈。(宋·陈自明)

息间隐隐唯三至,数比平人已半亏。其脉指下寻之重手乃得,一息之间隐隐而来三至而已,是谓迟也。夫呼吸定息,脉来五至,平人之常。(南宋·黎民寿)

迟脉一息刚三至,数来六至一吸呼。迟,不及也;数,太过也。迟数二脉以呼吸息数取之,迟为冷,数为热。(明·李梴)

一息三至曰迟。(明·龚廷贤)

一呼一吸,仅得三至者是,属阴属冷。(明·张三锡)

三至为迟一二败,两息一至死非怪。(明·聂尚恒)

迟为阳不胜阴,故脉至不及,《脉诀》言重手乃得,是有沉无浮,一息三至,甚为易见。有力为缓,无力为涩,有止为结,迟甚为败,浮而软为虚。黎氏曰:迟小而实,缓大而慢,迟为阴盛阳虚,缓为卫盛营弱,宜别之。(明·龚居中)

迟则呼吸定息不及四至,举按皆迟。(清·黄宫绣)

(三)缓脉

对于缓脉,综合盱学医家所论来看,还是脉率上的感觉。如《脉经》曰:"缓脉,去来亦迟,小快于迟。"盱江医家言"比迟快些儿""似迟不迟",其比较对象均是迟脉。到明代直言"四至"。在位的垂直维度上,缓应土象,位居中州,在浮沉之间。在动的节律方面,龚居中提出了"往来甚匀",表达了脉来往时间极为均匀的状态。在形的方面李梴有"举且散"的描述。

盱江医家关于缓脉的主要论述有:

似迟不迟,是谓之缓。(南宋·崔嘉彦)

来之且顺去之迟,举指徐徐不到肌。……其脉来之且顺,去之且迟,举之且散,徐徐然不能甚有力透于肤表,故曰缓缓应土之象。脾者,土也,以缓为正。扁鹊云:脉如九菽之重,与肌肉相得者,脾部也,其为缓可知矣。……或难之曰:缓之与迟,二脉几类,何以辨之?予曰:缓脉大而慢,迟脉小而衰。(南宋·黎民寿)

缓比迟脉快些儿。缓,不紧也,仍四至,但往来更和缓耳,比三至迟脉更快些。大缓二脉以指下急慢分之,大则邪胜,缓则正复。(明·李梴)

迟而似有似无为缓。(明·龚廷贤)

往来纤缓,呼吸徐徐。(明·张三锡)

其脉来且顺,去且迟,举且散,徐徐不能有力透于肤表,故曰缓。缓者,应脾土之象。(明·聂尚恒)

缓脉小快于迟,一息四至,如丝在经,不卷其轴。应指和缓,往来甚匀,如初春杨柳舞风之象,如风轻沾柳梢,缓脉在卦为坤,在时为四季,在人为脾,阳寸阴尺上下同等。浮大而软,无有偏胜者,平脉也。若非其时,即为有病,缓而和平,不浮不沉,不徐不疾者,即有胃气。故杜氏云:欲知死期何以取,先贤推定五般土,阳土须知不过阴,阴土过阴当细数。(明·龚居中)

缓则来去和缓,不疾不徐(语出张璐)。(清·黄宫绣)

(四)虚脉

虚脉,在《黄帝内经》《难经》中均不是一个单类脉象,只是作为脉象一个描述用语。《脉经》中始将其列为单独脉类:"虚脉,迟大而软,按之不足,隐指豁豁然空。"盱江医家继承《脉经》观点。在位的方面,明以前盱江医家仅有模糊的描述"似浮而散";虚脉从浮位取得到广泛赞同,应是在明代《濒湖脉学》提出"浮而迟大"后,再往前追溯,可查有宋医东轩居士言:"浮而迟大为虚(其象迟软散大,举按无力,豁豁然空,不能自固)。"因此,浮取成为虚脉的一个要素,可暂定在宋。也因为其始不是作为虚脉的一个本始因素,故而不列在位类论述。在动的方面,虚脉的脉率是偏慢的,"迟大而软""浮大而迟";力量是较弱的,"力薄""少力""无力"。在形的方面,脉体是阔大的,"形大""豁大""阔豁""豁豁"。在质的方面,脉体是软的、散的,"似浮而散""迟大而软""浮大而软";其不堪按压,按之就觉脉体空,指下不足,"按之不振,如寻鸡羽",这是脉管充盈度非常不足的表现。综上所述,盱江医家的虚脉印象为:浮取可得;速偏迟,力弱;形体阔大;质软空豁,按之不足。

盱江医家关于虚脉的主要论述有：

形大力薄，其虚可知。（南宋·崔嘉彦）

寻之不足举之无，此脉名虚亦主虚。其脉动为虚，指下寻之不足，举之亦然，往来无力，似浮而散，不欲内固之意，是谓虚状。（南宋·黎民寿）

虚少力惊心恍惚。

虚者，软软弱弱，按之无力，属阴。宜温补之剂，如夏月见此脉，却是伏暑之证，不宜用热药，宜用暑药，要看外证辨验。（宋·陈自明）

虚虽豁大不能固，举按虽阔豁而不坚固也。（明·李梴）

浮中沉皆无力者是，按之不足，隐指豁豁然虚空。（明·张三锡）

迟大而软，按之无力，隐指豁豁然空。崔氏曰：形大力薄，其虚可知。《脉诀》言寻之不足，举之有余，止言浮脉，不见虚状。杨氏曰：状似柳絮，散慢而迟。滑氏言：散大而濡皆散脉，非虚也。又举之迟大按之松，脉状无涯类谷空，莫把芤虚为一例，芤迟浮大似慈葱。又曰：虚脉浮大而迟，按之无力，芤脉浮大，按之中空，芤主脱血，虚主血虚。（明·龚居中）

虚则豁然浮大而软，按之不振，如寻鸡羽，久按根底不乏不散（语出张璐）。（清·黄宫绣）

（五）紧脉

紧脉，《内经》《难经》均无单独脉名。《脉经》始言"紧脉，数如切绳状（一曰如转索之无常）。"盱江医家对紧脉脉象的比喻，也受《脉经》影响，多和绳、索相关，如"牵绳转索""切绳""搓绳"，这个对绳的动作包含了两个内涵：一个对绳的拉力，一个是拉、牵、搓过程中绳的左右摆动状态，所以这表现了紧脉的三个主要特征：动的方面有两个：力量较大，左右摆动；质的方面一个：脉体绷紧感。在动的方面，盱江医家还认为，紧脉脉率是感觉偏快的，如"来往急数""数如搓绳状""往来劲急"，这种数或许是在动左右摆动过程是一种急迫感，而不是脉率切实增快。总之，盱江医家认为紧脉的脉象是：指下觉急，有力，左右摆动，形或细，脉体有绷紧的感觉。

盱江医家关于紧脉的主要论述有：

紧如细线。（南宋·崔嘉彦）

紧若牵绳转索物。（宋·陈自明）

通度三关似切绳。……指下寻之，三关通度，来往速利，按之有余，其举指甚数，状若洪弦。《千金方》所谓弦与紧相类，盖以似而非。仲景云：脉紧如转索而无常。无求子：以紧脉按之实数似切绳状，诚得之矣。（南宋·黎民寿）

紧似牵绳转索初。紧，急而不缓也，如转索之状。（明·李梴）

紧者牵绳转索是也。（明·龚廷贤）

来往急数，按之即移，如索之转，紧之像也。（明·张三锡）

紧脉数如搓绳状，又如转索无常也。（明·聂尚恒）

紧脉来往有力，左右弹人指，如转索无常数，如切绳，如纫单线。又曰：紧乃热，如为寒束之脉，故急数如此，要有神气。《素问》谓之急，《脉诀》言寥寥入尺来，崔氏言如线，皆非紧状，或以浮紧为弦，沉紧为牢，亦近似耳。又曰：举如转索切如绳，脉象因之得紧名，总是寒邪来作寇，内为腹痛外身疼。（明·龚居中）

紧则往来劲急，状如转索，虽实不坚（脉紧有力，左右弹人，如绞转索，如切紧绳）（语出张璐）。（清·黄宫绣）

（六）动脉

动脉脉象描述，最早见于《伤寒论》："若数脉见于关上，上下无头无尾，厥厥动摇，名曰动也。"《脉经》对动脉的描述与之基本一致："动脉，见于关上，无头尾，大如豆，厥厥然动摇。"动脉，在所有脉象中最为独特，其收敛缩见于关部，因此在形的表现，是一个短缩之象。盱江医家描述为"上下无头""如豆"。在动方面，脉率偏快，如"滑数如珠""动乃数脉""滑数如珠"；而且指下有一"动摇"的感觉，"动摇，厥厥不定"。在位的方面，早期并没有具体描述，南宋·黎民寿对动脉垂直维度的特点进行了分辨，"寻之似有，举之全无，再再寻之，不离其处"，轻取不得，按之才有，而且要反复探查。在质方面，脉体有滑象，如"滑数如珠"。综而言之，盱江医家对动脉脉象的印象为：轻取没有，按之才有，脉率偏快，有摇动感，敛缩见于关部，质滑。

盱江医家关于动脉的主要论述有：

动则动摇，厥厥不定。（南宋·崔嘉彦）

举无再再觅方逢。……数脉见于关上，上下无头属厥厥动摇者曰动。以

其脉混混然指下,寻之似有,举之全无,再再寻之,不离其处。(南宋·黎民寿)

动如转豆无来往,举无寻有,如豆厥厥动摇不离其处,无往无来。(明·李梴)

其状如豆大,厥厥摇动,寻之有,举之无,不往不来,不离其处,多于关部见之。(明·张三锡)

动乃数脉,见于上下,无头无尾如豆,厥厥动摇。仲景曰:阴阳相搏,名曰动。阳动则汗出,阴动则发热形冷恶寒,此三焦伤也。成无己曰:阴阳相搏则虚者动,故阳虚则阳动,阴虚则阴动。庞氏曰:关前三分为阳,关后三分为阴,当关之位,半阴半阳,故动由虚见。又曰:动脉摇摇数在关,无头无尾豆形圆,其源本是阴阳战,虚者补之胜者安。《脉诀》言寻之似有,举之还无,不离其处,不往不来,两关数见,含糊谬妄,殊非动脉。詹氏言其形数动,如钩如毛者,尤谬。(明·龚居中)

动则厥厥动摇,滑数如珠,见于关上(语出张璐)。(清·黄宫绣)

(七)促脉

《脉经》曰:"促脉,来去数,时一止复来。"盱江医家对促脉的认识延续《脉经》的观点。在动的方面抓住脉率过快并有忽然中止的现象。除了这两个主要特征外,还有另外两个描述值得注意,一是在脉位上呈现浮洪,"举之洪数";二是在力的方面,脉搏止后再回复的力量会增强,如"中忽一止,复来有力"。

盱江医家关于促脉的主要论述有:

促数俱止。(南宋·崔嘉彦)

其脉指下按之有余,举之洪数而不游,三关并朝寸口,虽盛疾如此,必时一止而乃复来,谓之促。(南宋·黎民寿)

促急来数喜渐宽。促者,急也,脉数时一止复来,曰促。(明·李梴)

促者来数急促歇也。(明·龚廷贤)

脉来数,时一止复来曰促,(明·张三锡)

其脉按之有余,举之洪数,不游三关,并居寸口。虽盛疾,必得一止而复来,谓之促。(明·聂尚恒)

促脉定息,数时一止,复来如蹶之趣,徐疾不常。《脉经》但言数而止为

促,《脉诀》乃云并居寸口,不言时止者,谬矣。数止为促,缓止为结,何独寸口哉?(明·龚居中)

促则往来数疾,中忽一止,复来有力。凡疾数代结,皆属促类。不似结脉之迟缓中有止歇也(语出张璐)。(清·黄宫绣)

(八)结脉

结脉和促脉均有歇止,但结脉为迟而止。《难经·十八难》曰:"结者,脉来去时一止,无常数,名曰结也。"《脉经》曰:"结脉,往来缓,时一止复来。"盱江医家对结脉的认识比较一致地继承了前人观点。对结脉的位、形、质等其他方面,没有相关描述。

盱江医家关于结脉的主要论述有:

或来或去聚仍还,结脉为阴仔细看。……脉来缓缓然,时一止而复来,或往或来,或聚或散,谓之结。(南宋·黎民寿)

结脉缓时来一止。结,不续也。脉来迟缓时一止,曰结。(明·李梴)

脉来缓,时一二复来曰结。(明·张三锡)

脉来缓,时一止复来曰结。谓方结聚,欲来于此,却还转而往于彼也。(明·聂尚恒)

结脉往来缓,时一止复来。《脉诀》言:或来或去,聚而却还,与结无关。仲景有累累如循长竿曰阴结,蔼蔼如车盖曰阳结。《脉经》又有如麻子动摇,旋引旋取,聚散不常者曰结,主死。此三脉名同实异也。又曰:结脉缓而时一止,独阴偏胜欲亡阳,浮为气滞沉为积,汗下分明在主张。(明·龚居中)

结为指下迟缓中有歇止,少顷复来。凡迟缓代涩,皆属结类(语出张璐)。(清·黄宫绣)

(九)代脉

《脉经》曰:"代脉,来数中止,不能自还,因而复动。"代脉与促脉、结脉均有中止,它们之间的重要区别是:其一,代脉中止后不能复来,盱江医家描述为"不能自还""止难回之",而促脉、结脉均在中止后"复来";其二,代脉的歇止间隔是定数的,也就是每隔固定的搏动次数后歇止一次,"止歇有定数",或十动、二十动、三十动、四十动一止。对于代脉的位、形、质方面,没有相关描述。对于代脉发生的先兆脉象,明·李梴提出"先有涩濡定止,方见代脉",这对于防止疾病向危重发展有积极的意义。

旴江医家关于代脉的主要论述有：

代止不然，止难回之。（南宋·崔嘉彦）

动而复起不能还。……《说文》：代者，更也。脾不安常而然。其脉按之动而复起，再再寻之，不能自还，曰代。（南宋·黎民寿）

代脉中止不自还，代，更代也。先有涩濡定止，方见代脉，止歇有定数，不比促结，止而不定。如十动一止，虽数十动，皆见于十动之后。如二十动一止，虽数十动，皆见于二十动之后，三十四十动皆然。（明·李梴）

一经气已绝，因其呼吸相引，相代而动，曰代。如五动一止则数止皆见于五动，二十动一止则数止皆见于二十动，此真代脉，见之必死。（明·张三锡）

代脉动而中止，不能自还，因而复动，脉至还入尺，良久方来，脉一息五至，肺心脾肝肾五脏之气皆足，五十动不一止，合大衍之数，谓之平脉，反此则止，代乃见焉，肾气不能至，则四十动一止。肝气不能至，则三十动一止。（明·龚居中）

代则动而中止，不能自还，因而复动，名曰代阴(语出张璐)。（清·黄宫绣）

三、以形分类

（一）长脉

长脉的脉象描述，首见于《崔氏脉诀》，后世宗之。在形的方面，长脉"过于本位"，"上溢于鱼际，下通尺泽"，医家多以长竿为喻。在位方面，无论是轻取，还是按压，长脉都能取得清晰的脉体，是以言"举按皆然"。在质的方面，在下探按压的过程中脉体有流利之感，"再再寻之，往来流利"。

旴江医家关于长脉的主要论述有：

过于本位，相引曰长。（南宋·崔嘉彦）

状似持竿举有余，三关通度复还居。……其脉举按皆有余，再再寻之，往来流利，出于三关，如持竿之状，是谓长也。（南宋·黎民寿）

长脉过指出位外。长，不短也，过于本位。（明·李梴）

指下有余，过于本位。（明·张三锡）

长脉不大不小,迢迢如循长竿末梢为平,如引绳,如循长竿,曰病。又长有三部之长,一部之长,在时为春,在人为肝,心脉长,神强气壮,肾脉长,蒂固根深。《经》曰:长则气治,皆言平脉也。又过于本位脉名长,弦则非然但满张,弦脉与长争较远,良工尺度自能量,实牢弦紧,皆兼长脉。(明·龚居中)

长则指下迢迢,上溢鱼际,下通尺泽,过于本位,三部举按皆然。(清·黄宫绣)

(二)短脉

短脉,主要是从形方面去感知,旴江医家多以"不及"描述,言其"不及本位"。黎民寿关于短脉的阐释对李濒湖对短脉的认识有直接影响。至明或是受李濒湖影响,关于短脉的形容里加了"两头无"(指寸尺两头),明确发生部位在寸尺两部之间,"寸上尺下,低于寸尺"。但是南宋·黎民寿言短脉在举按间可察"洪盛"之象,李濒湖去之,从李濒湖所论短脉主病来看,短应单纯些,洪盛更宜是短的兼象,而不是短脉的组成部分。综而言之,短脉在旴江医家眼中的印象为:短,不及本部,常见于寸尺二部。多与位、动、质相兼而辩证。

旴江医家关于短脉的主要论述有:

短则不及,来去乖张。(南宋·崔嘉彦)

夫长短未始有定体,质于中而过者位长,质于中而不及者为短。有过有中,短乃见焉。其脉按举之间,虽往来洪盛,而不及其位,故曰短。(南宋·黎民寿)

短于本位犹不及,短,不及也。见指中间。(明·李梴)

不及本位,两头无,中间有。(明·张三锡)

短者,不及之谓。凡物长短,各有所宜,适中为平。质于中而过者为长,质于中而不及者为短。其脉举按,虽往来洪盛,而不及本位,故曰短。(明·聂尚恒)

短则寸上尺下,低于寸尺。……短则止见尺寸。若关中见短,则上不通寸为阳绝,下不通尺为阴绝矣,故关从无见短之理。(清·黄宫绣)

(三)大脉

大脉脉象,《脉经》未言,也不属于七表八里九道脉,《濒湖脉学》也未将其列为一个专门脉类。大脉,脉体宽大,从其有力一面讲,近似或就是洪脉,如"浮取满指似洪""宽大有力为洪",应归属洪脉讨论,所以后世单独言大脉者较少。从其无力的一面讲,按之无力,如"阔濡无力""按似少力""大而无力",和虚脉接近。因此,大脉或从洪脉,或从虚脉。

盱江医家关于大脉的主要论述有:

> 大浮满指沉无力。大,不小也。浮取满指似洪,沉取阔濡无力。(明·李梴)
>
> 大则应指满溢,既大且长,按似少力。(清·黄宫绣)
>
> 脉形宽大有力为洪,大而无力为虚。(明·龚居中)

(四)小脉

同大脉一样,小脉脉象也《脉经》未言,也不属于七表八里九道脉,《濒湖脉学》也未将其列为一个专门脉类。本脉在盱江医家看来有三个显著特征:一是脉形小;二是浮中沉三部取皆小;三是三部取脉体都可清晰触见。

盱江医家关于小脉的主要论述有:

> 浮沉取之,悉皆损小。(明·张三锡)
>
> 小则三部皆小,而指下显然,凡微细短弱,皆属小类。(清·黄宫绣)

(五)细脉

细脉,《素问》已有论及,但未具言其象。《脉经》始言其象,曰"细脉,小大于微,常有,但细耳"。盱江医家为形象地说明其细,有"如一线""微似线""如线""如发"等比喻。细脉虽小,但脉体在指下是十分清晰的,"稍稍应指,往来如线,至微而不绝""往来有常""指下显然"。在动的要素方面,崔嘉彦言细脉"小而有力"未被后世医家认同。未对位、质加以限定。综上所述,盱江医家对细脉的印象为:细小,脉体清晰。

盱江医家关于细脉的主要论述有:

> 细如一线,小而有力。(南宋·崔嘉彦)
>
> 细脉往来微似线,损精乏力脚酸疼。(宋·陈自明)
>
> 指下寻之仍细微。……其脉之状,稍稍应指,往来如线,至微而不绝,谓之细。(南宋·黎民寿)
>
> 细线往来更可观。细,微渺也。较之微脉差大,往来有常。(明·李梴)
>
> 微眇也,指下寻之往来如丝。(明·张三锡)
>
> 细者,阴也。指下寻之,细细似线,来往极微,曰细。(明·聂尚恒)

细脉小于微,而常有,细直而软,若丝线之应指,《素问》谓之小,王氏言如莠蓬,状其柔也。《脉诀》言往来极微,是微反小于细矣,与经相背。又曰:细来累累细如丝,应指沉沉无绝期,春夏少年俱不利,秋冬老弱却相宜。(明·龚居中)

细则往来如发,而指下显然(语出张璐)。(清·黄宫绣)

(六)微脉

微脉脉象描述始见于《脉经》:"微脉,极细而软,或欲绝,若有若无。"这成为盱江医家描述微脉的基础。从形的方面,微脉脉体极细,较之细脉"如线"比喻,微脉更用"如丝"(似蛛丝)来比喻;因为极细,指下难以触及,医家在描述心中彷徨感觉时说"微涉难寻""若有若无""依稀轻细""或欲绝"等。从动的方面来说,微脉不耐按压,力自然是弱的。从质的方面来说,脉体充盈度不足,自然为软,如"细而软"。位的方面没有论及。综上所述,盱江医家对微脉的印象为:微脉脉象无力,极细如丝,质软。

盱江医家关于微脉的主要论述有:

隐隐约约,微涉难寻。(南宋·崔嘉彦)

微者,极细之义,似有似无,属阴太寒之证,宜用温热药则愈。(宋·陈自明)

往来极小隐如丝。……其脉之状,指下寻之,往来甚微,再再寻之,若有若无,细细如丝,故谓之微。(南宋·黎民寿)

微似蛛丝容易断。微,不显也,若有若无。(明·李梴)

沉而似有似无为微。(明·龚廷贤)

不显也,弱而微小,依稀轻细,若有若无。(明·张三锡)

微脉细而软,或欲绝,若有若无。(明·聂尚恒)

微脉极细而软,按之如欲绝,若有若无,细而稍长。《素问》谓之小,气血微则脉微。又轻诊可见,按之欲绝者,微也。往来如线而常有者,细也。仲景曰:脉瞥瞥如羹上肥者,阳气微,萦萦如蛛丝细者,阴气衰,长病得之死,卒病得之生。(明·龚居中)

微则似有若无,欲绝不绝,指下按之,稍有模糊之象(语出张璐)。(清·黄宫绣)

（七）散脉

散脉，《素问·大奇论》曰："脉至如散叶，是肝气予虚也，木叶落而死。"这是散脉描述之先。《脉经》定其象曰："散脉，大而散。散者，气实血虚，有表无里。"可见一是从形言其大，二是从形言其散，散脉特点是重在其形。形大易于理解，旴江医家重在对散象的阐释，简言为"不聚"。从位的方面来说，"举之散漫，按之无有""轻按则有，重按则失"；从形的方面说，散是在指下漫延的象，有一种满指都有的感觉，却无有其形，"按之满指，散而不聚"。从动的方面说，在脉体搏动过程中，散表现不可捉摸，"来去不明""或多来少去，或去多来少""似杨花散漫飞""如吹毛""如散叶""如悬雍""如羹上""如火薪然"。综而言之，散脉浮取散漫，按之不见其形，来去指下模糊，形大而散。

旴江医家关于散脉的主要论述有：

涣漫不收，其脉为散。（南宋·崔嘉彦）

散漫乍时注指端。散，不聚也。来去不明，漫无根柢。指端轻按则有，重按即失，有表无里也。或问：散乃败脉，何心肺平脉皆浮而散耶？盖心浮大中带濡，肺浮涩中带大，有似于散耳。若真散，岂为平脉？但不带散，则又为真夏秋脉矣。（明·李梴）

不聚也，有阳无阴，按之满指，散而不聚，来去不明，漫无根柢。（明·张三锡）

散脉大而散，有表无里，涣漫不收，无统纪无拘束，至数不齐，或多来少去，或去多来少，涣漫不收，如杨花散漫之象。又曰：散似杨花散漫飞，去来无定至难齐，产为生兆胎为堕，久病逢之不必医。戴氏曰：心脉浮大而散，肺脉短涩而散，平脉也。心脉软散怔忡，肺脉软散汗出，肝脉软散溢饮，脾脉软散胕肿，病脉也。若肾脉软散，诸病脉代散，死脉也。《难经》曰：散脉独见则危。柳氏曰：散为气血俱虚，根本脱离之脉，产妇得之生，孕妇得之堕。李氏曰：散脉无拘散漫然，濡来浮细水中绵，浮而迟大为虚脉，芤脉中空有两边。（明·龚居中）

散则举之散漫，按之无有，或如吹毛，或如散叶，或如悬雍，或如羹上肥，或如火薪然，来去不明，根蒂无有。（清·黄宫绣）

四、以质分类

(一)滑脉

滑脉,《素问·大奇论》始喻其象,曰:"脉至如丸滑不直手,不直手者按之不可得也,是大肠气予不足也,枣叶生而死。"《脉经》定其象曰:"滑脉,往来前却流利,展转替替然,与数相似。"可见滑脉之象侧重质地圆滑、流利。盱江医家也多围绕着滑的质地来阐释,一是从静态滑,"如珠""累珠"。二是从动态滑,"往来转旋""流利疾速""往来流利""流利如水"。从位来说,滑不仅可见于浮,也可见于沉,如"按之即伏,三关如珠,不进不退,是不分浮滑、沉滑、尺寸之滑也,今正之"。从动的方面说,或有力,如"中有力也"。其形未有限定。

盱江医家关于滑脉的主要论述有:

滑脉如珠,往来转旋。(南宋·崔嘉彦)

流利如珠往复来,此名滑脉莫疑猜。滑脉属水,故往来滑利如珠而中有力,按之即伏,不进不退,外柔内刚,应水之象。(南宋·黎民寿)

滑似累珠来往疾;滑,不涩也,累累如珠,往来流利疾速。(明·李梴)

滑者如珠,中有力也。(明·龚廷贤)

按之如珠,往来前却流利展转不定是也。(明·张三锡)

滑者,阳也。指下寻之,三关如珠动,按之即伏,不进不退,曰滑。(明·聂尚恒)

滑为阴气有余,故脉来流利如水。脉者,血之府也,血盛则脉滑,故肾脉宜之。气盛则脉涩,故肺脉宜之。《脉诀》云:按之即伏,三关如珠,不进不退,是不分浮滑、沉滑、尺寸之滑也,今正之。(明·龚居中)

滑则往来流利,举之浮紧,按之滑石(语出张璐)。(清·黄宫绣)

(二)涩脉

涩脉,《黄帝内经》《难经》未论其象。《脉经》始定其象,曰:"涩脉,细而迟,往来难且散,或一止复来。"盱江医家论涩脉,重在其质涩,并设有许多譬喻,"如刀轻刮竹""如雨沾沙""如病蚕食叶"。从其形来说,脉体细、短、散;从动而言,脉迟,往来不流畅。言"时一止",其实只是一种类似止的感觉,是运动过程中的滞塞感,并不是如促、结、代的真正歇止。综而言之,盱江医家对涩脉的印象为:迟细短散,涩而不畅。

旴江医家关于滑脉的主要论述有:

涩脉如刀轻刮竹。(宋·陈自明)

细迟枯涩往来难,脉或如斯应指间。……涩脉之来,艰涩而且散。涩与滑相对,故兼取而论之。无求子云:涩细而迟,往来难,时一止。徐居士喻涩脉如刀刮竹皮之状,诚得之。(南宋·黎民寿)

如雨沾沙,涩难而短。(南宋·崔嘉彦)

涩滞往来刮竹皮。涩,不滑也。往来涩滞如刀刮竹皮然,不通快也。滑涩二脉以往来形状取之,滑为有余,涩为不足。(明·李梴)

迟而有力为涩。(明·龚廷贤)

虚细而迟,往来涩滞,三五不调,如雨沾沙,如刀刮竹。(明·张三锡)

涩为阳气有余,气盛则血少,故脉寒滞,而肺脉宜之。《脉诀》言指下寻之似有,举之全无,与《脉经》所云,绝不相干。又曰:细而迟短往来难,短且散,一止复来,参伍不调,如轻刀刮竹,如雨沾沙,如病蚕食叶。又曰:细迟短散,时一止曰涩,极细而软,重按若绝曰微,浮而柔细曰濡,沉而柔细曰弱。(明·龚居中)

涩则往来艰涩,动不流利,如雨沾沙,及刀刮竹。凡虚细微迟,皆属涩类(语出张璐)。(清·黄宫绣)

(三)弦脉

弦脉其象,始见于《黄帝内经》,《素问·玉机真脏论》曰:"春脉者,肝也,东方木也,万物之所以始生也,故其气来,软弱轻虚而滑,端直以长,故曰弦。"弓弦之状,《素问》是用来描述死肝脉:"死肝脉来,急益劲,如新张弓弦。"到《脉经》,为了描述弦脉端直之状,故将之作为弦脉的一般性状描述:"弦脉,举之无有,按之如弓弦状。"此后,"弓弦"也成为旴江医家描述弦脉的主要譬喻,后也引入乐器琴、筝之弦来设喻。至若位、动、形方面,弦脉可兼而有之,可如应春生理脉象兼"轻虚而滑",也因病证而变,脉来急强,硬如长竿。

旴江医家关于弦脉的主要论述有:

弦如张弦。(南宋·崔嘉彦)

弦如始按琴弦状。(南宋·陈自明)

按之凑指急如弦。……在于指下,若按筝弦,紧直带数者是也。(南宋·

黎民寿)

弦如琴弦。(元·危亦林)

张若张弓弦劲直,弦,劲直如弓弦也,举按皆然。(明·李梴)

数而有力为弦。(明·龚廷贤)

状如弓弦,按之不移者是。《素问》曰:端直以长曰弦。弦为肝脉,肝气盛,血气不相和,则脉来急强,弦之像也。(明·张三锡)

弦者,阳也。指下寻之不足,举之有余,状若筝弦,时时带数,曰弦。(明·聂尚恒)

弦脉端直以长,如张弓弦,按之不移,绰绰如按琴瑟弦,状若筝弦,从中直过,挺然指下。弦脉在卦为震,在时为春,在人为肝,轻虚以滑者平,实滑如寻长竿者病,劲急如新张弓弦者死。池氏曰:弦紧而数劲为太过,弦紧而细为不及。戴氏曰:弦而软,其病轻,弦而硬,其病重。《脉诀》言:时时带数,又曰:脉紧状绳牵,皆非弦象,今削之。又曰:土衰木旺,多怒欲叫,睛瞖泪出。李氏曰:弦来端直似丝弦,紧则如绳左右弹,紧言其力弦言象,牢紧弦长沉伏间。(明·龚居中)

弦则端直而长,举之应指,按之不移。凡滑大坚搏之属,皆属弦类(语出张璐)。(清·黄宫绣)

(四)革脉

革脉之象。始见于《金匮要略》:"寸口脉弦而大,弦则为减,大则为芤,减则为寒,芤则为虚,寒虚相去,此名曰革。"旴江医家宗此观点,从其质而言,革脉体弦,从其形而言,革脉体大,从其质而言,革脉脉管按压内中空,"如按鼓皮"。对革脉的位置,各论不一,或言"浮沉取之,皆实如按鼓皮",或言"浮取强直,而按则中空",或言"沉实而大",比较而言,"沉"非革脉之必然之位。同时,《脉经》所论革脉(有似沉伏,实大而长微弦)也非革脉,而是牢脉。综而言之,革脉其象为:大而弦,按之中空。

旴江医家关于革脉的主要论述有:

弦大虚芤,脉曰改革。(南宋·崔嘉彦)

革如按鼓最牢坚。革,改易本来气血也,浮沉取之,皆实如按鼓皮然。(明·李梴)

沉实而大,如按鼓皮,曰革(与牢相反)。(明·张三锡)

革则弦大而数,浮取强直,而按则中空。凡芤牢紧脉,皆属此类(语出张璐)。(清·黄宫绣)

第四节　脉形相较

按位、动、形、质四个方面及以下各小类,对各脉脉形进行比较分析,得下表。

表4-3　二十九种脉脉形比较

序号	分类	脉象	位	动			形				质			备注
				迟数	力度	势	长短	宽窄	厚薄	中边	紧张	滑涩	充盈	
1		浮	浮取,按之不足										按之减而不空	秋应之
2		洪	浮取	数	有力	来盛去衰		极大				流利		夏应之。脉力柔和
3		濡	浮取,重按无		弱						软		虚	
4	以位分类	芤	浮取		无力					边实			按之空	
5		沉	沉取											冬应之。多兼脉
6		实	浮沉皆得		有力		长	大			微弦		实	
7		弱	沉取		无力			细			软			
8		牢	沉伏之间		有力		长	大(可小)					实	
9		伏	寻骨极沉								或有滞涩			

续表

序号	分类	脉象	位	迟数	力度	势	长短	宽窄	厚薄	中边	紧张	滑涩	充盈	备注
10		数		数,一息六至										多兼他脉,越快病情越凶险
11		迟		迟,一息三至										多兼他脉,越慢病情越凶险
12		缓		一息四至		往来甚匀				或举且散				
13	以动分类	虚	浮取,按之不足		少力			阔大			软		空豁	宋以前未言浮沉
14		紧		似有数的急迫感	有力	左右摆动		或细			绷紧感			
15		动	见于关部	数		有动摇感						滑		宋以前未言浮沉
16		促	或举之洪数	数,时一止										复来有力,偶发性歇止,会复来
17		结		迟,时一止										偶发性歇止,会复来
18		代		节律性歇止										不能自还

续表

序号	分类	脉象	位	迟数	力度	势	长短	宽窄	厚薄	中边	紧张	滑涩	充盈	备注
				动			形				质			
19		长	举按都能取得清晰脉体				长							过于本位,见于寸尺
20		短					短							不及本部,见于寸尺
21	以形分类	大												或从洪脉,或从虚脉
22		小	浮中沉皆可取					小						
23		细						细（指下显然）						"如线"脉体清晰
24		微	按之模糊		无力			级细如丝			软			细而"若有若无"
25		散	浮可取					大		整体模糊				
26		滑				或有力						滑		如珠,流利
27	以质分类	涩		迟			短	细		散		涩		不流利
28		革	或浮沉皆可取					大			弦		按之中空	
29		弦										弦		多兼脉,春应之

附　聂尚恒脉形图

　　为形象地表达脉的指下感觉,盱江医家为各种脉象的图像表达作了探索。其中以明·聂尚恒尤为突出。其脉图表达如下:

图脉表七（七表脉图）　属阴　主病

主病/部位	洪	紧	弦	实	滑	芤	浮
主病	主热头疼	主风痛	目疼筋急	心热	呕逆生风	失血崩沥	肺脏风
寸口（右左）	心胸热闷	咳嗽逆冷，中秘结	头痛，心悬	面赤生风，心痫	咽喉焦，心癖疼	胸中瘀血，目暴疼	风头疼，咽热鼻塞
关中（右左）	翻胃吐食	筋脉拘急，脾败欲食，呕吐	肠中秘结，脾疼痛	头目肿痛，肠热臭痛	目昏肠臭痛，热淋	肠痈目痛，吐血	头目肿痛
尺下（右左）	脚疼溺涩	绕脐结痛，耳鸣	肾脏疼痛，腰痛	小便秘，水停风湿	脾胃热，腰肾痛	小便脓血	大便难，小遗脓血

图4-6　七表脉图

图脉里八（八里脉图）　属阴　主病

主病/部位	弱	濡	伏	迟	涩	缓	沉	微
主病	风与气运	下元冷急	毒气积聚	冷生气	血不足	脾生热	冷生气	凝血崩漏
寸口（右左）	阳气虚乏	虚弱盗汗	积气胸中	心肺虚寒	背项痛	咳嗽气痛	虚寒上虚，心腹满	虚寒上虚，心腹满，泄泻
关中（右左）	筋痿气散	气衰愁散	中焦寒目瞑	上焦胸中，气结腹痛	肠癖目痛	逆冷肠鸣疝	下焦冷肠痛	伴癖泻食
尺下（右左）	皮痛气乏	恶寒骨痛	下焦冷极	肾虚耳鸣	弱细腰重			

图4-7　八里脉图

图脉道九（九道脉图）

部位	数（阳）	细（阴）	代（阴）	结（阴）	虚（阴）	长（阳）
主症	呕吐烦渴，心热狂言	乏力酸泄精	胫酸髓败冷	胸满烦躁，脾旁积气	力少惊多，心怔不安	坐卧不安，浑身壮热
附脉	大阳	附数大二脉手后	动阴	牢阴	促阳	短阳
主病	重主者狂	专主病进	四体虚劳	崩中血痢，骨痛气促	积聚气壅，水火相形	三焦气壅，宿食不消

图4-8　九道脉图

图脉死七（七死脉图）

	釜沸	鱼翔	虾游	屋漏	雀啄	解索	弹石	七死脉形状歌
状	指下浑然如转豆	更看肺枯并胃绝	欲知心绝并荣绝	虾游状若蛤蟆游	散乱还同解索形	去疾来迟无逼逼	指下如汤涌沸时	又云十死今附之
歌	三元正气已漂流	如麻戚促至无休	脾元谷气是难留	髓竭骨枯见两尺	魂去行尸定主忧	胃气分明屋漏滴	旦占夕死定无疑	

附注：雀啄连连来数急，如鸡啄食细推求；鱼翔肾绝亦如期，命绝肾来如弹石。

图4-9　七死脉图

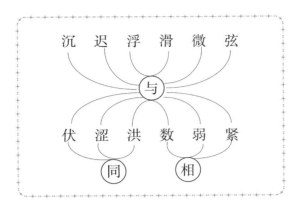

图 4-10 十二脉形状相类图

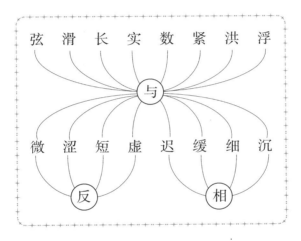

图 4-11 十六脉形状相反图

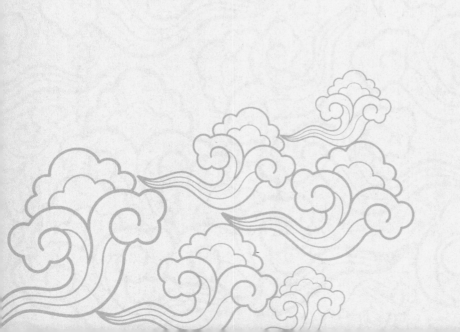

第五章
旴江医家论脉之主病

第一节　位类主病

一、浮脉

浮脉反映气血浮居于腠理，为应于秋季的平脉。南宋·黎民寿曰："浮脉应金，于时为秋，万物至秋而终，草木花叶皆落，其枝独在，若毫毛焉。故其脉之来，轻虚浮泛。"

浮脉主表证。人体受到外邪侵袭，气血因而抗击于外，故浮。如南宋·黎民寿曰："浮以阳邪所胜，血气发越而在外，故为阳主表。"浮脉的外因常为表证，如南宋·崔嘉彦曰："外因之浮，则为表证。"而表证一般为风邪，如明·李梴曰："浮主风者，风气浮荡也。"

浮脉不仅是表证，也是里证的表现，如南宋·黎民寿认为"浮本属阳唯在表，随分三部定风虚。浮者，风虚运动之候。……则知其虚于上也。故浮有风、有虚二候之诊。"浮脉的内因为虚风，如南宋·崔嘉彦曰："内因浮脉，虚风所为。"

浮脉除作为一个脉类，浮脉在临床上更多地是作为一个脉象要素，表示脉体的清晰位置在浮部，同时与其他脉象相兼，来综合判断疾病的性质。因此，浮脉也常作为脉象分类的纲领之一。

浮与位类相兼。明·张三锡曰："浮而有力者为洪，洪为火旺。浮洪大而长为风热、眩运、癫疾。浮而无力者曰芤，芤乃血虚。"明·龚居中曰："浮芤失血，浮洪虚热。"清·黄宫绣曰："浮而兼芤，则为失血。""浮而兼洪，则为狂躁。"

浮与动类相兼。浮兼有力与否，是判断病情虚实的依据。如明·龚居中曰："浮脉为阳主表，有力表实，无力表虚。"清·陈当务引张景岳有力之论曰："大都浮而有力者，为阳有余，阳有余则火必随之，或痰凝于中，或气塞于上，可类推矣。若浮而无力者，为阴不足，阴不足则水亏之候，或血不荣心，或精不化气，中虚可知矣。"清·黄宫绣《脉理求真》载："然总不越有力无力，有神无神，以为区别。若使神力俱有，是为有余，或为火发，或为气壅，或为热越，可类推也。神力俱无,是为不足,或为精衰,或为气损,可因明也。岂可概指为表为热乎。""又如真阴竭于下,孤阳浮于上,脉必浮大而无力,按之微细欲绝者,当益火之源。"浮兼数迟,以定寒热。如明·龚居中曰:"浮迟中风,浮数风热。"浮而紧多寒邪侵袭,如明·张三锡曰:"浮而紧者为伤寒。"浮而兼缓,为伤风或风湿。明·张三锡曰:"浮而缓者为伤风。"清·黄宫绣曰:"浮而兼缓,则为湿滞。"

浮与形类相兼:清·黄宫绣曰:"浮而兼大,则为伤风。"明·龚居中曰:"浮散劳极。"

浮与质类相兼。浮滑为痰饮、宿食。如明·张三锡曰:"浮滑为饮。"清·黄宫绣曰:"浮而兼滑,则为宿食。"对于张景岳指出的关格出现浮而弦硬脉象提示预后不良,盱江医家多次论及,以警醒医者:"张景岳曰:凡浮大弦硬之极,甚至四倍以上者,《内经》谓之关格,此非有神之谓,乃真阴虚极,而阳亢无根,大凶兆也。"

寸浮主病。明·龚廷贤曰:"寸部……浮而有力主风,无力主虚。主头面眼目,虚浮体重,风寒齿痛,口眼㖞斜。"明·张三锡曰:"寸浮为伤风,肺胃风寒咳嗽清涕。"明·龚居中曰:"寸浮主头痛眩晕,或风痰在胸。"明·聂尚恒曰:"寸浮,主心肺中伤风邪,上攻头目矣。"

关浮主病。明·龚廷贤曰:"关部……浮而有力主风,无力主虚,主两臂拘挛,不能举运,背脊筋疼,身体麻木。"明·张三锡曰:"关上脉浮为腹胀。"明·聂尚恒曰:"左关脉浮,主肝木生风;右关脾土,主风木胜脾土,胃气空虚,而生胀满。"明·龚居中曰:"关主土衰木旺。"

尺浮主病。尺浮要从有力无力分别,有力主邪气外袭,无力主内虚,如明·龚廷贤曰:"寸部……浮而有力主风,无力主虚,主寒邪腰痛,腿膝麻木,阴茎肿痛,大小便不利。"明·张三锡曰:"尺浮,下焦风热,小便赤色,风客下焦,大小便秘涩。浮而虚,元气不足。"明·龚居中曰:"尺主后便不通。"

尺脉前后分别。明·聂尚恒提出了一个将尺脉按触指腹分前后两半的思考,他说:"第三指半指之前主脐下,半指之后主足有疾,已下并仿此。池氏曰:尺部见浮脉,合言风入肾。今言风入肺,何也? 肺乃肾之母,肾乃肺之子,母能令子实,子能令母虚。母既虚,而感子之邪气,何缘肺不生病,而病生于大肠?《经》曰:阳邪为病,只传之于腑,不传之于脏。其邪传之于大肠,故干涩而不通。"

二、洪脉

洪脉，应于夏季。南宋·黎民寿曰："洪应南方丙丁火，于时为夏。万物至夏盛极长大也。人气象之，故夏脉亦贵于洪。"如果不在夏天而出现洪脉，是气血燔盛，损伤津液阴血，为热性病证。明·李梴曰："洪乃气血燔灼，表里热极。"明·龚居中曰："脉洪阳盛血应虚，相火炎炎热病居。"清·黄宫绣曰："洪为火气燔灼，凡烦渴、狂躁、斑疹、腹胀、头疼、面热、咽干、口疮、痈肿等症，靡不由此曲形。"

洪脉形虽一样，若力不同，病理意义也截然相反，有力为实，无力为虚。如明·张三锡曰："洪而有力者为实火，洪而无力者为虚火。"

清·陈当务引张景岳描述，认为在疾病发展过程中，洪脉的脉位可有变化，也可以兼其他要素："浮洪表热，沉洪里热。若形瘦久病，虚劳吐血咳嗽等症，此脉见之大凶。若痈疽肿毒初起，见此亦无大碍。甚至洪大已极，而全无和缓之意，是即阴阳离绝，关格之脉也。"清·黄宫绣对洪脉有相似的描述，其曰："脉洪而浮，则为表热；脉洪而沉，则为里热；脉洪而滑，则为兼痰。至于阳亢之极而足冷尺弱，屡下而热势不除，洪数不减，与脉浮而洪，身汗如油，泄泻虚脱，脉见洪盛者，皆为难治，不可强也。（《经》曰，形瘦脉多气者死，景岳曰：若洪大至极，甚至四倍以上者：是即阴阳离绝关格之脉也。林之翰曰："凡久嗽久病之人，及失血下痢者，俱忌洪脉）。"

寸洪主病。寸洪主要见于胸膈以上火热病证，在脏为心肺火热病证，在体合头、面、口、咽等组织器官。明·张三锡曰："寸洪，心肺火俱盛，眼赤，口疮，头痛，内烦，毛焦，唾黏，咽干。""浮而洪，肺热咳喘。"明·聂尚恒曰："寸脉洪，主胸膈上至头有热。"

关洪主病。关洪主要见于中焦火热病证，在腑主要见于胃热，在体合口、齿、四肢等。明·张三锡曰："关洪，中焦火，胁痛，四肢浮热，胃火恶心，牙疼口臭。"明·聂尚恒曰："关脉洪，主中脘胃热喜呕。"

尺洪主病。尺洪主要见于下焦火热，在腑合膀胱、小肠热证，在体合下肢，在生殖系统，提示热扰精室，精不能内固而遗。明·张三锡曰："两尺洪，相火，有力是膀胱积热，必小便秘，或下血。男子尺脉洪盛，必遗精，阴火盛也，即男得女脉。"所谓男得女脉，是男子尺常沉，女子尺宜浮，此相反，故说男得女脉。明·聂尚恒曰:"尺脉洪,主下部有热。心之热传于小肠,致小肠赤涩,两脚酸疼而隐痛也。"

三、濡脉

濡脉,是气血不足之候。明·张三锡曰:"(濡)为血气不足之候。"

濡脉提示气虚卫外不固而多见自汗。明·李梴曰:"濡主气血衰疲,阳虚自汗。"清·黄宫绣曰:"濡脉多责胃气不充,或外感阴湿。"

濡脉为多种阴血元精亏虚的征象,或为湿邪外袭。明·龚居中曰:"濡主亡血阴虚,丹田髓已亏,盗汗血崩,湿气侵脾。"

濡脉可见于胃气亏虚,内伤泄泻。如清·黄宫绣曰:"濡为胃气不充。凡内伤泄泻自汗喘乏,多有是脉。"

濡脉见证,治宜温补。濡本气血不足,胃气见亏,故治宜温补。如清·黄宫绣曰:"濡脉多责胃气不充,或外感阴湿。故治宜温补而不可用伤残之药耳。"

从病势发展情况来看,濡脉提示正气虽衰,犹未败。清·黄宫绣曰:"夫从小而渐至无力,气虽不充,血犹未败。"清·陈当务引蔡西山之言,认为濡脉虽危,仍可挽回:"濡脉……为多汗少食,气血衰败之极,所以不能敷布于指下。若只见于寸口,则知阴未尽坏。若只见于人迎,则知阳未尽伤。唯左右三部俱如是,乃无根之征,虽欲培养,其可得乎。"

濡脉宜忌。老人本身气血渐衰,见濡脉是形脉相应,而壮年得之,则是形脉失应,是元气无根,病情见危的表现。如明·李梴曰:"老人气血已衰故宜。少壮得之,危。"

寸濡主病。寸濡主气血不能濡养上焦心肺,心失所养,故心虚怵易惊;肺气不足,则卫气"薰肤""充身""泽毛"失职,所以易汗出、甚则易受外邪侵袭;或肺主呼吸功能失职,而出现短气。如明·张三锡曰:"寸濡,心虚易惊,多汗短气,壮热憎寒,气乏体气。"明·聂尚恒曰:"愚谓寸口左为心,汗乃心之液;右为肺,主气,外主皮毛,肺虚则腠理不密,故汗出多。则寸口脉濡主多汗,明矣。"明·龚居中曰:"寸濡主阳微自汗。"

关濡主病。关濡主中焦气血不足,脾胃运化失施,气血生化乏源;肝藏血不足,魂不能内守,精神见衰。如明·聂尚恒引池氏之论言:"关部脉濡,主肝虚少气,魂魄不守,精神离散。"明·龚居中曰:"关主气虚。"

尺濡主病。尺濡主精血亏损于下焦,肾中精血不足,明·聂尚恒引池氏之论言:"尺部脉濡,其脉来微,绵绵而去,乃血气耗散、阴阳气脱,致使恶寒。骨肉不相保守,离绝而散。"明·龚居中曰:"尺主伤精脱血寒甚,法宜温补,大都濡主血虚之病,又为伤湿。"

四、芤脉

芤脉主血虚,是各种失血病的征象。南宋·黎民寿曰:"皆由荣血乖常道,吐衄崩淋各部详。芤者,失血之候。……人之一身所资赖者,唯气与血。血以荣之,气以卫之,故荣血流通而无间断。芤脉之诊则不然。盖以阳邪所胜,血与气失其道路,不能相继续,故其脉之状,举指浮大而软,按之两头实而中间虚也。凡诊见之,皆主失血。"明·李梴曰:"芤主血虚,血属阴,阴道常乏,故中有间断也。"

芤脉,之所以上浮,是阴血耗伤,阴不能制阳,阳无所依附而导致的。明·张三锡曰:"(芤)亡血阴虚、阳气浮散之像也。血为气配,阴血既伤,阳无所附,故有此脉,诸失血过多及产后多见。《内经》曰:安卧脉盛,谓之脱血。"

从寸关尺芤脉与病患出血部位来说,医家多遵循上下相应的原则。如明·张三锡引《崔氏脉诀》曰:"大凡失血,多见芤脉,随其上下,以验所出。"又引《脉经》曰:"寸口芤,吐血,微芤,衄血;关芤,胃中虚;尺芤,下血,微芤,溺血。"但根据张三锡的临床观察,并非一定如此。他说:"屡见下血、溺血诸失血,右三部俱芤而寸关为甚,以血脱则阳无所依附,上下一气流通,所以独取寸口也,前说似执。"按:多种失血病证,张氏常见的是右三部俱芤,而以寸关更加明显。这或许是右手三部以气为用,寸关尺分别对应肺脾肾(命门),失血状态下,阴制约阳力量下降,阳浮向外,所以偏向右边为常见。如张景岳曰:"芤虽阳脉,而阳实无根,气无以归,血无以附。长病得之生,卒病得之死。"

芤脉为血虚。血虚可以出现发热、头昏、目眩、惊悸、怔忡、喘急、盗汗、失血、脱血等症状。但是若芤脉见脉搏指,力量过强,临床上是要引起警惕的,虚证见刚脉,是危象。如清·黄宫绣曰:"然或芤见微曲,则芤必挟瘀积阻滞。芤兼弦强搏指,症见血溢身热,则芤又为真阴槁竭。所以芤挟瘀积阻滞,止属一部两部独见。若至左右皆芤,或兼弦搏,定为必死之候,无足异也。"

寸芤主病。寸芤见上焦出血,多因气血壅于心肺胸膈,而见呕血、衄血。如明·张三锡曰:"寸芤,呕血、衄血。"明·聂尚恒曰:"血气壅滞,则芤脉见于寸部。心主血,肺主气,血积于胸间,必呕血而喘急。"

关芤主病。关芤多见于因怒,气血上逆,壅遏于上,而见动血,如明·张三锡曰:"关芤,肝血伤,必暴怒动血,胸中胀,仍有瘀也。"关芤也可因肠胃之痈肿而见,如明·聂尚恒曰:"关部见芤脉,主荣脉留滞于肠胃之间,致生血痈。"

尺芤主病。尺芤见于下焦出血诸证,同时因下焦出血,会导致肾中精血亏虚,终导致肾气的衰败。如明·张三锡曰:"尺芤,溺血、下血、便血。"明·聂尚恒曰:"尺部见芤脉,主肾气虚败而小便遗沥脓血也。"

五、沉脉

沉脉,主里、主气不能升。南宋·崔嘉彦曰:"沉里迟寒……沉气迟冷。"

沉脉,主气抑,阴气收敛,阳气不舒展,如南宋·黎民寿曰:"沉者,阴气厥逆,阳气不舒之候。"明·李梴曰:"沉为气郁疼痛。"若是郁遏广泛,上中下三焦气血受困,三部均可见沉,如明·聂尚恒曰:"沉脉主脏腑虚,三焦气痞,致令人之一身三部气冷而不舒畅。脾胃壅滞,须通达三焦,扶养脾胃可也。"

沉因阴寒,气血抑遏不得越之,如南宋·黎民寿曰:"沉以阴邪所胜,血气困滞不振,故为阴主里。"沉脉虽沉但并非无力,只是受到抑制不能浮起,若是按摸到其清晰位以后,再向下探,其脉象仍可以是有余的。南宋·黎民寿曰:"血气羸弱而不自振,故其脉来不能透于肤,但按之至骨肉,则有余也。"对于气血羸弱的原因,黎氏痛惜地说道:"血气之在人,壮则形体强盛,衰则形体羸弱。唯人不知所以贵其生,而昼则醇酒淋其骨髓,夜则劳室偷其气血。六淫外贼,七情内扰,于是真阳凋瘁,荣卫耗竭,百病俱生,率原于此也。"

清·黄宫绣指出沉脉常见如下病症:"沉为痰寒不振,水气内伏,停饮不化,宿食不消,气逆不通,洞泄不闭,故见内沉。"

沉脉虽然主里,但仍须与症相参,若是兼见表症,脉虽沉,仍须从表论治,不应从里论治。如清·黄宫绣曰:"若使沉紧而数,又兼头痛发热恶寒,虽曰脉沉,仍属寒蔽,当作表治。岂可概认为里,而不用以升发乎。"同时,他引林之翰的论述进一步详证其观点:"沉脉须知主表。如寒闭腠理,卫气不通,经气涩滞,脉不见浮而沉;气郁脉闭,下手便见,而脉亦沉;真阴久虚,真阳衰惫,外邪乘虚直入,而脉亦沉;是沉仍属表症。"这里从正邪斗争方面列举了感受外邪见沉脉的两种情况:一是寒邪过甚,闭遏经脉,虽表寒可见沉脉;一是真阴真阳衰微,外邪长驱直入,也可见到沉脉。

沉脉虽单独作为一个脉类,但更多时候,如同浮脉一样,多兼其他脉素一起来综合判断病情。

沉与位类相兼。明·张三锡曰:"平人脉沉伏,或结或弦,是气滞。"明·龚居中曰:"沉弱寒热,""沉牢冷积。"清·黄宫绣曰:"沉而兼伏,则为霍乱绞痛。"

沉与动类相兼。沉而兼数为里热,沉而兼迟为里寒。如明·张三锡曰:"沉而数者为里有热,伤寒传入三阴里症,口干舌燥是也。沉而迟者为里有寒,太阴自利不渴、腹痛、呕吐等阴症是也。"清·黄宫绣:"沉而兼数,则为内热。""沉而兼迟,则为痼冷。"沉而有力为实证,沉而无力为虚证。如明·龚居中:"沉脉主里,有力里实,无力里虚。"清·黄宫绣:"盖沉实有力,宜消宜攻;沉虚无力,宜温宜补。"但在沉部取到清晰位,此时豁然有力,但持续地按压后是否有力,是一个重要的观察要点。如清·黄宫绣引张璐之论曰:"脉显阴象而沉者,则按久愈微。若阳气郁伏,不能浮应卫气于外,脉反伏匿而沉者,则按久不衰。阴阳寒热之机,在乎纤微之辨。伤寒以尺寸俱沉,为少阴受病。故于沉脉之中,辨别阴阳为第一关捩。"沉而兼缓为寒湿,如明·龚居中曰:"沉缓寒湿。"

沉与形类相兼。清·黄宫绣曰:"若使沉而兼细,则为少气。"

沉与质类相兼。明·张三锡引《崔氏脉诀》曰:"下手脉沉,便知是气。其或沉滑,气兼痰饮。"明·龚居中曰:"沉则为气;""沉涩气郁;""沉弦冷痛。"清·黄宫绣曰:"沉而兼滑,则为宿食;""沉弦而紧,则为心腹疼痛。"

寸沉主病。寸沉主证为胸膈气机郁遏,痰饮停蓄,见咳嗽、胸膈痞满等症。如明·龚廷贤曰:"沉而有力主积。无力主气。主胸膈痞满,咳嗽气急,膈气翻胃,胸满不食。"明·聂尚恒引《脉赋》曰:"寸脉沉兮胸有痰。"明·龚居中曰:"寸沉痰郁,水停胸膈。"

关沉主病。关沉主证为中焦气机不利,寒实闭证,升降失职,症见腹寒疼痛,腹胀肠鸣。如明·龚廷贤曰:"关部……沉而有力主积,无力主气,主膨胀虚鸣,心腹疼痛,上下关格,不思饮食。"明·聂尚恒引《脉赋》曰:"当关气短痛难堪。"并解释道:"气短痛,谓胸至脐疼痛而气短促也。"明·龚居中曰:"关沉主中寒腹痛。"若是有宿食停滞不消,可在右关单独见到沉滑,如明·张三锡曰:"宿食不消,则独右关脉沉滑。"

尺沉主病。尺沉主证见下焦寒证,经脉不通,气化不利,症见脐下肢体关节疼痛、女子经痛、男子疝痛、小便频、遗精、白浊、泄痢等。如明·龚廷贤:"沉而(有力主积,无力主气),主脐下肿痛,脚膝酸痛,下虚盗汗,小便频数。"明·张三锡:"尺沉,下焦寒湿冷痛,男子疝痛,女子经痛、瘕痛。"明·聂尚恒引《脉赋》:"若在尺中腰脚重,小便稠数色如泔。"明·龚居中:"尺沉主遗精白浊泄痢,肾虚腰痛。"

六、实脉

实脉,可以是正常人体气血充盈的表现。明·张三锡:"实则血气实,平人实而有神为有养。"

实脉,主气有余、热性病证。如明·李梴:"实主气,实有热,血随气行,气血俱热候也。"

实脉,为三焦气盛,壅而窒塞之象。南宋·黎民寿:"三焦之气自盈余。""实者,三焦气满之候。实应土之象,脾主中州而属土焉。""伏阳蒸内应生痞,不食脾原却反虚。""实本脾虚之诊,而以实名之者。且人之脏非脾不养,脾居其中,灌溉其四旁。脾气平和,则阴阳升降,上下往来,流而无滞。脾若受邪而虚弱,则阳伏而散,中壅而窒塞,三焦气满,形于诊者,由此而然之也。"

实脉,为阳火亢盛之象。明·龚居中:"实脉为阳火郁盛,发狂谵语,吐频频,或为阳毒,或伤食大便不通,或气痛。""经血实脉实,曰脉实者,水谷为病。又曰气来实强,是为大过。《脉诀》言尺实,小便不禁,与脉尺实,小腹痛,小便难之证说相反。洁古不知其谬,以为虚寒用姜、附,愈误矣。"

实脉,为中外壅满之象。清·黄宫绣:"其在外感而见脉实而浮,则有头痛、发热、恶寒、鼻塞、头肿、肢体疼痛、痈毒等症可察;脉实而沉,则有腹满硬痛等症可察。内伤脉实洪滑,则有诸火、潮热、瘕、血瘀、痰饮、腹痛、喘逆等症可察;脉实沉弦,则有诸寒壅滞等症可察。"

实脉,有寒实热实之分。清·黄宫绣:"实脉有寒实热实之分。但今人止知病有热实,而不知有寒实,殊为可惜。"景岳云:"火邪实者,洪滑有力,为诸实热等症;寒邪实者,沉弦有力,为诸痛滞等症。又曰:实脉有真假,真实者易知,假实者易误,故必问其所因,而兼察形症,方是高手。"此处黄氏所言"洪滑""沉弦"是在实脉脉象基础上的兼脉而言。

实脉与诸症相参,可免虚虚实实之误。清·黄宫绣:"更以气血诸实等症兼观,则病情在我,而无可遁之病矣。但脉云实,尚有何虚;既有虚象,便不云实。总在医人诊其脉气果实不实耳。"

虚证得实脉,病情凶险。如清·陈当务引证:"王宗正曰:虚病得实脉行凶。"

寸实主病。寸实主为胸膈以上热性病证,症见头面目赤、咽痛,口舌生疮等。如明·龚廷贤:"寸实主面赤生风,咽痛舌强,骨中气寒。"明·张三锡:"寸实,气壅痰盛,心中积热,口舌生疮,咽痛,头面目赤。"明·聂尚恒引池氏:"寸脉实,主胸膈烦热。"

关实主病。关实为中焦有实热,症见腹满腹痛、消食善饥。明·龚廷贤:"关主脾热腹满。"明·张三锡:"关实,伏阳蒸内,食少胃气滞,消中善饥,中脘有物。"明·聂尚恒引池氏:"关脉实,中主焦心腹刺痛。"

尺实主病。尺实主下焦实热,影响腰腹、膀胱、小肠等,症见腰腹疼痛、小便热淋涩痛。明·龚廷贤:"尺主腰腹肠间痛而不通。"明·张三锡:"尺实,小便涩,小腹痛。"明·聂尚恒引池氏:"尺脉实,主心经实热传于小肠,致小腹胀满疼痛,小便淋沥。"

七、弱脉

弱脉,在老年人可为生理脉象,证合老年气血衰退生命发展规律,但在年少之人却为病理征象。如南宋·黎民寿:"老人诊得犹微顺,少壮逢之本气虚。"

弱脉,是精气不足之征,症见筋骨痿软、精神疲惫。如明·李梴:"弱脉精虚骨体酸。弱由真精气虚极,骨髓空虚,故作酸痛。"明·张三锡:"(弱)由精气不足,故脉萎弱而不振,为元气虚弱耗散,痿弱之候,老得之顺,少得之逆。"明·龚居中:"弱脉主阴气虚,阳气衰,恶寒发热,筋骨痿软,多惊多汗,精神减少,法当益气调营。""又弱主气虚之病,仲景阳陷入阴,故恶寒发热。又弱主筋,沉主骨,阳浮阴弱,血虚筋急。"然弱脉不宜兼涩见青壮年,如清·黄宫绣:"若弱更兼之以涩,并少壮暴病忽见是脉,则为气血交败,多致难治。"弱为精气亏虚,兼涩则阴血也愈发不足,精气精血两亏,少壮之人本宜气血两旺,暴病见之,自然见危。而若人本身气血衰少,久病见弱兼涩,情况更为乐观一些。清·陈当务:"俞子容谓脉弱以滑,是有胃气,脉弱以涩,是谓久病,所以痰火、噎隔、老稚、虚赢之人,培补之亦可保救。"

弱脉,元气不足,气不升腾,可温之气,以复其气。如清·黄宫绣:"弱为阳气衰微。凡见是脉,必须用温补以固其阳,以补胃气。"

寸弱主病。寸弱主心肺阳气不足,致卫外、温煦、主呼吸和主血脉功能失常,症见心悸、气短、自汗、身寒等症。如明·张三锡:"寸弱,阳虚,心悸自汗,身冷多寒,胸中气短。"明·龚居中:"寸主阳虚。"

关弱主病。关弱脾胃气虚,致运化水谷失司,气血化生乏源,症见食滞、全身无力等症。明·张三锡:"关弱,筋疼无力,妇人主产后胃虚,面肿,脾胃虚食不化。"明·龚居中:"关主胃弱脾衰。"

尺弱主病。尺弱主下焦元阳不足,温煦气化失职,症见小腹冷痛、小便频数、大便泄泻。如明·张三锡:"尺弱,小便数,肾虚聋,骨肉酸痛,下焦冷痛,大便滑。"明·龚居中:"尺主阳陷阴虚。"

八、牢脉

牢脉,居于沉伏之间,形实有力兼弦,为气血受缚,郁遏的表现。气血壅遏,则经脉不通,易见寒实痛证、气郁之证,症见筋骨疼痛、胸壅气促等。如宋·陈自明:"牢时骨痛气加喘。"南宋·黎民寿:"骨间疼痛气冲冲。经云吐血并衄衄,浮大而牢枉用功。牢者,坚也,固围之象,气之郁结故若是。盖重阴之所人,以阴包阳,故似无而按有。病应骨中疼痛,气血不守,荣卫解散,是以胸中气促而并。"

牢脉见证,其过于刚强,失胃气之中正平缓,故医家多言其危。清·黄宫绣:"牢为坚积内着,胃气将绝之候。"

牢脉主病

尺寸俱牢主病。尺寸俱牢,主寒凝胸中,冲脉受邪,表现为逆气里急之症,如疝气攻心、胸胁支满、小便失禁等症。如清·黄宫绣:"尺寸俱牢,亦兼弦长,中央坚实,是明胸中有寒,故见逆气里急之症。如疝气攻心,正逆急也。支满,胀也。溺失者,冲脉之邪干于肾也。尺寸俱牢,亦主妇人瘕疝和绝产不育。"明·李梴:"尺寸俱牢,直上直下,或只关实者,冲脉也。主胸中有寒,妇人瘕疝绝产。"

九、伏脉

伏脉,为所有脉象中垂直位的最低位,要于筋骨间推寻,阴寒之象盛极,症见四肢厥冷,可用艾灸回阳。如南宋·黎民寿:"阴寒毒气闭三关,灼艾回阳宜速救。伏者,阴毒之气伏于阳络,关膈闭塞之候。由毒所闭塞三关不利,故四肢间厥冷,荣卫凝结而其脉为之伏也。"

伏为阴寒内盛,气遏不通,宜用辛通其气,温散其寒。如明·聂尚恒:"池氏曰:积阴冷毒之气,而伏滞于三焦,致卫气不调,荣血不行,三焦之气闭塞。若有此症,不必问四季,须是发散,通其三焦,其病可除也。"

除寒闭可伏脉,伏脉还可见于多种气机闭阻之证。如清·黄宫绣:"伏为阻隔闭塞之候。或火闭而伏,寒闭而伏,气闭而伏。其症或见痛极疝瘕,闭结气逆,食滞忿怒,厥逆水气。仍须详其所因,分其为寒为火,是气是痰,是新是旧,而甄别之。"在治疗上也要根据引起闭证原因的不同,因证定治法。如清·黄宫绣:"盖有火者升火为先,有寒者疏寒为急,有气者调气为顺,有痰者开痰为妥。新则止属暴闭,可以疏通;久则恐其延绵,防其渐脱。岂可一见脉伏。而即妄用疏导乎。"(李时珍曰:"伤寒一手脉伏曰单伏,两手脉伏曰双伏,不可以阳症见阴为诊。乃火邪内郁,不得发越,阳极似阴,故脉伏,必有大汗乃解。正如久旱将雨,六合阴晦,雨后庶物皆苏之义。又有夹阴伤寒,先有伏阴在内,外复感寒,阴盛阳衰,四脉厥逆,六脉沉伏,须投姜附及灸关元,脉乃复出也。若太溪冲阳皆无脉者死。")清·陈当务所引也可参解:"刘元宾曰:乃阴阳潜伏,阻隔秘塞之候,一时隐蔽不见耳,有真阴伤寒,四肢厥逆而伏者,有暑热伤气,火邪内闭而伏者;有七情过甚,偶因气脱而伏者。然此是暴病暴逆,调理之而伏者出矣。若积困绵绵,太溪、冲阳俱无,此则元气已去,非伏也。诗曰:伏脉推筋着骨寻,骤中暴逆有原因,虚寒实热须细察,补泻温凉好费心。食郁胸中双寸伏,痰火积聚关中鞫,关后无脉困沉沉,亟须探吐求化育。"

痛极,可见伏脉,不通则痛,痛极,气遏而不通,故伏可知。如明·张三锡:"痛极脉必伏,凡心腹胃脘暴痛皆然。"

寸伏主病。寸伏主阴寒盛于上焦,心寒肺冷,症见形寒气冷,神失气养,精神不振,宣肃失常,寒痰冷饮。如明·张三锡:"寸伏,心气不足,神不守舍,沉忧郁滞,寒痰冷积。"明·聂尚恒引池氏:"寸口脉伏,主积气在心胸之中。"

关伏主病。关伏主阴寒盛于中焦,中焦升降停滞,脾胃运化失职,气血停滞不通,食不能运,脘腹有积疼痛;肝寒则藏血冰凝,气机疏泄失常,肝经失养,可出现肝失濡养的系列证候,如目失养而见视物晕暗等。如明·张三锡:"关伏,血冷腰脚痛,又胁下有寒气,中脘积块作痛,胃中停滞。"明·聂尚恒引池氏:"关脉伏主肠癖瞑目之貌。见于左关,则肝经受其阴积,致肝之积液不能荣于目,而致昏暗;见于右关,乃脾胃受之,其阴积因土而结,遂生痔疾。"

尺伏主病。尺伏主阴寒盛于下焦,元阳受损,肾失温煦,症见小腹冷痛,精寒虚冷,二便清冷,疝瘕寒痛等。如明·张三锡:"尺伏,肾寒精虚,疝瘕寒痛。尺伏,脐下冷痛,腹中虚寒,腹中痼冷。"明·聂尚恒引池氏:"尺部脉伏,乃阴积在下部。谷不得消化,则为泄泻矣。"

第二节 动类主病

一、数脉

数脉,是热盛,阳热有余的表现。如南宋·崔嘉彦:"数则热盛,数躁何疑。"常人中瘦人常见数脉,如明·张三锡:"瘦人脉多疾数,是阴虚火盛也。"

数脉越快,是病情向纵深发展的态势,愈热愈数。如明·李梴:"数则心烦大病进,数亦热极脉也,主心烦发狂。"

数脉见症,以热为多,病常用寒凉清热之法。但数宜分虚实,以有力无力区分,有力为实热可用常法,无力为虚则宜用温补以救之。如,明·龚居中:"气口数,病肺痈,数虚为肺痿。"又如清·黄宫绣:"数为寒热内搏,风火冲激。是以人见数脉,多作热治。讵知脉有真假,数有虚实,仍须察其兼症兼脉(眼意周到)，及脉有力无力，以为分耳。若使数兼洪滑，且极有力，或者内热蒸腾，伏火发动，当作实看。如系细小强滑细数绵软，纵有身热，须宜温治。或引阳归阴，其数自平;或补精化气，其数自除;或温中发表，其气自舒;或宣壅去滞，其数自消。矧有并无热候，症有虚寒，脉见虚数，温补尚恐不及，其可以数为热，妄用苦寒之味乎。"（景岳曰:"里数为热，而真热者未必数。凡虚损之症，阴阳俱困，气血张皇，多有是候。林之翰曰:数脉须知主寒。如脉浮数大而无力，按之豁然而空，此阴盛逼阳外浮，是寒焰也。医家竟不审病新久，有力无力，鼓与不鼓，一概混投寒剂，遽绝胃气，可不畏哉。"）

清·陈当务引张景岳所论数脉的七个方面可为参看:"数为阴不胜阳，故脉来太过，举世以为热者，乃始自《难经》数则为热之语，不知数热之说大谬。余自历验以来，大约有七:一寒邪外感必紧数，然初感便数者，原未传经，亟宜温散。若传经日久，而滑数有力，方可言热。一阳虚而数者，必绵软无力，或兼细小而症见虚寒，此则温之且不暇，尚何热乎？一阴虚而数者，亦浮滑弦洪，虽有烦热，慎用寒凉，但清胃火，必致损脾，盖愈虚则愈数，愈数则愈危。一疟作之时，骤见紧数，疟止之后，又转和缓。一痢疾之作，率由内伤湿冷，外感寒邪，但兼弦小细涩者，悉宜和解。一痈疽、痘疹、痘癖初起，脉必浮数，只宜解表，及毒结热平，亦不宜凉。一胎孕有数脉，以冲任气阻，故脉数，本非火也，当以强弱分寒热，不可因其脉数，而执以黄芩为圣药。此脉只宜于小儿，平人大忌。"

数兼动类脉象:力度决定热的虚实。如明·张三锡:"数而有力为实热，数而无力为虚热。"实火宜泻，虚火宜补。如明·龚居中:"数脉主腑，有力为实为热，宜泻。无力为虚火，为相火，宜补。"明·张三锡:"数而洪实有力为疮疡肿毒。"

数兼位类脉象:垂直位的位置决定热邪深浅。如明·龚居中:"浮数表热，沉数里热。"平人无表而见沉数是郁热之象，如明·张三锡:"平人脉沉数为气郁有火。"

数兼形类脉象:细为血少，不能制阳而发热。如明·张三锡:"细而数为阴虚劳热骨蒸，多死。"

数兼质类脉象:滑为痰，数为热，痰热互结。如明·张三锡:"数而滑实为痰火。"

寸数主病。寸数主上焦有热，影响头面、口咽、肺。如明·龚廷贤:"数而有力主热,无力主疮,主吐食烦躁,口苦咽干,客热烦渴,头痛口疮。"明·龚居中:"寸数咽喉,口舌生疮,吐血咳嗽,或肺生痈。"肺数有力为实,数而为力为虚,致病不同。如明·张三锡:"寸口脉数,其人咳,口中反有浊唾涎沫者,为肺痿;口中辟辟燥,咳则胸中隐隐痛,脉反滑数,此为肺痈。脉数而虚者为肺痿,脉数实者为肺痈。"

关数主病。关数主中焦有热,热气上逆,影响脾胃,出现腹热;或见肝火。明·龚廷贤:"数而(有力主热,无力主疮),主口热作渴,呕吐霍乱,怔忡烦躁,寒热交争。"明·张三锡:"关数,腹中热。"明·龚居中:"关数胃火肝火。"

尺数主病。尺数主下焦有热,影响大肠、膀胱,致热淋便秘。如明·龚廷贤:"数而(有力主热,无力主疮),主小便不通,大便闭塞,或作肾痈,烦渴不止。"明·张三锡:"尺数,下焦热,小便数涩。仲景曰:妇人尺脉数,阴中生疮,男则气淋。"或是肾中阴虚不足而见热,如明·龚居中:"尺数则肾虚,宜滋阴降火。"

附　疾脉

数极为疾,是邪热发展极化的征象。如明·张三锡:"(疾)热极之候也,在阴为逆,在阳犹可。"

疾脉,有虚实之辨,但无论虚实,都是病情见危。如清·黄宫绣:"疾似亢阳无制,亦有寒热阴阳真假之异。若果疾兼洪大而坚,是明真阴垂绝,阳极难遏。如系按之不鼓,又为阴邪炎威虚阳发露之征。然要皆属难治,盖疾而洪大者苦烦满,疾而沉数者苦腹痛,皆为阴阳告绝。"其引用李东垣和刘完素的治疗案例以说明疾脉寒热之治:"东垣治伤寒脉疾,面赤目赤,烦渴引饮而不能咽,用姜附人参汗之而愈。守真治伤寒蓄热阳厥,脉疾至七八至以上,用黄连解毒治之而安。"若是突然气机上逆或受惊而见疾,待事过境迁,也就无妨,如黄宫绣:"唯暴厥暴惊脉见急数,俟平稍愈为无碍耳。其有脉唯见疾而不大不细,则病虽困可治。"(清·黄宫绣)

二、迟脉

相对于数脉为热,迟脉是阳气不足,寒凝气滞的表现。明·聂尚恒:"阴盛阳衰,则荣卫凝滞,血气痞阻,故脉一息而三至是为迟也。"明·李梴:"迟为阳虚里寒,外见冷症。"清·黄宫绣:"迟为虚寒不振,阳气不舒,故见迟滞。"

迟脉,为心肾不交的表现。此说出于南宋·黎民寿。其言:"心肾不交荣卫涩,本元衰败急须医。迟者,阴盛阳衰之候。由阴络透于阳络,阳气不下,阴气独上,而荣卫凝涩,血气痞阻。今一息三至,则是荣卫之行仅得漏水之半而已。迟孰甚焉?此无他由,心气不交于肾故也。盖心肾之相为气液,犹阴阳之相为寒暑,日月之相为昼夜者。今也,阴气独上,阳气不下,肾气虚并,则元脏不能独荣,故三焦之路闭塞,荣卫何自而流通?脉行之所以迟者,盖由于此。其为病必冷汗出,肢节痛,肌肤黑瘦,体寒腹痛,重复不暖。"明·聂尚恒亦认同:"心肾相交,犹水火之相济。今阳衰则心气不能下降以交乎肾,阴盛则肾气虚并而元脏不能荣,故三焦闭结,荣卫稽留。其为病,必令汗出,肢节痛,肌肤黑瘦,体寒腹痛。""迟脉主心肾虚弱。季夏,六月也,当此之时,脾土适旺,胜其肾水,肾既受克,水必干枯。苟明此理以治之,抑其脾土,滋生肾水,是良医也。刘氏曰:迟脉专主肾经真元之气虚惫,不能统血流行,故脉来迟滞似缓。主癏冷疾作,所以灸季夏,土旺而克水也,详之。"

迟脉,然又有并非阴寒而起,反由热由实而起,不可独以为寒。清·黄宫绣论得甚为透彻:"然亦有热邪内结,寒气外郁,而见气口脉迟者;又有阳明腑症悉具,而见脉迟有力者;又有太阳脉浮,因误下结胸,而见脉迟者;又有余热未清,而脉多迟滞。总在知脉起止,及察症候以分虚实,讵可一见脉迟,便认为寒,而不究其滑涩虚实之异哉。(景岳曰:"迟虽为寒。凡伤寒初退,余热未清,脉多迟滑,见迟不可以概言寒。林之翰曰:迟脉须知主热。如热邪壅结,隧道不利,失其常度,脉反变迟。又云:辨脉必须合症审察。如举按无力,是主寒之迟脉;举按有力,症兼胸膈饱满,便闭溺赤,是主热之迟脉。涩滞正是热邪蕴结于内,致经脉涩滞而行迟也。")

迟兼位类脉象:浮迟表寒,沉迟里寒。如明·张三锡:"浮而迟,表有寒。沉而迟,里有寒。"明·龚居中:"浮迟表寒,沉迟里寒,且主多痰,沉牢癏瘕。"清·黄宫绣:"若迟而见浮,则为表寒;迟而见沉,则为里寒。"

迟兼动类脉象:迟兼有力主冷痛,迟兼无力为虚寒。如明·龚居中:"迟脉主脏,有力冷痛,无力虚寒。"明·龚廷贤:"迟而有力主痛,无力主冷。主呕吐痞满,不入水谷,虚汗拘急,疼痛不已。"

迟兼形类脉象:迟已为寒,细小为阳不能扩展,所以阳更虚一层。故清·黄宫绣言:"迟兼细小,则为真阳亏弱;或阴寒留蓄而为泄泻,或元气不营于表而寒栗拘挛,总皆元气亏损,不可妄施攻击。"

迟兼质类脉象:迟为寒,涩为血滞,故血行不畅而为血病;迟为寒,滑为血有余,故气不足为病。如清·黄宫绣:"迟而见涩,则为血病;迟而见滑,则为气病;迟兼滑大,则多风痰头痹。"

清·陈当务引张景岳论迟可以参看:"迟为阴盛阳衰之候,元气不充,不可乱施攻击;迟在上则气不化精,在下则精不化气,气寒则不行,血寒则凝滞。迟兼滑大者,多风损顽痹之候。迟兼细小者,必真阳亏损而然。或阴寒留滞于中,则为泄为痛。或元气不荣于表,则寒栗拘挛。浮而迟者里气衰,沉而迟者表气弱,滑大者多风痰,细小者必伤损。"

寸迟主病。寸迟主上焦阳气不足,心肺胸膈冷痛。如明·张三锡:"居寸,气不足。"明·聂尚恒引池氏:"寸口脉迟,主上焦心膈寒痛。"明·张三锡:"居寸,气不足。居尺,血不足。"明·龚居中:"寸迟则上焦有寒。"

关迟主病。关迟主中焦寒证,见诸寒痛;中焦升降斡旋停滞,胃不能降,则见诸逆上。如明·龚廷贤:"迟而(有力主痛,无力主冷),主疝癖腹痛,游走不定,上下攻刺,反胃吐食。"明·聂尚恒引池氏:"关脉迟,主中焦受寒重。"明·龚居中:"关迟则中寒腹痛。"

尺迟主病。尺迟主下焦寒证,见诸痛证;寒而不能气化,则见二便清利;寒而不能温煦,则见诸冷;寒而不能推动,则见诸活动不利。如明·龚廷贤:"迟而(有力主痛,无力主冷),主小腹急痛,外肾偏坠,小便频数,大便泄泻。"明·张三锡:"居尺,血不足。"明·聂尚恒池氏:"尺脉迟,乃脾土胜寒水,主寒在下焦。阴虚里寒,腰脚沉重,虽厚衣不足以御寒。"明·龚居中:"尺迟则后便不禁,肾虚腰痛。"

三、缓脉

缓为脾脉,为常人生理之脉。南宋·黎民寿:"然脾之缓乃为常者,其脉在中故也。至于十二经诊见之,则异于是。"明·张三锡:"不浮不沉,从容和缓,乃脾家本脉也。""平人脉缓者寿,以根深蒂固也。"清·黄宫绣:"缓为平人正脉,无事医治。"

缓脉发生原因在于营卫不和,卫有余而营不足。南宋·黎民寿:"卫独有余荣不足,三焦风结滞于脾。缓者,卫气有余,荣气不足之候。血流据气,气动依血,二者相资,不得相失。缓者,乃荣中不流,卫气独行,不相接续。""盖血以气为先,气以血为从。今气独行而血凝涩,则偏阳独胜而卫壅矣,脉之缓者原此,焉得不为之病乎?缓者卫有余而荣不足,迟者阴气盛而阳气衰,二诊不侔,当明察焉。"

缓脉为气血虚衰,感受外邪(风、湿),机体失养的脉象,随所犯之处见症。明·李梴:"缓大非时得之,则气血不周,肌肤顽痹麻木。"明·张三锡:"(缓)以气血向衰,故脉体为之徐缓尔。""缓而涩,血不足,肠秘。"明·龚居中:"缓脉主营气衰,卫气有余,或风或湿或脾虚,上主项强,下主痿痹。"

在疾病发展过程中,若见缓脉,是病情即将好转的征象。明·张三锡:"小驶于迟曰缓,病后见者吉,乃邪退正气未复也。俱属不足。"明·张三锡:"小驶于迟曰缓。病后得缓脉吉。"

明·龚居中否定《脉诀》所论缓脉的主病,如:"《脉诀》言缓主脾热,口臭,反胃齿痛,梦鬼之病,出自杜撰,与缓无关。"

缓脉兼位类脉象:明·龚居中:"浮缓为风,沉缓为湿,缓弱风气。"明·李梴:"沉缓眩晕浮痹肤;沉缓为虚,故眩晕;浮缓风寒,故麻痹。"

缓脉兼动类脉象:清·黄宫绣:"尤必察其有力无力,以为区别。如使缓大有力,则为有余,其症必见燥热;缓软无力,则为不足,其症必见虚寒。岂可一见是缓,便指属虚,而不合症为之分别乎。"

缓脉兼形类脉象:明·龚居中:"缓大风虚,缓细湿痹。"清·黄宫绣:"缓而兼大,则为伤风,缓而兼细,则为湿痹。"

缓脉兼质类脉象:明·龚居中:"缓涩脾虚。"清·黄宫绣:"缓而兼涩,则为血伤;缓而兼滑,则为痰滞。"

寸缓主病。寸缓主上焦气虚不足,心肺不足,见心肺不足诸症。明·张三锡:"寸缓,心气不足,怔忡多忘,项背急痛,肺气虚,言语短气。"寸缓亦主项部拘强不适。明·李梴:"寸缓项强。"明·聂尚恒引池氏:"寸脉缓,主肾邪上攻,项筋强痛。"明·龚居中:"寸缓主项背拘挛。"

关缓主病。关缓为中焦不足,脾胃虚弱;脾胃升降失职,风气上扰,而致眩晕;气结不运,而见腹部不舒。明·张三锡:"关缓,风虚眩运,腹胁气结,胃气虚弱。浮而缓,脾虚少食。"明·龚居中:"关主风晕,胃家虚弱。"明·聂尚恒引池氏:"关脉缓,乃上盛下虚,气不升降,而气结在腹,短促不舒。"

尺缓主病。尺缓下焦元阳不足,温煦不足而见诸寒,气化失常见二便清泄,固摄不利而见女子月经频,推动无力而见腿脚无力。明·张三锡曰:"尺缓,肾虚冷,小便数,女人月事多,足矮无力。"明·聂尚恒引池氏:"尺脉缓,阳气衰微,阴气独盛,冷气结积,下元冷极,所以夜梦阴鬼相随也。"明·龚居中曰:"尺主濡泄,或风秘,脚弱无力。"如果单见缓,而无沉滑之意,则疾病预后不佳。明·李梴:"左尺单见命将殂。左尺肾部,单见缓脉,全无沉滑,为土盛水亏,不治。"

四、虚脉

虚脉,脉形充盈度不足,空豁,不耐按压,为气血亏虚之脉,临证见之多用补益之法。明·张三锡:"真气夺则虚。"清·黄宫绣:"虚为气血空虚之候。"南宋·黎民寿:"恍惚悸惊生热躁,速加补益免疏虞。"

虚脉,南宋·黎民寿:"虚者,阴也,不实之象。阳为实,阴为虚,阳气自传肝气不胜,则力劣多惊。原其病本,阳邪内结,恍惚无定,故发狂热厥与夫谵语妄谬,梦寐虚惊。在小儿,则主惊风。"明·李梴:"虚惊动脱血频来。虚乃气血俱虚,故多恍惚惊悸。"

左手脉虚,主血少,这与左手寸关尺分主心主血、肝藏血、肾藏精相关;右手脉虚主气虚,这与右手寸关尺分主肺主气、脾主运化、肾主命门之火相关。明·张三锡:"左虚血少,右虚气弱,两手俱虚为气血俱不足。血虚则左数而无力,气虚则右缓而无力。气虚火必盛,火乘元气则寸关尺大三倍,第虚大无力耳。"

脉虚,主营血不足,脉管不充盈,同时津血亏虚气也随之耗伤,可见于夏日伤暑,也可见于阴虚发热之证。明·龚居中:"脉虚身热,主伤暑自汗,怔忡惊悸;阴虚发热,法当养营益卫。经血虚脉虚,气来虚微为不及,病在内,久病脉虚者死。"

虚脉兼位类脉象:虚脉因其位浮沉不同,病情程度有所差异,若于浮见多气虚;若是沉见,则气的温煦之功也受损,而见虚寒之证。如清·黄宫绣:"浮而虚者为气衰,沉而虚者为火微。"

虚脉兼动类脉象:虚脉兼迟,则为虚寒;虚脉兼数,则阴虚火旺。如清·黄宫绣:"虚而迟者为虚寒,虚而数者为水涸。"

虚脉兼质类脉象:虚脉兼涩,虚则脉不充盈,涩为血,二脉相兼,主血虚;

虚则力乏,为气虚,弦则气郁,肝木不畅,为木克脾土之象,如清·黄宫绣:"虚而涩者为血亏,虚而弦者为土衰木盛。"

寸虚主病。寸虚主脉不充盈,血虚气弱,心主血,心失所养,而见血不养心诸症。如明·龚居中:"寸主血不营心。"

关虚主病。关虚主中焦气血不足,脾运乏力,中焦脾升胃降失职,食不能消,而见中焦不运诸症。如明·龚居中:"关主腹胀少食。"

尺虚主病

尺虚主中下焦精血不足,而见精血不能濡养诸症;阴血不足,可兼见阴不制阳,而阴虚发热诸症。如明·龚居中:"尺主骨蒸痿瘘,伤精脱血。"清·黄宫绣:"虚而尺中微细小为亡血失精,虚而大者为气虚不敛。要皆分别施治,无有差错,斯为之善。然总不可用吐用下,以致益见其虚矣。"(仲景云:脉虚者不可吐,腹满脉虚复厥者不可下,脉阴阳俱虚热不止者死。")

清·陈当务所引张景岳、李濒湖之论可参看:"景岳曰:浮而无力为血虚,沉而无力为气虚,迟而无力为阳虚,数而无力为阴虚,洪大无神亦阴虚。阴虚则金水亏残,龙雷之火易炽,而五液神魂之病生焉。救阴者壮水之主,救阳者益火之原,阳生阴长,元气以复。濒湖诗曰:脉虚身热为伤暑,自汗怔忡惊悸多。发热阴虚须早治,养营益卫莫蹉跎。血不荣心寸口虚,关中腹胀食难舒。骨蒸痿痹伤精血,却在神门两部居。"

五、紧脉

紧脉,主寒邪,正邪相搏,寒主收引,经脉拘急不适,而见诸痛证及各气滞不通诸证。如南宋·黎民寿:"阴阳二气不和平。紧由寒气伤荣血,必主身疼腹满膨。紧者,风寒激搏,伏于阳络之候。夫阴阳和则血气调,阴阳逆则血气争。平常之人无所忤犯,阴阳未尝不和也。及有所感触,在阳受之,则为阳邪,而以阳并阴。在阴受之,则为阴邪,而以阴并阳。阴阳并毗,血气所以不得其平者此尔。紧脉之诊,则以阳邪并于阳络而三阳并塞,故其证身热体痛,内烦躁扰动,腹中痃逆也。"明·李梴:"紧主邪搏,气血沸乱,故痛。"明·张三锡:"(紧)为寒为痛。"明·聂尚恒:"紧脉主痛。"

左右手脉紧各有主病。左为人迎,为阳,主表,主表寒证;右为气口,为阴,为里,主宿食不化,脘腹不适。明·张三锡:"气口紧盛,伤食。人迎紧盛,伤寒。寸口脉紧弦如转索,左右无常者,有宿食。"明·龚居中:"紧主诸痛,为寒,喘咳,风痫冷痰,人迎紧盛伤寒,气口紧盛伤食。"同时,左手脉紧兼弦,为气结不通的疝瘕之证;右手脉紧兼弦滑,为积食不化之证。如明·张三锡:"左三部弦紧,疝瘕痛。右脉弦紧而滑,积滞腹痛。"

紧脉兼位类脉象:浮紧,则邪正交争于表,主表寒;沉紧,则邪正搏击于里,为里寒。如明·龚居中:"浮紧表寒,沉紧里寒。""又浮紧中恶,沉紧咳嗽。"清·黄宫绣:"紧为阴邪内闭。如脉见浮紧,则必见有头痛、发热、恶寒、咳嗽、鼻塞、身痛不眠表症。脉见沉紧,则必见有胀满、厥逆、呕吐、泻利、心胁疼痛、风痫癖里症。然总皆是阳气不到,以至如是耳。(张仲景曰:"曾为人所难,紧脉从何来?假令亡汗若吐,以肺里寒,故令脉紧也。假令咳者,坐饮冷水,故令脉紧也。假令下利,以胃中虚冷,故令脉紧也。")

紧脉兼质类脉象:紧主气滞不通,弦为气郁,紧兼弦,为气血凝滞之象。如明·张三锡:"脉弦紧而微细者癥也,癥瘕积聚之脉皆弦紧。"

寸紧主病。寸紧主诸寒气滞不通见于上焦,而表现头面胸膈寒凝气滞诸证。如明·张三锡:"寸紧,伤寒头痛。紧而浮,肺受寒,鼻塞、膈壅等症。""若在心下即寸弦紧。"明·聂尚恒:"寸紧主上部头痛。"

关紧主病。关紧见中焦脾胃寒凝气滞不通诸证。如明·张三锡:"关紧,胃脘当心脾而痛,胁肋胀。""在胃脘即关弦紧。"明·聂尚恒:"关紧主中部胸膈痛。"明·龚居中:"关主心腹疼痛。"

尺紧主病。尺紧见下焦腰腹寒凝气不通诸症。如明·张三锡:"尺紧,小腹腰脚痛,下焦筑痛。""在脐下即尺弦紧。"明·聂尚恒:"尺紧主下部绕脐下痛。"明·龚居中:"尺主阴冷奔豚疝病。"

清·陈当务所此张景岳,李濒湖之论可参看:"景岳曰:紧为阴邪搏激之候。浮紧在表,为伤寒发热身痛;沉紧在里,为中寒厥逆诸痛。在妇人为气逆经闭,在小儿为抽搐惊痫。在人迎则伤寒,日久不愈;在气口则伤食,温散即愈。中恶浮紧,咳嗽沉紧,皆难治。濒湖诗曰:紧为诸痛主于寒,咳嗽风痫吐冷痰,浮紧表寒须发越,沉紧温散自然安。寸紧人迎气口分,当关心腹痛沉沉,尺中有紧为阴冷,定是奔豚与疝疼。"

六、动脉

动脉产生的原因,清·黄宫绣认为是:"动为阴阳相搏之候。"(王宇泰曰:"阳升阴降,二者交通,安有动见。唯夫阳欲降而阴逆之,阴欲升而阳逆之,两者相搏,不得上下,鼓击之势,陇然高起,而动脉之形着矣。此言不啻与动脉传神。")

动脉,早期认为主病为虚劳,主女子崩漏。如南宋·陈自明:"动体虚劳血海崩。"南宋·黎民寿:"体倦虚劳利血脓。女子崩中宜速救,血山崩溃药无力。动者,阳与阴相搏也。仲景云:阴阳相搏名曰动。病应四体虚劳,烦满崩中,及久病血虚于内,溢而自利者如此。"

至明代,李梴认为还可以见于泄痢。如"动亦虚劳之脉,主脱漏崩中泄痢,血分之疾"。并为后世所继承。明·聂尚恒:"病应四体虚劳、烦懑、崩中,及久病血虚于内,则溢而自痢也。"

后张三锡等认为痛证、受惊、阳虚则自汗出、阴虚而发热也可以见到动脉。如明·张三锡:"为痛,为惊,为虚劳体痛,为崩脱,为泻利。阳动则汗出,阴动则发热。"明·龚居中:"动脉专司痛与惊,汗因阳动热因阴,或为泄痢并拘挛,男子亡精女子崩。"清·黄宫绣:"如动在于阳,则有汗出为痛为惊之症;动在于阴,则有发热失血之症;动兼滑数浮大,则为邪气相搏而热宜除。至于阳虚自汗而见动寸,阴虚发热而见动尺,与女人动尺而云有孕,皆不宜作热治矣。"(张仲景曰:"动则为痛为惊。素问曰:阴虚阳搏谓之崩。又曰:妇人手少阴心动甚者,妊子也。")清·陈当务:"庞安常曰:关前三分为阳,关后三分为阴,动脉随虚而见,故阳虚则阳动,阴虚则阴动,阳虚则盗汗出,阴虚则表里热。如此动者,是三焦伤也。若妇人手少阴动者,问其经断,则为有孕也。诗曰:动脉专司痛与惊,汗因阳动热因阴,或有泄泻拘挛病,男子伤精女子崩。"

七、促脉

促脉,产生的原因是气逆而上,阳热蓄于上,出现血热盛于上诸症,其甚者血溢脉外,而见出血诸症。如南宋·黎民寿:"积聚忧思并见焉。常居寸口生斑疹,进死无疑退可延。促者,阳盛也。阳邪上忤,气有偏盛偏衰故也。夫脉之行度,亦有阴阳之从。阳邪奔上,血朝于心,荣卫趋蹶,徐疾不常,脉则因之时止而促尔。其病令人三焦不和,气逆而厥,故上盛下虚,土溢下绝,其候宜退不宜进。故法以退之者生,进之者死矣。"

促脉主热盛,同时热极会导致阴难以相和,造成阴的损伤。明·李梴:"促为热极结为积,乃阳盛而阴不相济,热蓄于里也。"

促脉为阳盛之脉,其脉中止却由于气、饮、痰、食、血等五种病理因素阻滞经脉引发。如明·张三锡:"(促)阳独盛而阴不相和,犹趋急而蹶也,或暴怒亦令脉促,为搐、为狂、为瘀血发斑,又为气、为饮、为痰、为食。盖先以气热脉数,而气、血、饮、食、痰五者,或一有留滞于其间则因之为促,非恶脉也。虽然渐退即生,渐加即死。"明·龚居中:"促脉唯将火病医,其因有五细推之,时时喘嗽皆痰积,或发狂斑与毒疽。又促主阳盛之病,促结之因,皆有气血痰食饮,五者之别,一有留滞,则脉见止也。"若脉中无有积滞,则不会歇止。如清·黄宫绣:"若中虚无凝,脉自舒长,曷为而有止歇之象乎。"清·黄宫绣:"促为阳邪内陷之象。凡表邪未尽,邪并阳明,暨里邪欲解,并传厥阴者,多有是脉,故病必见胸满下利厥逆。且有血瘀发狂,痰食凝滞,暴怒气逆,亦令脉促。"

清·陈当务所引亦可参看:"王海藏曰:气血不疏通,阳独盛而阴不能相和也,是三焦郁火奔腾而上。浮而促者阳将脱,沉而促者阴欲亡。骤而得之,犹是癫狂疽毒之应。若久病虚羸,则元气夺而邪气专权矣。诗曰:促脉唯将火病医,六贼之邪细推之,陡起恶疽何足怪,久病虚劳却欲悲。"

八、结脉

结脉,与促相反,为阴盛之脉,阴寒则阳衰,气结在内,见诸积证;不通则痛,则见各处痛证;寒凝不化,脾运失利,而见下利;脾主四肢,脾气不运,四肢懈怠,易倦乏力。南宋·黎民寿:"气痛连连微利去,盖因积气在脾间。结者,阴盛已极,真阳衰弱也。夫脾布中和,因阳而发,阳衰阴盛,则脾气忤而不能施化。凡以胶塞而不可解阴盛,故病应四肢,劳倦忧闷,烦躁切痛,上下连连相续,气忤不施。故法宜通导以去其结也。"宋·陈自明:"结主四体气闷痛。"明·李梴:"结乃阴盛而阳不相入,内外邪滞为积。"

结脉为诸多有形病邪积滞于脉道的表现。明·张三锡:"(结)阴盛而阳不能相入也,为癥结,为七情郁结。浮而结为寒邪滞经,沉而结为积在内。气、血、痰、饮、食五者,一有留滞于其间挟寒者,则脉因之为结,故长沙以结促为病脉。虽然,但当求其有神,何害之有?然所谓有神,即《素》《难》所谓有胃气是也。《脉经》曰:脉来结而附骨者,积也。"明·龚居中:"结脉主血凝气滞,老痰结滞内积,外痈肿疝。又结主阴盛之病,越人结甚则积甚,结微则积微,浮结外有痛积,伏结内有积聚。"清·陈当务:"又有留滞郁结等病,其人强壮,攻散之而结者解矣。"

结脉,是气血渐衰,不能接续的虚劳久病之象。清·黄宫绣:"结是气血渐衰,精力不继,所以断而复续,续而复断。凡虚劳久病,多有是症。"清·黄宫绣:"结脉有虚有实。虚如景岳所谓血气渐衰,精力不继,所以断而复续,续而复断者是也。实如越人所谓结甚则积甚者是也。"

结脉,因气血凝结,气不能通,可见情志异常。如明·聂尚恒:"结者,聚也,阴盛则结。主胸满烦燥,饥而不食,时作痛。"

结脉兼位类脉象。浮而结,病邪积滞于表,沉而结,病邪积滞于里。明·张三锡:"浮而结为寒邪滞经,沉而结为积在内。"清·陈当务:"浮结为寒邪在经,沉结为积聚在里。"

结脉兼动类脉象。对于结脉论述其快慢的问题,可见部分旴江医家强调脉的结滞表现,快慢不作为结脉的标准要目。结而缓为阳虚,结而数为阴虚。如清·黄宫绣:"然亦有阴虚阳虚之别。故结而兼缓,其虚在阳;结而兼数,其虚在阴。"陈当务:"缓而结者为阳虚,数而结者为阴虚。"结脉的力度是辨别正气强弱和虚实的标志。清·黄宫绣:"仍须察结之微甚,以观元气之消长。若使其结过甚,脉甚有力,多属有热,或气郁不调。治宜辛温扶正,略兼散结开痰,其结自退。"清·陈当务:"又有留滞郁结等病,其人强壮,攻散之而结者解矣。"

结脉,可为常人生理脉象,不必认为是病脉。清·黄宫绣:"至有一生而见结脉者,此是平素异常,不可竟作病治耳。"陈当务:"世有无病而脉结者,此则生禀之异,无足怪也。"

九、代脉

代脉,为元气虚衰,病情危重的表现。《素问·脉要精微论》:"代则气衰。"宋·陈自明："代形真死不能言。"南宋·黎民寿："气劣形羸改故颜。口不能言魂魄散,真阳气耗救应难。病应形羸容瘦不能者,正气欲绝,神无所居焉。"清·黄宫绣："代为元气垂绝之候。"应引起注意的素体虚衰,虽、他病,若见代脉是一种危象。明·龚居中："滑氏若无他病,羸瘦脉代者,危脉也。"清·黄宫绣也说："故无病而见脉代,最为可危。"

代脉,产生的原因是由于心气耗散,脾土衰败。南宋·黎民寿："代者,阴也。《黄帝内经》曰:代则气衰。盖心散则气衰,不能下应于土,脾不得安其常,故脉代也。"明·聂尚恒："气衰心散,不能下应脾土,脾不安常,故脉见为代。正气既去,神无所居。"清·黄宫绣："代为元气垂绝之候。戴同父曰:代为脾绝之征,脾主信,故止歇有时。"

代脉是元气衰微的表现,因此当元气不足之时,他脏之气代而补之。明·张三锡："一经气已绝,因其呼吸相引而动,然此一经者,何经而绝也? 然人呼出心与肺,吸入肾与肝,诊病人之脉数以审自己之息数。一呼而绝者心也,再呼而绝者肺也,一吸而绝者肾也,再吸而绝者肝也,此可以知代脉之大概也。"明·李梴："代乃元气衰极,他脏代至,死脉也。"明·龚居中："盖一脏之气衰,而他脏之气代至也。经代则气衰。"清·黄宫绣引李濒湖关于代脉的歇止规律可以参看:"李时珍曰:脉一息五至,五脏之气皆足。故五十动而一息,合大衍之数,谓之平脉;反此则止乃见焉。肾气不能至,则四十动一止;肝气不能至,则三十动一止。盖一脏之气衰,则他脏之气代至也。"

病后体虚可见代脉。明·张三锡："亦有病后气虚而脉代,如仲景谓心悸脉代者是也。"明·龚居中："有病而气血乍损,气不能续者,只为病脉,伤寒心悸脉代者,复脉汤主之。"

除气血虚损可代脉,多种原因导致脉道气血流行不畅,蹇涩,也可见以代脉。清·黄宫绣："即或血气骤损,元神不续,或七情太过,或颠仆重伤,并形体赋时经隧有阻,流行蹇涩,而见脉代者,亦必止歇不匀,或云可治。若使歇止有常,则生气已绝,安望其有再生之日乎。"

妊娠过程中,可见代脉。明·张三锡："娠妊脉代,乃二月余也。"明·龚居中："女子怀胎三月分。"清·黄宫绣："唯妊娠恶阻呕吐最剧者,恒见代脉,谷入既少,血气尽并于胎,是以脉气不能接续。然在初时或有,若至四月胎已成形,当无歇止之脉矣。"

吐泻可见代脉。明·张三锡："(代)凡痛家、泻吐家脉代,俱不可准。"

明·龚居中:"代脉原因脏气衰,腹痛泄痢下元亏,或为吐泻中焦病。"

清·陈当务所引可参看:"何柏斋曰:盖一脏之气衰,而他脏之气代至也。有病而气血乍损,犹为可复。无病而身瘦脉代,则当依脏断以死期。若孕妇脉代,气血在于养胎,无足怪也。伤寒心悸脉代,培养气血自愈。诗曰:代脉原因脏气衰,力来不及下元亏,或为营卫乍伤病,女子怀胎二月分。"

第三节　形类主病

一、长脉

长脉,过于本部,为气血有余之象。人身体健康或阳热有余常见。

在生理来说,是气血充沛,肌体得养,健康的生命体征。明·张三锡:"(长)气血有余之脉也。""长而和缓是无病脉,《素问》所谓长则气治是也。"明·李梴:"长则气理短则病,长乃气血有条理而不乱。"在寸,上焦气血充沛,则神清气爽;在尺,肾精盛实,元精有余。清·陈当务:"寸长则精神健旺,尺长则蒂固根深。"

从病理方面来看,是阳热有余的表现,邪热弥漫三焦,身体壮热。南宋·黎民寿:"三焦壅热传归脏,微汗之时病可省。长者,有余而过也,故属于阳。病应浑身壮热,坐卧不安,神思恍惚,甚则阳虚内胜,三焦不利,法宜汗而散之。"南宋·陈自明:"长脉壮热卧不安。"明·张三锡:"长而洪数,为阳旺,毒气内蕴,三焦拂郁热盛。"明·龚居中:"长脉迢迢大小匀,反常为病似牵绳,若非阳毒癫痫病,即是阳明热势深,大都长主有余之病。"

二、短脉

短脉,阳气不足,不能伸展,为阴寒之证。明·张三锡:"(短)是气不足以前导其血也。无力为气虚,有力为气壅,阳气伏郁,不伸之像。"清·黄宫绣:"短为阳气不接。""若使中无阻塞而脉见短隔,急当用大温补以救垂绝,否则便尔不治矣。"

短脉,是脾胃气虚不足,运化无力,见中焦诸不足证。宋·陈自明:"短食不消四体寒。"明·李梴:"短因气滞,或胃气衰少,诸病见短难治。"明·张三锡:"宿食不消,停冷,沉滑而短。"南宋·黎民寿:"短脉为阴主气寒,胃停宿食腹能宽。伏阳蒸内生寒热,荡涤肠中病则安。短者,不及之脉,故属于阴。病应邪气内结,宿食成瘕,心腹切痛,三关不利,阳邪虚搏,三焦气厥,外为寒热,内则便硬。于法,宜引竭之。"

短脉,也可见于中焦气结,成痞成瘕。明·聂尚恒:"主邪气内结,宿食成瘕,心腹气痛,三焦不利。"清·黄宫绣:"或中有痰气食积而成。然痰气食积阻碍气道,亦由阳气不力,始见阻塞。故凡见有阻塞之症者,当于通豁之内加以扶气之品,使气治而豁自见矣。"

清·陈当务所引诸论可参看:"王启玄曰:上短下长,痛在头项。下短上长,痛在腰足。妇人经断而脉短者,乃气血团聚之象,为有孕。男子瘦弱而短涩者,乃元气败露之征,为难治。盖真气不足则脉短,病至垂危脉亦短,唯秋时无忌。诗曰:短脉唯于尺寸寻,洪微紧缓看精神,浮为血结沉为痞,寸主头疼尺属阴。"

三、大脉

大脉,医家所述,其形有二,一为虚,一为实,虚则浮取尚觉洪大,按之不足,实则盛大而满有力。

大脉,为实脉,为邪气炽盛的表现。《素问·脉要精微论》曰:"大则病进。"明·李梴:"大乃邪盛,气血虚不能制,故病进也。"明·张三锡:"大则病进,病后得之为逆,以邪盛正虚也。"明·龚居中:"大则病进,为元气之贼。"

大脉,为虚脉,是正气不足的表现。明·张三锡:"浮取之若浮而洪,沉取之大而无力,为血气不相入也。男子平人脉大为劳,极虚亦为劳。"

正气消耗过度之时,若见大脉,愈后不佳。清·黄宫绣:"若使久虚而见脉大,利后而见脉大,喘止而见脉大,产后而见脉大,皆为不治之症矣。"(张璐曰:"诸脉皆小,中有一部独大者,诸脉皆大,中有一部独小者,便以其部断其病之虚实。")

大脉兼位类主病。浮大主表病,沉大主里病。明·龚居中:"浮大表病,沉大里病。"清黄宫绣:"大而兼实兼沉,则为实热内炽。大而浮紧,则为病甚于外;大而沉短,则为痞塞于内。"

大脉兼动类主病。缓大,为常脉。明·龚居中:"唯缓而大,则为正脉也。"有力而大,为阳气有余,无力而大,是正气不足。清·黄宫绣:"大有虚实阴阳之异,不可一律。如见大而有力,则为阳气有余,其病则进;大而无力,则为正气不足。"

大脉兼质类主病。清·黄宫绣:"大而兼涩兼芤,则为血不内营。"

四、小脉

小脉,其形窄,为气不能向外扩展,或病邪退却向愈的表现。清·黄宫绣:"小为元气不足,及病已退之势。"明·张三锡:"(小)在阳为气不足,在阴为血不足。"

清·黄宫绣论脉小,见于三个部位:人迎、气口、尺内。分有力无力诊之。"如因病损小,其脉兼弱,见于人迎,则为胃气衰也;见于气口,则为肺气弱也;见于寸口,则为阳不足也;见于尺内,则为阴不足也;此皆无力之象。若使小而有力,脉兼滑实,则为实热固结。然脉不至急强,四肢不逆,犹云胃气之未绝。若胃气既无,生气已失,其奚济乎。"(经曰:"切其脉口滑小紧益沉者,病益甚在中。又曰:温病大热而脉反细小,手足逆者死。显微曰:前大后小,则头痛目眩;前小后大,则胸满短气。")这三处定位如下:"人迎气口,上下对待。一肺一胃,经语莫悖。神门属肾,在两关后。人迎脉在挟喉两旁一寸五分,胃脉循于咽喉而入缺盆。凡胃脘之阳,是即人迎之气之所从出。故诊人迎之脉,亦在右关胃腑胃阳之处,而可以卜在上头项外感之疾也。气口在于鱼际之后一寸,肺朝百脉,肺主气,故诊气口之脉,即在右寸肺脏肺阴之部,而可以卜在中在胸内伤之疾也。统论皆可以候脏腑之气,灵枢素问言之甚明,并无左右分诊之说。叔和悖而更之,议之者多矣。人之精神,寄于两肾。故两肾脉无,则其神已灭,而无必生之候矣。"

五、细脉

细脉,《素问·脉要精微论》:"细则气少"。
细脉,是精气衰少,元阳不充的表现,见精不濡养,气不温煦诸证。南宋·黎民寿:"胫酸髓冷不支持。遗精发槁形枯瘁,速灸关元岂可迟。细者,精气虚弱之极而形容不足。《黄帝内经》曰:细则气少。脉虽为虚弱之极,然必应于诊者为正。要之,精气既已怯弱,阳道由是衰微,病必胫酸髓冷,力乏精遗,皮毛焦干,形容枯瘁。温之以气,补之以味,岂可缓也。"明·李梴:"细气少兮代气衰。细本元气不足,精血亦乏。"明·张三锡:"(细)盖血气俱虚,不足以充故也。为元气俱乏,无精,内外俱冷,痿弱洞泄,为忧劳过度,为积,为湿,为痛。"明·聂尚恒:"细脉,精气虚弱之极,须当温其气,助其味,补髓益精,切毋迟慢。""细脉主阴盛阳虚之极,故有此症,急宜治之。"冬季后见细脉,或可不用治疗,身体就能康复。明·聂尚恒:"若乃冬季后,一阳复生,谓阴极阳生之时,此症不疗而自愈。"

　　细脉,精少阳虚,正虚易遭邪气侵袭,见虚实兼杂之证;也可见于各种津液阴血损耗之证。明·龚居中:"细主血弱气衰,诸虚百损,七情六欲,湿侵腰肾,则伤精汗泄。《脉经》言细为血少气衰,有此证则顺,否则逆,故吐衄脉得沉细者生,忧劳过度者,脉亦细。"

　　细脉,为阳气不足的脉象,因此临诊时兼见内热,忌纯用寒凉,应注意固护阳气。清·黄宫绣:"但脉既细如发,便属气虚,纵有内热,亦当兼固中气,不可纯用解热,以致其细益甚耳。况有内热全无,真元素亏,神气不持,而致脉见细象者乎。"(李士材曰:"尝见虚损之人脉细身热,医不究原,而以凉剂投之,使真阳散败,饮食不进,上呕下泄,是速其毙耳。经曰:少火生气。人非此火,无以营运三焦,熟腐水谷。未彻乎此者,乌可以言医哉。然虚劳之脉,细数不可并见,并见者必死。细则气衰,数则血败,气血交穷,短期将至。")

　　明·张三锡:"平人脉虚弱微细者,喜盗汗出也。"

　　细脉兼位类主病。清·黄宫绣:"细而兼浮,则为阳气衰弱;细而兼沉,则为寒气内中,或热传三阴。"

　　细脉兼动类主病。清·黄宫绣:"细而兼缓,则为湿中于内。"

　　清·陈当务引论可参看:"葛稚川曰:故气血不充赡,所以脉见细小耳。故老人虚弱则脉细,忧思过度脉亦细。虚证得之生,实证得之死。诗曰:细脉萦萦视若丝,应指沉实无绝期,春夏少年多不利,秋冬老弱却相宜。"

　　寸细主病。明·龚居中:"寸主呕吐。"

　　关细主病。中焦气虚升降失常,见运化不足,气滞痞胀。明·龚居中:"关主膨胀,胃虚。"

尺细主病。下焦元气不足,温煦、固摄失职。明·龚居中:"尺主丹田冷。泄痢遗精,阴血耗夺。"

六、微脉

微脉,相对细脉,其阳气衰弱程度更甚,因此虚寒诸证纷呈。南宋·黎民寿:"阴盛还令阳道衰。呼吸不能仍短气,体寒食减渐尪羸。微者,阴盛阳衰,气虚怯弱之候。阳因而上,卫外者也。人之所以辅卫于一体,运行于四肢者,阳气而已。平旦人气生,日中而阳气隆,日西而阳已虚,气门乃闭。是故暮而收拒,无扰筋骨,无见雾露,反此三时,形乃困薄,苟为烦劳扰动,则煎厥。由生大怒而阳不下行,血郁于上,使人薄厥。皆阳气之伤也。微脉之诊,由阳道衰羸,气欠而逆,虚寒之极尔。故主败血不止,漏下,便数,体重,腰疼,面无光泽,诸证生焉。"明·李梴:"微乃气血虚寒,脐下冷积,作痛作泻。"明·聂尚恒:"是阴盛阳衰,气虚之候。主男子失精溺血,女子崩中血下,致面色焦枯也。"清·黄宫绣:"微为阳气衰微之候。凡种种畏寒、虚怯、胀满、呕吐、泄泻、眩晕、厥逆并伤精失血等症,皆于微脉是形,治当概作虚治。"(语出景岳。又李士材曰:"仲景云,瞥瞥如羹上肥状,其软而无力也。萦萦如蜘蛛丝状,其细而难见也。轻取之而如无,故曰阳气衰;重按之而欲绝,故曰阴气竭。长病得之死,谓正气将次灭绝也;卒病得之生,谓邪气不至深重也。")明·张三锡:"(微)为气血俱虚之候。寸口脉微而数,微则无气,无气则荣虚,荣虚则噎。"明·龚居中:"气血微兮脉亦微,恶寒发热汗淋漓,男为劳极诸虚候,女作崩中带下医。又微主久虚血弱之病,阳微恶寒,阴微发热。《脉诀》云:崩中日久成白带,漏下多时骨木枯。"

但须注意,某些实证也可见微脉,如痛极之脉。清·黄宫绣:"然有痛极脉闭,脉见沉伏,与面有热色,邪未欲解,并阴阳俱停,邪气不传,而脉俱见微者。若以微为虚象,不行攻发,何以通邪气之滞耶?必热除身安,方为欲愈之兆耳。"(李时珍曰:"轻诊即见,重按如欲绝者,微也。往来如线而常有者,细也。")

微脉兼位类脉。浮微为阳不足,沉微为阴不足。明·张三锡:"浮而微者,阳不足,必身恶寒。沉而微者,阴不足,主脏寒下利。"

寸微主病。上焦阳气虚衰,温煦、固摄、气化功能皆见不足。明·张三锡:"寸微,心虚忧惕,荣血不足,头痛痞满,虚劳盗汗,上焦寒痞,冷痰不化,中寒少气。"明·龚居中:"寸微气促或心惊。"

关微主病。见中焦虚寒诸主证。明·张三锡:"关微,胸满,气乏,四肢恶寒拘急,胃寒气胀食不化,脾虚噫气,心腹冷痛。"明·龚居中:"关脉微时胀满形。"

尺微主病。见下焦虚寒诸证。明·张三锡:"尺微,败血不止,男为伤精尿血,女为崩漏带下,脏寒泄泻,脐下冷痛。"明·龚居中:"尺部见之精血弱,恶寒消痹痛呻吟。"

清·陈当务引述可参看:"久病得之不死。景岳曰:阳微则恶寒,阴微则发热,虽是气血两虚之候,尤为元阳先败之征,故失血虚劳之人,得之犹可延年。若形强力壮而得之,男则伤精,女则崩漏,至于微缓而散,则无可回元气于无何有之乡矣。濒湖诗曰:脉微气血亦俱微,恇忡惊悸汗淋漓。男为劳极俱虚候,女作崩中带下医。寸微应知呕吐频,入关胀满胃虚形。尺中定是丹田冷,泄利遗精恐脱阴。"

七、散脉

散脉,其象散漫不收,为气血涣散不凝之象,有失根脚,故见之病情困惫,预后不佳。明·张三锡:"(散)为气血耗散,腑脏气绝,在病脉主虚阳不足,又主心气不足,大抵非佳脉也。仲景曰:伤寒咳逆上气脉散者,死。《难经》曰:浮而大散者心也,最畏散脉独见,独见则危。"清·黄宫绣:"散为元气离散之象,肾绝之应。盖肾脉本沉。而脉按之反见浮散,是先天之根本已绝,如伤寒咳逆上气,脉见散象必死,与经言代散则死之意,即书有言热退而身安,泄利止而浆粥入,云或可生,亦非必定之辞耳。"(散为死脉,故不主病。)"从大而按之即无,则气无所统,血已伤残,阴阳离散,将何所恃而可望其生乎。"

孕妇见散是将堕胎,分娩见散是平脉。清·陈当务:"孕妇得之则堕胎,生产不在此中断。"

盱江医家分部主病受多取李濒湖之论。

寸散主病:"左寸怔忡右寸汗。"阳气虚不能温煦、推动、固摄之象。

关散主病:"溢饮左关应散漫,右关软散胕胕肿。"气化失常征象。

尺散主病:"散居两尺魂应断。"下部无根之象。

第四节　质类主病

一、滑脉

滑脉，为血盛有余的表现。《素问·脉要精微论》："滑者阴气有余也。"清·黄宫绣引述说："李时珍曰：滑为阴气有余，故脉来流利如水，脉者，血之府也。血盛则脉滑，故肾脉宜之；气盛则脉涩，故肺脉宜之。"

滑脉，脉体中和，常人可见。清·黄宫绣："至于平人脉滑而和，则为无病。"同时，妇人月经停止见滑脉，为怀孕的指征。明·龚居中："女子经调有孕。"清·黄宫绣："妇人经断而见滑数，则为有孕。"若是孕晚期，脉见滑而数，是将要分娩的征象。清·黄宫绣："临产而见滑疾，则为离经。"

滑脉发生的病机为阴盛阳虚，壅滞不通，气机上逆。南宋·黎民寿："滑者，血气相并逆动之候。原滑之由，阴气壅而阳气虚。阳者，卫外而为固也。阳为邪所胜，虚弱而不能固护保持。阴壅甚而不息，为满、为吐，由此而然也。"

滑脉主痰、食积。明·李梴："滑主血多，随气壅上为痰。"明·张三锡："（滑）属阳属痰，中有物之像。气口滑而紧盛为食滞，胸膈必见饱闷、恶心、嗳酸、伤食等症。《脉经》曰：脉数而滑者，实也，有宿滞当下。"明·龚居中："滑脉为阳，主元气虚衰，痰饮宿食。"清·黄宫绣："滑为痰逆食滞，呕吐上逆，痞满壅肿满闷之象。""或以痰湿内积，而见脉滑者有之。"

滑脉见于胃热吐逆和蓄血。明·龚居中："吐逆蓄血。"龚氏否定《脉诀》对滑脉的主病，其症与《脉经》所论病性相反，如："《脉诀》言关滑胃寒，尺滑脐冷，与《脉经》言关滑胃热，尺滑蓄血，妇人经病之旨相反，其谬如此。"

滑脉见于气虚不能统摄阴火之证，多见于尺脉。清·黄宫绣："或以气虚不能统摄阴火，脉见滑利者有之。"

清·陈当务引诸家论可参看："王好古曰：脉滑而甚，主痰气呕逆之疾。景岳曰：血盛则脉滑，故肾宜之；气盛则脉涩，故肺宜之。若见洪滑、数滑，上为心肺咽喉之热，下为膀胱小肠之热。凡病虚损者，多有弦滑之脉，此阴虚也;泻痢弦滑,是脾肾伤也。妇人脉滑数而月经断者,为有孕,左滑叶男,右滑叶女;若寸滑而沉结是为经闭,不得通以火论。濒湖诗曰:滑脉为阳气血乖,痰生百病食生灾,上为呕逆下蓄血,女脉调匀定有胎。寸滑膈痰生呕吐,舌烂咽干或咳嗽,当关宿食肝脾热,疝瘕颓淋看尺部。"

滑脉兼位类主病。明·龚居中:"又滑主痰饮,浮滑风痰,沉滑食痰。"

滑脉兼动类主病。明·龚居中:"滑数痰火。"清·黄宫绣:"然亦以有力无力分辨。如系滑大兼数,其脉当作有余;若止轻浮和缓不甚有力,当不仅作有余治也。"

滑脉兼形类主病。明·龚居中:"滑短宿食。"

滑脉兼质类主病。清·黄宫绣:"泻痢而见弦滑,则为脾肾受伤;久病而弦滑,则为阴虚。岂可概作实治乎。"

寸滑主病。上焦阴邪盛实,痰饮阴滞气机,不能和降,见呕逆、咳吐痰涎。南宋·黎民寿:"寸为呕哕痰浮上。"明·张三锡:"寸关弦滑数有力,是上焦痰饮,多呕多滞热,肥人则沉滑。浮而细滑者,伤饮。"明·聂尚恒:"池氏曰:寸部脉滑,乃三焦气滞,主中满呕逆。"明·龚居中:"寸滑主膈痰呕吐,吞酸舌强,或咳嗽。"

关滑主病。南宋·黎民寿:"关尺逢之饮溢怀。"明·龚居中:"关滑主宿食,肝脾积热。"明·聂尚恒:"愚谓:滑者水滑,脾土虚寒不能制水,乃微邪干脾,故有胃寒不食、尺部脐冷之患也。"

尺滑主病。明·张三锡:"尺滑,热结下焦。妇人尺滑,为月水不利,滑而有神为胎。"明·聂尚恒:"尺部脉滑,乃阴部见阳脉,阳内阴外致脐腹冰冷。阳胜阴则肾水虚少,不能制阳火。火既胜,致肾水干而好饮水,水停下焦不能导散,故流利作声也。刘氏曰:池氏注"关部脉滑乃肝木克脾土"者,非也。愚谓:滑者水滑,脾土虚寒不能制水,乃微邪干脾,故有胃寒不食、尺部脐冷之患也。"明·龚居中:"尺滑则渴痢癫淋。"

二、涩脉

涩脉,与滑脉相反,是阴血不荣,气有余的表现,应时见于秋。《素问·脉要精微论》:"涩则心痛。""涩者阳气有余也。"《素问·平人气象论》:"脉涩曰痹。"从主症可见涩是营血不荣的表现。南宋·黎民寿:"涩者,阳盛阴虚之候。敷而施之,阳之正也;敛而涩之,阴之正也。脉有阴阳,阴阳适平,则血气不至于相胜,是为来人。今也,阳气有余,阴气虚乏,阴不能和阳,其血既欠敛而涩之,非涩之正也,是以为阴之病。《黄帝内经》云:涩者,阳气有余;滑者,阴气有余。《千金方》云:脉滑者,多血少气;脉涩者,多气少血。以二经义考之,阴余而滑,则为气欠;阳余而涩,则为血欠。气欠则血有余,故滑脉之来,流利而且圆。血欠而气有余。"明·张三锡:"(涩)为血少之候,血少则脉道行涩故耳。"明·聂尚恒:"阳盛阴虚,则血少气多,脉来故涩也。"明·聂尚恒:"秋间见之,乃应时也。"

涩脉主精血内伤,主男女生殖系统功能失常。南宋·黎民寿:"男子伤精女胎病,都缘荣血欠三关。"明·李梴:"涩则伤精阴败血,涩乃精血枯燥,男子得之房劳伤精。女子有胎得之,胎中少血作痛;无孕得之,瘀血滞也。"明·张三锡:"仲景曰:男子脉微弱而涩,为无子,精气清冷。脉得诸涩濡弱,为亡血。"明·聂尚恒:"男子得涩脉,主精气耗竭;女子得之,主败血,为病胎。"

涩脉,虽为气血俱虚之候,临症多见拘挛麻木,忧郁,失血伤精,厥逆少食等症。但须分寒热以分别论治。清·黄宫绣:"然亦须分寒涩枯涩热涩之殊耳。若涩见呕吐泄泻,则为属虚属寒;涩见伤精失血,拘挛麻木,则为枯涩不和;涩见便结不解,则为热邪内闭,或寒滞不通。总在因症考求,岂可概指血虚,而不分别审顾乎。"(提出寒涩热涩枯涩三种,则看病施治自有主脑。)

清·陈当务引诸家论述可参看:"景岳曰:涩为气血俱虚之候,男子伤精,女人少血,多由七情不遂,营卫耗散,血无以充,气尤以畅,在上则上焦之不舒,在下则下焦之不运,在表则有筋骨之疲劳,在里则有精神之短少。凡此皆属大虚,诸家以为气多血少,岂以脉之短涩,尤有气多者乎。濒湖诗曰:涩缘血少或伤精,反胃亡阳汗雨淋,寒湿入着为血痹,女人非孕即无经。寸涩心虚痛对胸,胃虚胁胀察关中,尺为淋浊亡精候,二便不利下流红。"

寸涩主病。上焦心、胸阴血失养,见心血不足诸症。明·张三锡:"寸涩,心神虚耗不安,无阳少气。"明·聂尚恒引池氏:"寸部脉涩,主心气虚血少,而心乃脾之母,脾乃心子。母虚血少,不能荫乎子,故胃气不均。"明·龚居中:"寸涩主心虚胸痛。"

关涩主病。中焦肝脾失阴血滋养,证见肝血不足,脾弱不运。明·张三锡:"关涩,肝虚血散,肋胀胁满,身痛,脾弱不食,胃冷而呕。"明·聂尚恒引池氏:"关部脉涩,缘心血少,肝经无所受,乃血不能停藏。"明·龚居中:"关则胃虚胁胀。"

尺涩主病。下焦精血不足,主肾精亏虚、阴血损耗病证。明·张三锡:"尺涩,男子伤精及疝,女子月事虚败,胎漏不安,精液不足,小腹寒,足胫逆冷。"明·聂尚恒引池氏:"尺部脉涩,主肾虚败,气血衰弱,不能温养脾胃,以致肢体逆冷,而脾胃虚则鸣矣。"明·龚居中:"尺为精血俱伤,肠结溲淋,或为下血。"

三、弦脉

弦脉,为气血收敛之候,应时为春,可见于常人,非时而见则病。南宋·黎民寿:"荣卫凝留不得宣。盖是寒邪来作寇,至令筋脉病拘挛。弦者,血气收敛之候。血荣卫气,脉之所依也。气卫于外,以充皮肤,血荣于中,以荣经络。周一体而无间,应百刻而不违。此乃平人之常也。而乃贼邪干之,则肤腠戢闭,经络凝涩,血气因之以收敛而不散,故筋脉皮肤皆为之拘急,不得舒畅。四时之脉,春亦谓之弦。正以阴气之所入,寒气之所胜,至春则血气方向于温舒而尚弦耳。若十二经脉中非其时而诊见之,是谓血气收敛,筋脉拘急之候者也。"明·李梴:"弦主劳伤,气血拘敛。"

弦脉主病,多见于肝胆相关病症,也可见于痰饮、疟疾,以及气机郁滞等病证。明·龚居中:"弦为肝胆之脉,主痰饮,寒热疟疾,又主血弱劳伤,胃虚停饮,骨胁疼痛,肢体拘急,多惊。"清·黄宫绣:"弦为血气不和,气逆邪胜、积聚胀满,寒热胁痛,疟痢疝痹等症。"

弦脉,其张紧的程度表达了病情发展的程度,缓柔则病轻,强硬则病重。清·黄宫绣:"然总由于木盛土衰水亏而成。但以弦多弦少以证胃气之强弱,弦实弦虚以证邪气之虚实。""无论所患何症,兼见何脉,但以和缓有神,不乏胃气,虽弦无碍(张璐)。若弦而劲细强直,是无胃气,岂能治乎。"(戴同父曰:"弦而软,其病轻;弦而硬,其病重。")

弦脉,出现的部位不同,揭示了病情的发展趋势。明·龚居中:"单弦病轻,双弦病急。阳弦头痛,阴弦腹痛,单弦饮癖,双弦寒痼,若不食者,木来克土,病必难治。"清·黄宫绣:"浮弦沉弦以证表里之阴阳,寸弦尺弦以证病气之升沉。"

清·陈当务引诸家论述可参看:"(弦)为阳中伏阴,正虚邪实之候弦滑而浮,即是表邪。弦紧而细,即是里邪。弦洪相传,外紧内热,欲发疮毒也。大凡轻虚而滑者平,滑实如循长竿者病,劲急如弓弦者死。故脉见弦强,必是肝邪为害,但肝之资生在胃,培养在肾,是必生化之原先损,故所脉显弦强。人能识此,而早为绸缪,可无后悔。濒湖诗曰:弦应东方肝胆经,虚劳痛苦湿痰侵。浮沉迟数须分别,大小单双看重轻。寸弦头痛膈多痰,胀满癥瘕察左关。关右胃寒心腹痛,尺中阴疝脚拘挛。"

弦脉兼位类主病。明·张三锡:"沉而弦悬饮内痛。"明·龚居中:"又弦为木盛之病,浮弦痰饮外溢,沉弦悬饮内痛。"

弦脉兼动类主病。弦分有力无力,有力为实,无力为虚。明·张三锡:"弦而有力为肝有余,弦而无力为血不足。"弦数为热,弦迟为寒。明·龚居中:"弦数多热,弦迟多寒。"

弦脉兼质类主病。弦兼滑,主痰饮。明·张三锡:"弦而滑多痰。"

弦脉兼形类主病。明·龚居中:"弦大主虚,弦细拘急。"

寸弦主病。浊阴滞,清阳不能上升,可见头痛;痰浊壅遏胸膈,而见胸满。明·张三锡:"寸弦,头痛。"明·聂尚恒引池氏:"寸口脉弦,主寒在胸膈。"明·龚居中:"寸弦头痛多痰。"

关弦主病。木亢横逆脾土,见脾转运失司,饮食不消;或中脘寒凝,心腹疼痛。明·张三锡:"关弦,脾胃伤冷,宿食不化,心腹痛,弦紧为疝瘕。"明·聂尚恒引池氏:"关中脉弦,主寒在胃,胃既寒,胃土虚不能制肾水,所以下焦停水满丹田。如二阴不退,必为水病也。"明·龚居中:"左关弦主寒热癥瘕,右弦主胃寒,心腹痛。"

尺弦主病。下焦气机郁滞,水饮停蓄,见诸不通之症。明·张三锡:"尺弦,脐下痛,拘急腰脚痛,偏弦为饮。"明·龚居中:"尺主阴疝。脚疾拘挛。"明·张三锡:"尺脉弦滑,二便必难,妇人须问月水。脐下痛,下焦停水。疟脉多弦。"

四、革脉

革脉,为精血亏虚不足之证,见诸肾精不能固摄病证,男见遗精,女见崩中漏下。革脉主病论述首见于《金匮要略方论》:"妇人则半产漏下,男子则亡血失精。"明·李梴:"革去精血亦奇哉。革乃变易,血气去留常度,男子不交精泄,女子崩中漏下,有孕半产,真虚寒怪症脉也。"明·张三锡:"(革)气血虚寒,革易长度也,妇人则半产漏下,男子则亡血失精,又为暴中风、寒湿之候。"

　　革脉见证,临诊辨治施方忌用宣发升散,否则容易会致生命陷入危象。清·黄宫绣:"革为变革之象。凡亡血失精,肾气内惫,或虚寒相搏,故脉少和柔,而有中空之状。若不固肾补精,舒木除寒,而以革浮属表,妄用升发,其不真阴告绝者鲜矣。"(张仲景曰:"弦则为寒,芤则为虚,寒虚相搏,此名曰革,男子亡血失精,妇人半产漏下。经曰:三部脉革,长病得之死,卒病得之生。")

　　清·陈当务引诸家论可参看:"李时珍曰:阴阳不交,革易常度,均主失血之候。诸家混在牢脉中,不可不辨。盖牢浮革沉,牢实革虚,形证各异。《甲乙经》谓:浑浑革革至如涌泉,蔽蔽绰绰其去如弦绝者死。王贶以为溢脉,与此不同。诗曰:革脉形如按鼓皮,芤弦相合症虚危。女人半产崩淋下,男子营虚有梦遗。"

第六章
旴江医家论脉之相兼

从脉象相兼为病,论述盱江医家对相兼病的认识。下表为脉的纲目阴阳分列表。

脉纲	阳	阴
手	左、上、外	右、下、内
位	浮、外、前	沉、内、后
动	力强、数、规律、来盛去缓	力弱、迟、不规律、来缓去速
形	长、宽、厚、中聚、边散、直	短、窄、薄、中散、边凝,曲
质	流利、充盈、绷紧、刚硬	涩、不充盈、柔和、软弱

多种不同的目类结合起来,就会形成多种兼夹的脉象,来指引理解纷繁复杂的兼脉象。

第一节　位相兼类

若浮沉俱紧,三焦俱中其邪,脐痛,手足冷者死;手足温,自吐利者生。（明·李梴）

一、浮相兼

（一）浮兼动

浮数表热。……浮迟表虚。（南宋·崔嘉彦）

浮数风热微欲解。浮数,伤风挟热也。带微者,邪不传而欲解。（明·李梴）

数浮火炎烦且满。数浮,表有热也。数为烦满。（明·李梴）

数沉里热不须议。数沉,里有热也。（明·李梴）

浮迟身痒汗亦无。里虚不能作汗,其身必痒。（明·李梴）

迟浮,寒在表则肢冷。（明·李梴）

浮而有力则为风。风包四气而言:如浮缓浮弦则为伤风,浮紧则为伤寒,浮虚则为伤暑,浮濡则为伤湿。四气在表皆浮,更与人迎相应,则为外感在经

无疑。（明·李梴）

浮而无力斯为虚。经曰:诸浮者,肾不足也,瞥瞥有如羹上肥,定知此脉阳气微。乍病见浮脉,乃伤风邪,久病宜沉反见浮脉,里寒表热也。然必与气口相应,则为内伤,气血虚损。（明·李梴）

浮紧滑疾百合辜。百合,伤寒病也。（明·李梴）

浮紧,或寸紧,则雾露中于上焦。见太阳症发热,头项强痛,腰挛胫酸。（明·李梴）

实紧作泄胃家寒,或时腰痛亦难住。实紧为阴不胜阳,为胃寒,为大便不禁,为腰痛。（明·李梴）

独浮喘胀表中热,表邪盛,故气逆喘胀。（明·李梴）

大为病进脉之贼。经曰:脉来浑浑革革如涌泉者,病进而危。昔人以秋潮之汹涌者,状其大也。要之即非时而见洪大脉也。浮大表病沉里厄。经曰:大则病进。浮大表病,沉大里病。浮大昼加昼死,沉大夜加夜死。（明·李梴）

(二)浮兼形

浮大隐疹久为癞。浮为风虚,大为气强,风气相搏,必成瘾疹发痒,久久为癞。（明·李梴）

长大癫痫更迷心;长大则为癫狂痫疾,乃痰热迷于肝心所致。（明·李梴）

微浮呕逆分内外。内伤则为阳虚,外感则为风暑。（明·李梴）

濡弱内热外又寒,其人小便必不利。濡而弱,内热外冷,自汗小便难。（明·李梴）

(三)浮兼质

浮滑痰饮痛如锥。浮滑为风痰,为走刺疼痛。（明·李梴）

滑实胃热非廉纤。滑实为胃热,带数则为结热。非廉纤者,言热重也。（明·李梴）

涩芤瘀血结成团。涩芤为衄血,或为失血。（明·李梴）

浮缓风寒,故麻痹。（明·李梴）

洪紧痈疽喘急粗。洪紧与气口相应,则气攻百脉,为痈疽,为喘急,亦为胀。（明·李梴）

弦钩胁下痛如刺,弦而钩,为胁下刺痛。（明·李梴）

实涩气塞痢且坠。实涩与气口相应,则气血壅滞,为三焦痞塞,食积湿热成痢,里急后坠。(明·李梴)

芤紧或数肠内痈。芤紧或挟洪数者,主荣脉留滞于肠胃之间。多见关部,致生血痈。(明·李梴)

二、沉相兼

(一)沉兼动

沉数里热。……沉迟冷结。(南宋·崔嘉彦)

沉迟血冷里寒生。与气口相应,则血凝气滞而为沉寒。(明·李梴)

迟沉寒内浮寒外;脉迟沉或芤,寒在里则腹痛。(明·李梴)

无力应和气不平。沉为诸郁。(明·李梴)

沉紧而数冷又热,沉紧不数悬饮成。(明·李梴)

沉紧,或尺紧,则雾露中于下焦。见少阴症足冷,便溺妄出,为难治。(明·李梴)

缓弱吞酸食不下。缓者,胃气有余;弱者,阳气不足。胃欲消化而阳气不运,故噫而吞酸,食卒不下,填于胸膈也。(明·李梴)

(二)沉兼形

沉细少气臂不举。两寸则两臂不举。(明·李梴)

(三)沉兼质

沉缓眩晕浮痹肤。沉缓为虚,故眩晕。(明·李梴)

紧沉必知痛在腹,恐成冷气与痈风。(明·李梴)

微沉自利汗有无。微沉,阴气已亏,脏寒下利作泄,或虚汗不止,或亡阳无汗。(明·李梴)

微弱少气面无色,男精女带共焦枯。微弱为少气,主男子失精溺血,女子崩中漏下,致面色焦枯。(明·李梴)

滑弱阴痛溺如挽。滑弱则阴中痛,小便亦然。(明·李梴)

涩沉之病亦一般。涩沉亦为寒湿,与人迎相应,则风湿寒痹。(明·李梴)

沉弦腹心冷痛并。(明·李梴)

第二节 动相兼类

一、数相兼

若还细数又无力,阴虚火动休轻视。与气口相应,则阴虚阳盛。甚者左右俱细数无力,或左尺寸数尤甚。(明·李梴)

紧数寒热相来往,紧而数,为寒热往来。(明·李梴)

数兼质类

数而带滑痰火盛,或为呕吐或痛极。(明·李梴)

二、迟相兼

缓迟虚冷咽难哺;缓迟为虚寒相搏,食冷则咽痛。(明·李梴)

(一)迟兼动类

迟而无力虚且寒。与人迎相应,则湿寒凝滞;与气口相应,则虚冷沉积。(明·李梴)

迟而有力痛为害。或心痛,或腹痛,或胁痛。(明·李梴)

(二)迟兼形类

长缓微邪犯下体,与人迎相应,则微邪自愈;与气口相应,则脏气平治。(明·李梴)

(三)迟兼质类

迟涩咽酸癥瘕成。迟涩则湿热凝滞,或为咽酸,或为癥瘕。(明·李梴)

迟滑腹中觉胀大。迟而滑为腹胀。(明·李梴)

缓滑为热中,缓紧为脾疼。(明·李梴)

三、力相兼

虚涩房劳肾水焦。虚而涩,为房劳损精。(明·李梴)

四、紧相兼

(一)紧兼形类

细紧癥积聚萦,或为刺痛为痿躄。细而紧,为癥积聚,为病在内,为刺痛,为身痛痿躄。叔和云:胫酸髓冷是也。(明·李梴)

(二)紧兼质类

涩紧为痹因寒湿。涩而紧为痹,为寒湿,为中雾露。(明·李梴)

紧滑宿食吐蛔虫。紧滑为蛔动,为宿食吐逆。(明·李梴)

弦紧恶寒疝癖病,经络中有寒故也。(明·李梴)

第三节　形相兼

微涩亡血增寒热,曾经汗下医之辜。脉微而涩者,病当恶寒,后乃发热。所以然者,医发其汗,令阳气微,又大下之,令阴气弱。阳微恶寒,阴弱发热,理也。久则夏月恶寒,冬月恶热。盖夏月阳气在外,胃中虚冷,阳气内微,故反恶寒。冬月阳气在内,胃中烦热,阴气内弱,故反恶热。昼寒夜热,亦此义也。(明·李梴)

细滑僵仆兼呕热。细而滑,为僵仆,为呕吐,为发热。(明·李梴)

滑而大小不匀,必吐,为病进。滑为逆气。(明·李梴)

上下左右积弦长;弦而长,为上下左右有积。(明·李梴)

第四节　质相兼

滑脉为实为停痰。滑为气血实,与人迎相应,则风痰潮溢;与气口相应,则涎饮凝滞。(明·李梴)

涩为不足伤精血。与气口相应,则精竭血枯。为厥为痢为恶寒;涩为四肢逆冷,为下痢,为恶寒。涩细则大寒。或为无汗为心痛,涩为无汗,为心痛。(明·李梴)

第七章
盱江医家论五脏脉象

五脏有平脉和病脉。《素问》已有论述,在"平人气象论"篇言:"平心脉来,累累如连珠,如循琅玕,曰心平,夏以胃气为本。病心脉来,喘喘连属,其中微曲,曰心病。死心脉来,前曲后居,如操带钩,曰心死。平肺脉来,厌厌聂聂,如落榆荚,曰肺平,秋以胃气为本。病肺脉来,不上不下,如循鸡羽,曰肺病。死肺脉来,如物之浮,如风吹毛,曰肺死。平肝脉来,耎弱招招,如揭长竿末梢,曰肝平,春以胃气为本。病肝脉来,盈实而滑,如循长竿,曰肝病。死肝脉来,急益劲,如新张弓弦,曰肝死。平脾脉来,和柔相离,如鸡践地,曰脾平,长夏以胃气为本。病脾脉来,实而盈数,如鸡举足,曰脾病。死脾脉来,锐坚如鸟之喙,如鸟之距,如屋之漏,如水之流,曰脾死。平肾脉来,喘喘累累如钩,按之而坚,曰肾平,冬以胃气为本。病肾脉来,如引葛,按之益坚,曰肾病。死肾脉来,发如夺索,辟辟如弹石,曰肾死。"分析《素问》对五脏平脉所喻,如循琅玕(似玉如珠的圆石,质地光润)说明脉体的光滑,如落榆荚说明脉象舒缓,如循鸡羽说明脉体顺滑,如风吹毛说明脉体柔和,喘喘累累如钩(同"钩"),说明脉体如制陶转轮般圆转流利不止。五脏平脉已具论于前"脉之生理"中,以下结合《素问》所论,从"五脏病脉"和"五脏死脉"论述。

第一节　五脏病脉

明·龚廷贤将五脏病脉,以浮沉迟数统领之,浮以主风,沉以主积气,迟主寒痛,数主热疾:"五脏见浮脉,主风虚之病。五脏见沉脉,主积气之病。五脏见迟脉,主冷痛之病。五脏见数脉,主疮热之病。"

一、病心脉

病心脉来,喘喘连属,其中微曲,曰心病。(《素问》)

病则益数,如鸡举足,死操带钩。(南宋·崔嘉彦)

心病脉来累累连属,其中微曲。(南宋·黎民寿)

病心脉来,喘喘连属,其中微曲,曰心病。(明·龚廷贤)

心脉浮。主心虚,触事易惊,神不守舍,舌强不语,语言错乱。心脉沉,主小便淋沥,咯血尿血,小便不通;寤而不寐,心惊。心脉迟,主小便频数,心疼

呕水,怔忡多悸,伏梁脐痛。心脉数,主烦躁狂言,舌上生疮,小便赤涩,眼目昏花。(明·龚廷贤)

左寸心部。浮数头疼热梦惊,浮迟腹冷胃虚真。沉数狂言并舌强,沉迟气短力难成。(主气不相接续)(明·龚廷贤)

二、病肺脉

秋以胃气为本。病肺脉来,不上不下,如循鸡羽,曰肺病。(《素问》)

(肺脉)按之益大,病如循羽,不下不上。(南宋·崔嘉彦)

脉来不上不下,如循鸡羽,曰病。(南宋·严用和)

肺病脉来不上不下,如循鸡羽。(南宋·黎民寿)

秋以胃气为本,病肺脉来,上下如循鸡羽,曰病。(明·龚廷贤)

肺脉浮,主咳嗽气急,大便风秘,面浮面疮,吐血吐脓。(明·龚廷贤)

肺脉沉,主咳嗽多痰,上气喘急,呕血失声,息贲肺痈。(明·龚廷贤)

肺脉数,主咳嗽吐血,喉腥目赤,大便闭结,面生痤痱。(明·龚廷贤)

右寸肺部,浮数中风喉热闭,浮迟冷气泻难禁,沉数风痰并气喘,沉迟气弱冷涩停。(明·龚廷贤)

三、病肝脉

病肝脉来,盈实而滑,如循长竿,曰肝病。(《素问》)

肝病脉来实而益滑,如循长竿。(南宋·黎民寿)

肝病脉来急益劲,如新张弓弦,曰肝死。(明·龚廷贤)

肝脉浮,主中风瘫痪,筋脉挛搐,面肿牙疼,肠风下血。(明·龚廷贤)

肝脉沉,主怒气伤肝,胁痛肥气,眼目昏痛,肚腹胀满。(明·龚廷贤)

肝脉迟,主筋挛骨痛,目昏多泪,触事易惊,转筋麻木。(明·龚廷贤)

肝脉数,主眼痛翳膜,目昏多泪,头风眩晕,妇人血热骨蒸及中风。(明·龚廷贤)

左关肝部,浮数患风筋即抽,浮迟冷眼泪难收,沉数背疮常怒气,沉迟不睡损双眸。(明·龚廷贤)

四、病脾脉

病脾脉来,实而盈数,如鸡举足,曰脾病。(《素问》)

脾病脉来,实满稍数,如鸡举足。(南宋·黎民寿)

病脾脉来,实而盛数,如鸡举足,曰脾病。(明·龚廷贤)

脾脉浮,主脾虚作膨,饮食不进,上气喘急,呕逆泄泻。(明·龚廷贤)

脾脉沉,主中满不食,痞气色黄,手足不仁,呕吐泄泻,贪睡。(明·龚廷贤)

脾脉迟,主咳嗽泄泻,腹中有虫,痰涎多壅,饮食不化。(明·龚廷贤)

脾脉数,主口臭胃翻,齿痛牙宣,多食不饱,四肢不举。(明·龚廷贤)

右关脾部,浮数龈宣并益汗,浮迟胃冷气虚膨,沉数热多并口臭,沉迟腹满胀坚生。(明·龚廷贤)

五、病肾脉

病肾脉来,如引葛,按之益坚,曰肾病。(《素问》)

肾之病脉,啄啄连属,连属之中,然而微曲。(南宋·崔嘉彦)

脉来如引葛,按之益坚者肾病。(南宋·严用和)

肾病脉来,如引葛,按之而益坚。(南宋·黎民寿)

肾脉来如引葛,按之益坚,曰肾病。(明·龚廷贤)

肾脉浮,主腰疼牙痛,小腹气痛,腿足生疮,足膝无力。(明·龚廷贤)

肾脉沉,主风滞腰疼,小便不利,阴癞作胀,奔豚腹满。(明·龚廷贤)

肺脉迟,主寒嗽喘满,大便溏泻,皮肤燥涩,梦涉大水。(明·龚廷贤)

肾脉迟,主小便频数,滑精不禁,膝胫酸痛,阴湿盗汗。(明·龚廷贤)

肾脉数,主消渴不止,小便血淋,下疳生疮,阴囊湿痒。(明·龚廷贤)

左尺肾部,浮数劳热小便赤,浮迟阴肿浊来侵,沉数腰疼生赤浊,沉迟白浊耳虚鸣。(明·龚廷贤)

右尺命门部,浮数泄精三焦热,浮迟冷气浊时临,沉数渴来小便数,沉迟虚冷小便频。(明·龚廷贤)

第二节　五脏死脉

一、死心脉

死心脉来,前曲后居,如操带钩,曰心死。(《素问》)

反得浮涩而短,或前曲后据,如操带钩,此皆心死矣。(南宋·严用和)

心死脉来,前曲而后居,如操带钩。(南宋·黎民寿)

真心脉至坚而搏,如循薏苡子累累然,色赤黑不泽,毛折乃死。(南宋·黎民寿)

死心脉,前曲后倨,如操带钩,曰心死。真心脉至,牢而搏,如循薏苡,累累然,其色赤黑不泽,毛折乃死。(明·龚廷贤)

二、死肺脉

死肺脉来,如物之浮,如风吹毛,曰肺死。(《素问》)

死则消索,吹毛飒飒。(南宋·崔嘉彦)

按之消索如风吹毛,曰死。(南宋·严用和)

肺死脉来,按之消索,如风之吹毛。(南宋·黎民寿)

真肺脉至,如虚,如以毛羽中人肤,色赤白不泽,毛折乃死。(南宋·黎民寿)

肺脉来,如物之浮,如风吹毛,曰肺死。真肺脉至,大而虚,如毛羽中人肤然。(明·龚廷贤)

三、死肝脉

死肝脉来,急益劲,如新张弓弦,曰肝死。(《素问》)

脉来弦而涩,或急而益劲如新张弓弦,或脉至中外急,急如循刀刃,喷喷然如按琴瑟弦者,此皆肝死矣。(南宋·严用和)

肝死脉来,急而益劲,如新张弓弦。(南宋·黎民寿)

真肝脉至中外急,如循刀刃,责责然如按琴瑟弦,色青白泽,毛折乃死。(南宋·黎民寿)

急益劲,如新张弓弦,曰肝死。真肝脉至,中外急如循刀刃,责责然如新张弓弦,色青白不泽,毛折乃死。(明·龚廷贤)

四、死脾脉

死脾脉来,锐坚如鸟之喙,如鸟之距,如屋之漏,如水之流,曰脾死。(《素问》)

(脾脉)来如雀啄,如滴漏水,脾脏之衰,脉乃见此。(南宋·崔嘉彦)

如乌之喙,如鸟之啄,如屋之漏,如水之溜,此皆脾死矣。(南宋·严和和)

脾死脉来,锐坚如鸟啄,如屋之漏。(南宋·黎民寿)

真脾脉至弱而乍数乍疏,色黄青不泽,毛折乃死。(南宋·黎民寿)

死脾脉来,坚锐如鸟之啄,如鸟之距,如屋之漏,如水之溜,曰脾绝。真脾脉至,弱而乍数乍疏,然其色不泽,毛折乃死。(明·龚廷贤)

五、死肾脉

死肾脉来,发如夺索,辟辟如弹石,曰肾死。(《素问》)

来如解索,去如弹石,已死之肾,在人审识。(南宋·崔嘉彦)

至坚而沉,如弹石辟辟然者,死。(南宋·严用和)

肾死脉来之如解索,去之如弹石。(南宋·黎民寿)

真肾脉至搏而绝,如指弹石辟辟然,色黑黄不泽,毛折乃死。(南宋·黎民寿)

死肾脉来,发如夺索,辟辟如弹石,曰肾死。真肾脉至,搏而绝,如弹石辟辟然。(明·龚廷贤)

附　聂尚恒五脏脉形图

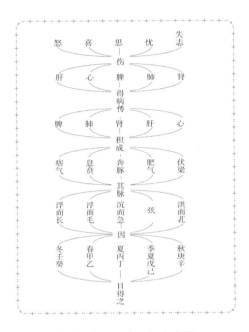

图7－1　五脏积气病脉图

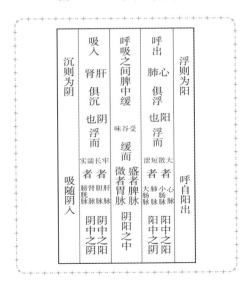

图7－2　四难经解

脉有阴阳气分,吹嘘在乎呼吸而已。心与肺在上,为阳,主气之呼出也;肾与肝在下,为阴,主气之呼入也。脾虽不主呼吸,唯主受纳谷味,然其位居心肺肝肾之中,其脉亦在于四脏呼吸之中。

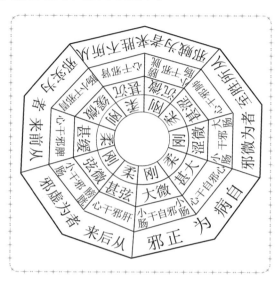

图 7-3　十难一脉十变图

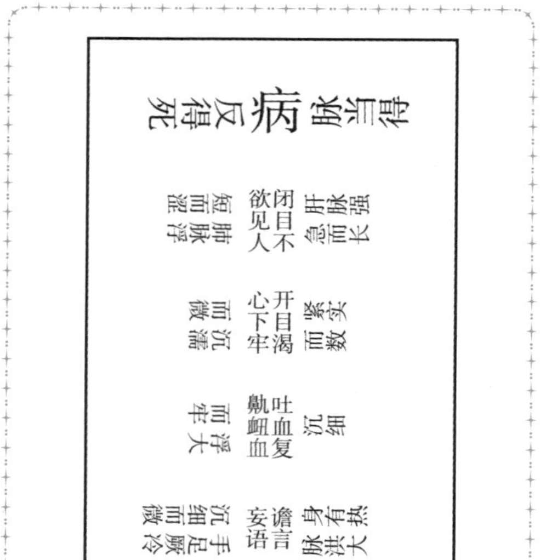

图 7-4　十七难经解

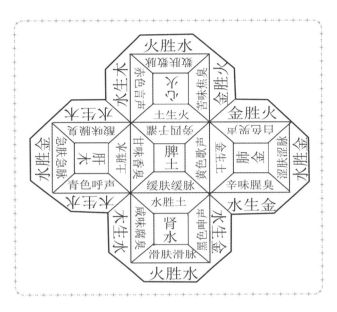

图 7-5　十三难图

证内得证外

肝脉
按之牢若有动气　青面目善怒
其病四肢满闭淋溲难便转筋

心脉
按之牢若有动气　赤面口干善笑
其病烦心心痛掌中热而哕

脾脉
按之牢若有动气　黄面善噫善思善味
其病腹胀满不食体重节痛怠惰嗜卧四肢不收

肺脉
按之牢若有动气　白面善嚏悲愁不乐欲哭
其病喘咳洒淅恶寒

肾脉
按之牢若有动气　黑面善恐欠
其病逆气小腹急痛泄如下重足胫寒而逆

图 7-6　十六难五脏病脉之图

气 无 脏 一

| 三十三 三十四 三十五 三十六 息 | 二十五 二十六 二十七 二十八 息 | 十七 十八 十九 二十 息 | 九 十 十一 十二 息 | 一 二 三 四 息 | 肺心脾肝　数动 | 五 六 七 八 息 | 十三 十四 十五 十六 息 | 二十一 二十二 二十三 二十四 息 | 二十九 三十 三十一 三十二 息 | 三十七 三十八 三十九 四十 息 |

图之气受脏五止无动十五

成 地 生 天

| 四十一 四十二 四十三 四十四 四十五 息 | 三十一 三十二 三十三 三十四 三十五 息 | 二十一 二十二 二十三 二十四 二十五 息 | 十一 十二 十三 十四 十五 息 | 一 二 三 四 五 息 | 肺心脾肝肾　数动 | 六 七 八 九 十 息 | 十六 十七 十八 十九 二十 息 | 二十六 二十七 二十八 二十九 三十 息 | 三十六 三十七 三十八 三十九 四十 息 | 四十六 四十七 四十八 四十九 五十 息 |

图7-7　十一难五脏上脉图

第八章
盱江医家论奇经八脉

奇经八脉,是指手足三阴三阳经外,别道奇行的八条经脉,因其"不拘于经",故得此名。有督脉,任脉,冲脉,带脉,阴维脉,阳维脉,阴跷脉,阳跷脉等八条经脉。此八条经脉,《黄帝内经》已均有论述,《难经》始将八条经脉合称为"奇经八脉"。不能拘的原因,《难经》是这样阐释的:"比于圣人图设沟渠,沟渠满溢,流于深湖,故圣人不能拘通也,而人脉隆盛,入于八脉而不环周,故十二经亦不能拘之。"对此明·李梴承之:"此奇经八脉,相连相会,维系诸经,乃顺其常,八脉隆甚,入于八脉,泛溢横流,却不还流于诸经,故十二经亦不能拘制。因此受邪蓄热则为疮疡、热毒,当以砭刺也。"

清代盱江医家喻昌认为奇经八脉,为人身一大络。清·喻嘉言:"昌尝推奇经之义,督脉督诸阳而行于背,任脉任诸阴而行于前,不相络也。冲脉直冲于胸中,带脉横束于腰际,不相络也。阳跷、阴跷,同起于足跟,一循外踝,一循内踝,并行而斗其捷,全无相络之意。阳维、阴维,一起于诸阳之会,一起于诸阴之交,名虽曰维,乃是阳自维其阳,阴自维其阴,非交相维络也。设阳跷、阴跷,可言二络;则阳维、阴维,更可言二络矣。督、任、冲、带,俱可共言八络矣。《难经》又云:奇经之脉如沟渠满溢,流于深湖。故圣人不能图,是则奇经明等之络。夫岂有江河大经之水,拟诸沟渠者哉?《难经》又云:人脉隆盛,入于八脉而不环周,故十二经亦不能拘之,溢蓄不能环流灌溉诸经者也。全是经盛入络,故溢蓄止在于络,不能环溉诸经也。然则奇经共为一大络,夫复何疑?"

第一节　奇经八脉的循行

一、督脉

督脉者,起于少腹以下骨中央,女子入系廷孔,其孔,溺孔之端也。其络循阴器合篡间,绕篡后,别绕臀,至少阴与巨阳中络者,合少阴上股内后廉,贯脊属肾,与太阳起于目内眦,上额交巅上,入络脑,还出别下项,循肩髆内,挟脊抵腰中,入循膂,络肾。其男子循茎下至篡,与女子等;其少腹直上者,贯脐中央,上贯心入喉,上颐环唇,上系两目之下中央。(《素问·骨空论》)

督脉者,起于下极之俞,并于脊里,上至风府,入属于脑。(《难经·二十八难》)

督脉起自下极俞,并于脊里上风府,过脑额鼻入龈交,为阳脉海都纲要。(督之为言都也。阳脉都会,男子之主。)(明·李梴)

督脉者,起于下极之,并于脊里,上至风府,入属于脑。(明·龚廷贤)

二、任脉

任脉者,起于中极之下,以上毛际,循腹里上关元,至咽喉,上颐循面入目。(《素问·骨空论》)

任脉者,起于中极之下,以上毛际,循腹里,上关元,至喉咽。(《难经·二十八难》)

任脉起于中极底,上腹循喉承浆里,阴脉之海妊所谓。(生养之源,女子之主。冲脉即气冲,乃胃脉发源。)出胞循脊中,从腹会咽络口唇,女人成经为血室,脉并少阴之肾经,与任督本于阴会,(督任气冲)三脉并起而异行。(皆始于气冲,一原而分三歧。督脉行背而应乎阳,任脉行腹而应乎阴,冲脉自足至头,若冲冲而直行于上,为十二经脉之海,总领诸经气血也。三脉固起于气冲,气冲又起胃脉源,知此则知胃气为本矣。)(明·李梴)

任脉者,起于中极之下,以上毛际,循腹里,上关元,至咽喉上颐,循面入目,络舌。(明·龚廷贤)

三、冲脉

冲脉者,起于气街,并少阴之经,挟脐上行,至胸中而散。(《素问·骨空论》)

冲脉者,十二经之海也,与少阴之大络,起于肾,下出于气街。循阴股内廉,邪入中,循胫骨内廉,并少阴之经,下入内踝之后,入足下。其别者,邪入踝,出属跗上,入大趾之间。注诸络,以温足胫。(《灵枢·动输》)

夫冲脉者,五脏六腑之海也,五脏六腑皆禀焉,其上者,出于颃颡,渗诸阳,灌诸精;其下者,注少阴之大络,出于气街,循阴股内廉,入腘中,伏行骭骨内,下至内踝之后,属而别;其下者,并于少阴之经,渗三阴;其前者,伏行出跗

属,下循跗入大趾间,渗诸络而温肌肉。(《灵枢·逆顺肥瘦》)

冲脉者,起于气冲,并足阳明之经,夹脐上行,至胸中而散也。(《难经·二十八难》)

冲脉者,起于气街,并足阳明之经,挟脐上行,至胸中而散。(明·龚廷贤)

四、带脉

带脉者,起于季胁,回身一周。(《难经·二十八难》)

带脉周回季肋间,(环回周身,总束诸脉,果束带然。起于季肋,即章门胁下,接腰骨之间。)会于维道足少阳,脏腑筋骨髓气血脉,交相维系顺其常。(明·李梴)

带脉者,起于季胁,回身一周。(明·龚廷贤)

五、阴维脉

阳维阴维者,维络于身,溢蓄不能环流灌溉诸经者也。故阳维起于诸阳会也,阴维起于诸阴交也。(《难经·二十八难》)

阳维、阴维,一起于诸阳之会,一起于诸阴之交,名虽曰维,乃是阳自维其阳,阴自维其阴,非交相维络也。(清·喻昌)

本足阴阳脉别支,诸阴交起阴维脉,发足少阴筑宾,诸阳会起阳维脉,太阳之金门是。(维,持也。阳维,持诸阳;阴维,持诸阴。阴阳不相继,则怅然失志,不能自收拾主持其身。故阳维病属表多寒热,阴维病属里多心痛。阳维所发,别于金门,以阳交为,与手足太阳及跷脉会于肩俞,与手足少阳会于天及会肩井,与足少阳会于阳白,上本神、临泣、正营、脑空,下至风池,与督脉会于风池、哑门。此阳维之脉起于诸阳之交也。阴维之曰筑宾,与足太阴、厥阴会于府舍、期门,又与任脉会于廉泉、天突。此阴维起于诸阴之交会也。)(明·李梴)

阴维起于诸阴之交。(明·龚廷贤)

六、阳维脉

阳维起于诸阳之会。（明·龚廷贤）

七、阴跷脉

阴跷、阳跷，阴阳相交，阳入阴，阴出阳，交于目锐眦，阳气盛则瞋目，阴气盛则瞑目。（《灵枢·寒热病》）

阴跷脉者，亦起于跟中，循内踝上行，至咽喉，交贯冲脉。（《难经·二十八难》）

阴跷内踝（照海）循咽嗌，（脉行于腹为阴。跷者，捷也。言此脉之行，如足之捷也。）（明·李梴）

阴跷脉者，起于跟中，循内踝上行，至咽喉，交贯冲脉。（明·龚廷贤）

八、阳跷脉

阳跷脉者，起于跟中，循外踝上行，入风池。（《难经·二十八难》）

阳跷起足之跟里，循外踝上（申脉）入风池。（脉行于背为阳。）（明·李梴）

阳跷脉者，起于跟中，循外踝上行，入风池。（明·龚廷贤）

第二节 奇经八脉的生理功能

"比于圣人图设沟渠，沟渠满溢，流于深湖，故圣人不能拘通也，而人脉隆盛，入于八脉而不环周，故十二经亦不能拘之，其受邪气，蓄则肿热，砭射之也。"（《难经·二十八难》）

"至于奇经八脉，又为十二经之约束。若脏气安和，经脉调畅，八脉不形；即经络受邪，不致满溢奇经。唯是正经邪溢，转入于奇。"（清·黄宫绣）

问：奇经之病，亦关营卫否？曰：奇经所主，虽不同正经之病，其关于营卫,则一也。其阴不能维于阴,怅然自失志者,营气弱也;阳不能维于阳,溶溶不能自收持者,卫气衰也。

唯识其为营卫之所受也,则了无疑惑矣。盖人身一气周流,无往不贯,十二经脉有营卫,奇经八脉亦有营卫,奇经附属于正经界中者,得以同时并注也。由阳维、阴维、阳跷、阴跷推之,冲脉之纵行也,带脉之横行也,任脉之前行也,督脉之后行也,孰非一气所流行耶?一气流行,即得分阴分阳矣,营卫之义,亦何往而不贯哉?(清·喻嘉言)

第三节　奇经八脉的病脉

对于奇经八脉的阴阳分属,表里分属,明·李梴有言:"阳跷阳维并督脉;三脉属阳。主肩背腰腿在表之病;阴跷阴维任冲带,五脉属阴。去心腹胁肋在里之,此奇经主病要也。"由此可知,根据经脉的阴阳属性,经脉所病之时,有其相应病变表里分属。

一、督脉

督脉为病,脊强反折。(《素问·骨空论》)

督病则脊强而折厥。(明·李梴)

督则直上直下(弦长)而中央浮(中央同尺寸浮起,非中央独浮意也),病苦脊强不能俯仰(属风)。(清·黄宫绣)

督冲犹豫若狂痴,两手坚实浮沉齐,尺寸俱浮俱牢者,直上直下亦如之。(明·李梴)

尺寸俱浮直上直下,或只关浮,直上直下者,督脉也。主腰背强,大人癫,小儿痫。(明·李梴)

督之为病,脊强而厥冷也。(明·龚廷贤)

直上直下,尺寸俱浮。中央浮起,督脉可求。腰背强痛,风痫为忧。直上直下,则弦长矣;尺寸俱浮,中央亦浮,则六部皆浮,又兼弦长矣;故其见症皆属风象。大抵风伤卫,故于督表见之;寒伤营,故于冲里见之。(清·黄宫绣)

直上下行者,督脉与足太阳合行于脊里,太阳邪盛,督脉亦显其盛。缘督脉行身之背,任脉行身之前,如天地子午之位,居南北之中,故其脉见则直上直下。《脉经》谓"直上下行者,督脉也。见之则大人癫,小儿痫"者是也。(清·喻嘉言)

二、任脉

任脉为病,男子内结七疝,女子带下瘕聚。(《素问·骨空论》)

任病则男疝而女带瘕。(明·李梴)

任则脉横寸口(寸口统寸关尺三部而言),边丸丸(形如豆粒)紧细而长,病苦少腹切痛,男子内结七疝,女子带下积聚(属寒实)。(清·黄宫绣)

任紧细长至关止,阴中切痛引腹脐。(明·李梴)

脉来紧细实长者,任脉也。苦小腹痛引脐,阴中切痛。(明·李梴)

任之为病,其内苦结,男为七疝,女为瘕聚也。(明·龚廷贤)

寸口丸丸,紧细实长。男疝女瘕,任脉可详。寸口者,统寸关尺三部而言,非专指寸一部也。丸丸,动貌。紧细实长,因寒实于其内而见也。男疝女瘕,即所谓苦少腹绕脐,下引阴中切痛也。(清·黄宫绣)

三、冲脉

冲脉为病,逆气里急。(《素问·骨空论》)

冲病则气逆而里急。(明·李梴)

冲则直上直下(弦长)而中央牢(坚实),病苦逆气里急(属寒实)。(清·黄宫绣)

尺寸俱牢,直上直下,或只关实者,冲脉也。主胸中有寒,妇人瘕疝绝产。(明·李梴)

冲之为病,气逆而里急也。(明·龚廷贤)

直上直下,尺寸俱牢。中央坚实,冲脉昭昭,胸中有寒,逆气里急。疝气攻心,支满溺失。奇经者,不在十二正经之列,故以奇名。直上直下,弦长相似,尺寸俱牢,亦兼弦长,中央坚实,是明胸中有寒,故见逆气里急之症。如疝气攻心,正逆急也。支满,胀也。溺失者,冲脉之邪干于肾也。(清·黄宫绣)

四、带脉

带病则腹胀满而腰溶溶。（明·李梴）

带脉中部左右弹而横滑（两关滑紧），病苦腹痛腰溶溶若坐水中（邪在中）。（清·黄宫绣）

中部弹手带脉病，走精经绝恐无儿。（明·李梴）

中部左右弹手者，带脉也。苦小腹痛引腰，男子失精，女子绝经，令人无子。（明·李梴）

带之为病，腹满腰胀，溶溶若坐水中也。（明·龚廷贤）

关左右弹，带脉之诀。病主带下、腹胀腰冷。……左右弹，紧脉之象也……带脉状如束带，在人腰间，故应于关而见浮紧。……紧主寒，故三脉皆见寒症。……带则病发腰腹，而有腹胀腰冷带下之症矣。（清·黄宫绣）

五、阴维脉

阴维之病苦心痛。（明·李梴）

阴维者为病，苦心痛也。（明·龚廷贤）

阴维为病，苦心痛者，邪入营而主血也。经所谓肺卫心营者是也。（清·喻嘉言）

阴维则尺外斜上至寸而沉（从右尺斜向大指，至寸而沉，故曰尺外），病苦心痛怅然失志（属阴）。（清·黄宫绣）

尺外斜上，至寸阴维。其病在里，故苦心痛。（清·黄宫绣）

斜上不由正位而上，斜向大指，名为尺外。（清·黄宫绣）

从右尺手少阳三焦，斜至寸上手厥阴心包络之位，是阴维脉也。（清·黄宫绣）

从少阳斜至厥阴，阴维痒痹恶风侵。（明·李梴）

从少阳斜至厥阴者，阴维也。苦癫痫，肌肉淫痒痹。汗出恶风。（明·李梴）

六、阳维脉

阳维之病苦寒热。（明・李梴）

阳维则尺内斜上至寸而浮（从左尺斜向小指,至寸而浮,曰尺内）,病则寒热溶溶不能自收持（属阳）。（清・黄宫绣）

尺内斜上,至寸阳维。其病在表,故苦寒热。（清・黄宫绣）

斜向小指,名为尺内。（清・黄宫绣）

从左尺足少阴肾经,斜至寸上手太阳小肠之位,是阳维脉也。（清・黄宫绣）

从少阴斜至太阳,阳维巅仆声如羊。（明・李梴）

从少阴斜至太阳者,阳维也。巅仆羊鸣,或失音不能言。（明・李梴）

阳维者为病,苦寒热也。（明・龚廷贤）

阳维为病,苦寒热者,邪入卫而主气也。（清・喻嘉言）

七、阴跷脉

阴跷之病,阴急而足直。（明・李梴）

阴跷（主阴络）尺内左右弹沉而细绵绵（两尺沉紧而细）,病苦阳缓而阴急（邪在阴络主里,如少腹痛阴疝漏下之类）。（清・黄宫绣）

后部弹手阴跷脉,里急阴疝崩漏危。（明・李梴）

后部左右弹手者,阴跷脉也。苦小腹痛,里急,引阴中痛,男子为疝,女子崩漏。（明・李梴）

阴跷者为病,阳缓而阴急也。（明・龚廷贤）

尺左右弹,阴跷可别。或癫或瘛,病苦在阴。（清・黄宫绣）……左右弹,紧脉之象也。……阴跷主阴络,故应于尺而见沉紧……紧主寒,故三脉皆见寒症。……阴跷则或见为语言颠倒、举止错动而癫,及或筋急而缩则为瘛,盖癫静而属阴,阴脉主之。（清・黄宫绣）

阴跷跷为病,阳缓而阴急,阳病而阴不病也。（清・喻嘉言）

八、阳跷脉

阳跷之病,阳急而狂奔。(明·李梴)

阳跷(主阳络)寸口左右弹浮而细绵绵(两寸浮紧而细),病苦阴缓而阳急(邪在阳络主表,如腰背苦痛之类)。(清·黄宫绣)

前部左右脉弹手,阳跷癫痫痹皮肌。(明·李梴)

前部左右弹手者,阳跷脉也。苦癫痫恶风,偏枯僵仆羊鸣身体强痹。(明·李梴)

阳跷者为病,阴缓而阳急也。(明·龚廷贤)

寸左右弹,阳跷可决。或痫或从,病苦在阳。……左右弹,紧脉之象也。……阳跷主阳络,故应于寸而见浮紧而细。……紧主寒,故三脉皆见寒症。如阳跷则或见为厥仆,或倒地身软作声而痫,或筋缓而伸为疭,盖痫动而属阳,阳脉主之。(清·黄宫绣)

阳跷为病,阴缓而阳急,阴病而阳不病也。(清·喻嘉言)

第四节　奇经八脉的应用

凡此八脉,每遇五痫七疝,项背强,发歇不时,内外无定之症,刚劲不伦,殊异寻常之脉,当于奇经中求之。(经脉直行上下,络脉斜行左右;经脉常升主气,络脉常降主血;经起中焦,随营气下行而上,故诊在寸;络起下焦,随营气上行极而下,故诊在尺。正经邪溢满奇,越人比之天雨降下,沟渠溢满,滂霈妄行,流于湖泽,诚哉是言也。)(清·黄宫绣)

第九章

旴江医家论综合诊脉

第一节　盱江医家论形脉相参

一、明代张三锡论形脉相参

《内经》曰:形气有余,脉气不足,死。

脉气有余,形气不足,生。夫所谓脉气不足者,正气夺也。形气有余者,邪气盛也。

仲景曰:人病脉不病,名曰内虚,以无谷神,虽困无苦。

仲景曰:肥人责浮,瘦人责沉,肥人当沉今反浮,瘦人当浮今反沉,故责之,必色旺体健方为吉。

《脉经》曰:诊法,当视其人大小长短及性气急缓,脉之迟疾大小长短皆如其人之形性则吉,反之则逆。肥人脉细小如丝,身涩不泽而脉往来滑,身滑泽而脉往来涩,皆反也。

(《医学六要·形病相应》)

《难经》曰:脉病相应者吉,不相应者凶。

《素问》曰:形盛脉细,少气不足以息者,死。形瘦脉大,胸中多气者,死。形气相得者,生。

叁伍不调者,死。形肉已脱,九候虽调者,死。

病热脉静,即伤寒阳症见阴脉。

泄而脉大,脱血而脉实大,皆凶(是正弱邪盛也)。《难经》曰:病若闭目,不欲见人者,脉当紧实而数,反得沉涩而微者,死。病若吐血,复鼽衄血者,脉当沉细,而反浮大而牢者,死。病若谵言妄语,身当有热,脉当洪大,而反手足厥冷,脉沉细而微者,死。病若腹大而泄者,脉当微细而涩,反紧大而滑者,死。

大抵六淫客邪初起,邪气有余,脉宜洪、大、数、实有力,是为相应;若微、小、伏、匿、沉、弱无力,是正气虚,为相反,轻病必重,重病必危。病久、产后、疮肿出脓后,宜微、小、迟、缓,若见洪、大、数、疾为相反,虽然,若中有胃气犹可救,否则危。

(《医学六要·脉病》)

二、明代李梴论形脉相参

形健脉病人不久,形病脉健亦将危。

假如健人诊得浮紧而涩,似伤寒太阳经病脉,其人虽未头痛发热恶寒,此则不久即病,病即死也,谓之行尸。又如十五动一止一年殂,其人虽未病,期应一年,病即死也。病人脉健者,假如形容羸瘦,精神枯槁,盗汗不食,滑泄不止者,劳损之症,而脉反见洪健者亦死。

肥人沉结瘦长浮,矮促长疏尽莫违。

肥人肉厚,脉宜沉结;瘦人肉薄,脉宜浮长。人形矮则脉宜短促,人形长则脉宜疏长。相违相反而又不和者皆死。非但形体相应,虽皮肤滑涩宽紧,亦宜与脉相应在。经言:脉数,尺之皮肤亦数;脉急,尺之皮肤亦急;脉缓,尺之皮肤亦缓;脉涩,尺之皮肤亦涩;脉滑,尺之皮肤亦滑是也。

(《医学入门·形色脉相应总诀》)

三、明代聂尚恒论形脉相参

形证相反歌

健人脉病号行尸,病人脉健亦如之。长短瘦肥并如此,细心诊候有依稀。

假如脉得浮紧而涩,似伤寒热病太阳经之病脉。其人虽未见头痛、发热、恶寒,此则不久即病,病即死也。行尸,言其人尸已死,徒能行动也。又如上文"十五一止一年殂",其人虽未有病,期应一年,病即死,亦犹是也。病人脉健者,假如其人形容羸瘦,精神枯竭,盗汗不食,泄滑不止,此劳损证,而脉反见浮大而洪健者,亦"健人脉病号行尸"也。长短肥人脉见小,瘦人脉见大,此数者皆为死脉之候。刘氏曰:此肥人脉小,瘦人脉大,皆为死脉。何其与前男女长幼大小脉证不相符合? 彼为平脉,此为反脉,本当归于一理。愚屡试肥瘦大小,正形相反,见之俱无所妨,故留,俟后之君子详考焉。

(《医学汇函·形证相反歌》)

曰:经言人形病,脉不病,曰生;脉病,形不病,曰死。何谓也?

然:人形病,脉不病,非谓不病者也,谓息数不应脉数也。此大法。

脉病形不病,名曰行尸。谓人虽能行,其尸已死矣。人形病脉不病者,岂有不病者耶?谓病形已具,而脉反得和缓而平,是病形既羸瘦,气血不足,呼吸迟缓,则脉之动息亦迟,不能如平人,一日一夜计一万三千五百息之数,是为息数不能与脉数相应也。此难答文似当有阙误。

（《医学汇函·二十一难经解》）

四、明代曾鼎论形脉相参

诊毕,将左右各部各候与外症相符否,再审轻重生克若何,可治与不可治。病重脉轻者,虽重作轻;脉与病俱重者,务宜斟酌。脉病人不病者,一病无救;人病脉不病者,非真病也。

（曾鼎《医宗备要·诊脉轻重之法》）

第二节 盱江医家论色脉相参

色,指望色,即观察面部色泽。中医认为色应五脏,青木应肝,赤火应心,黄土应脾,白金应肺,黑水应心。望色和诊脉,是医家诊病的基本方法。《素问·阴阳应象大论》曰:"善诊者,察色按脉,先别阴阳。"常色配常脉,为正常生理现象,《难经·十三难》有论:"五脏有五色,皆见于面,亦当与寸口尺内相应。假令色青,其脉当弦而急;色赤,其脉浮大而散;色黄,其脉中缓而大;色白,其脉浮涩而短;色黑,其脉沉濡而滑。此所谓五色之与脉,当参相应也。"在临床过程中,色与脉的相合判断,医家是十分重视的。《素问·五脏生成》曰:"五色微诊,可以目察。能合脉色,可以万全。"因此色脉综合判断,可以提高临床辨证的准确率。

色脉相合,可以判病之新久。《素问·脉要精微论》曰:"帝曰:有故病五脏发动,因伤脉色,各何以知其久暴至之病乎?岐伯曰:悉乎哉问也!征其脉小色不夺者,新病也;征其脉不夺其色夺者,此久病也;征其脉与五色俱夺者,此久病也;征其脉与五色俱不夺者,新病也。"

色脉相合与否,决定着病情的预后。《素问·移精变气论》曰:"帝曰:善。余欲临病人,观死生,决嫌疑,欲知其要,如日月光,可得闻乎?岐伯曰:色脉者,上帝之所贵也,先师之所传也。上古使僦贷季,理色脉而通神明,合之金木水火土、四时、八风、六合,不离其常,变化相移,以观其妙,以知其要,欲知其要,则色脉是矣。色以应日,脉以应月,常求其要,则其要也。夫色之变化,以应四时之脉,此上帝之所贵,以合于神明也,所以远死而近生。"又曰:"帝曰:愿闻要道。岐伯曰:治之要极,无失色脉,用之不惑,治之大则。"

常色,早在《黄帝内经》已有论述。张三锡《医学六要·色脉》云:"《内经》曰:能合色脉,可以万全。五色者,气之华也。赤欲如帛裹朱,不欲如赭;白欲如鹅羽,不欲如盐;青欲如苍璧之泽,不欲如蓝;黄欲如罗裹雄黄,不欲如土黄;黑欲如重漆色,不欲如地苍。青如翠羽者生,赤如鸡冠者生,黄如蟹腹者生,白如豕膏者生,黑如乌羽者生。"

五色,是脏腑精气上注于面的外在表现,因此在脏腑精气的盛衰变化时,色也会随之改变。张三锡在《医学六要·色脉》曰:"且夫五脏六腑之精华,上彰于明堂,而脏腑各有偏胜盈虚,若色若脉,亦必随而应之。"

色有常色,色会随脏腑强弱而发生改变。但无论何种变化,但当求其有神。面之神与脉之胃气是相应的。明·张三锡《医学六要·色脉》云:"然所谓'神'者,色中有光泽明亮是也,即脉有胃气同一理也。良工精而候之,可以预知。《经》不云乎:望而知之谓之神。以此夫。"

色脉相合,可以判断病的预后。

1. 脉和向愈,脉大病进。明·张三锡《医学六要·色脉》云:"目黄心烦,脉和者,为病将愈(目精晕黄,衄未止,病人面无血色,无寒热,脉沉弦者,衄也)。"又云:"目黄,大烦,脉大,为病进。"

2. 得相生脉病易愈,得相克脉病难愈。李梴《医学入门·形色脉相应总诀》中曰:"色脉相生病自已,色脉相胜不须医。经言见其色而不得其脉,反得相胜之脉者,即死。得相生之脉者,病即自已。盖四时之色,仍以从前来者为实邪,从后来者为虚邪。例看假令色红心病,热痰火癫狂斑疹等症,其脉当浮大而散。色青肝病,胁痛干呕便血等症,其脉当弦而急。色黄脾病,湿热、肿胀伤食、呕泄、关格等症,其脉当中缓而大;色白肺病,气喘、痰饮、痿悴、咳嗽等症,其脉当浮涩而短;色黑肾病,腰脚疝瘕、淋浊、漏精等症,其脉当沉濡而滑。其间多动则为虚为火,静则为寒为实,皆当与脉而言之也。又五色应五脏,间有绿色,乃任督阴阳会也。"

第三节　盱江医家论时令与脉

一、四时常脉

脉与四时相应,随令浮沉而有常脉,不可以为病。《素问·脉要精微论》既有言:"春日浮,如鱼之游在波,夏日在肤,泛泛乎万物有余;秋日下肤,蛰虫将去;冬日在骨,蛰虫周密。"

脉象不仅在脉位随四季有变化,在形、质、动方面,随四季也有相应的变化。《素问·脉要精微论》曰:"四变之动,脉与之上下,以春应中规,夏应中矩,秋应中衡,冬应中权。"马莳注曰:"春脉软弱轻虚而滑,如规之象,圆活而动,故曰春应中规也;夏脉洪大滑数,如矩之象,方正而盛,故曰夏应中矩也;秋脉浮毛轻涩而散,如衡之象,其取在平,故曰秋应中衡也;冬脉如石,兼沉而滑,如权之象,其势下垂,故曰冬应中权也。"

明·龚居中《痰火点雪·痰火脉》曰:"洪:洪脉指下极大,来盛去衰。洪脉在卦为离,在时为夏,在人为心。"

南宋·崔嘉彦《崔氏脉诀》曰:"若乃持脉,犹所当知,谓如春弦,夏名钩脉,秋则为毛,冬则为石。"

明·李梴《医学入门·总看三部脉法》曰:"四时胃气为之本。人之气血,春升夏浮,秋降冬沉,应周天之常度,配四时之定序。以各部言之:肝弦、心洪、肺涩、肾沉、脾缓者,本脏脉也;以时令言之:春时六部中俱带弦,夏俱带洪,秋俱带涩,冬俱带沉,长夏四季俱带和缓。凡人得应时之脉者,无病也。然必微弦,微洪,微毛,微石,为有胃气。"

明·龚廷贤《万病回春·万金一统述》曰:"四时之脉者,弦、钩、毛、石也。春脉弦者肝,东方木也。夏脉钩者心,南方火也。秋脉毛者肺,西方金也。冬脉实者肾,北方水也。四季脉迟缓者脾,中央土也。四时平脉者,六脉俱带和缓也。"

明·张三锡《医学六要·四时平脉》曰:"春弦、夏洪、秋毛、冬石,长夏、四季脉迟缓。四时以胃气为主,弦洪毛石之中有一段冲和神气是为胃气,为平脉也。"又云:"时脉者,谓春三月俱带弦,夏三月俱带洪,秋三月俱带浮,冬三月俱带沉。胃脉者,于时脉中见和缓是也。"

元·危亦林《世医得效方·集脉说》曰:"春弦,夏钩,秋毛,冬石。濡弱而长曰弦,来疾去迟曰钩,轻虚以浮曰毛,沉涩而弱曰石,此四时之常脉也。"

清·黄宫绣《脉理求真·胃脉》曰:"夫胃气中和,旺于四季。其在于春,脉宜微弦而和(说时令脉,只好如斯,多则便涉支蔓矣。独怪世人专以时令生克,强记满腹;其脉如何形象,如何变换,如何真假,全不体会),夏宜微洪而和,秋宜微浮而和,冬宜微实而和。使于四季,而不见有和缓之气,则为真脏脉见,而为不治之症矣。胃脉宜审如此,故六脉皆可察胃有无,岂必在于右关之胃,而始定其吉凶哉(扫尽时令生克肤辞,独标和缓、微弦、微洪等语,以名胃脉,真得诊家要诀。绣按:四诊抉微、脉诀归正诸书,所论时令脉体,多以生死刻应敷衍,理虽不易,然非临症切脉确论)。"

虽然脉应四季变化,但四季未必仅行本令,或以它令代之,在这种情况况,脉须随主令变化而变化。只是在他令代主令之时,脉中胃气仍存,就不会对机体产生伤害。

明·李梴《医学入门·总看三部脉法》曰:"以时令言之:春时六部中俱带弦,夏俱带洪,秋俱带涩,冬俱带沉,长夏四季俱带和缓。凡人得应时之脉者,无病也。然必微弦,微洪,微毛,微石,为有胃气。若纯见弦洪毛石,谓之真脏之脉。无胃气以和之者必死。故曰:四时以胃气为本。此脉之常体也。然消息盈亏,理化不住,运动密移,春行冬令,夏行春令,秋行夏令,冬行春令,四变之动,脉与之应者,乃气候之至脉也。亦必脉有胃气无害。"

《医学入门·诸脉相兼主病》曰:"经云:脉有一阳三阴者,谓脉来沉涩而短,时一浮也。在秋时则为正脉。""冬脉宜沉细而滑,故叔和云:如逢冬季经霜月,不疗其必自痊。"

明·聂尚恒《医学汇函·脉赋王叔和》曰:"正月建寅,二月建卯……木当春而发生,其脉来弦而长。""四月巳,五月午……火性上炎,其脉来洪大。""土性厚重,寄旺于四季辰戌丑未之月。当此之时,脉来和缓。""七月申,八月酉……金性轻浮,故脉来短涩而微浮。""十月亥,十一月子……水性下流,脉来沉细而滑。"

又释《医学汇函·十五难经解》曰："盖谓春之脉，濡弱而长曰弦，非甚弦也，是微弦也；夏之脉，来疾而去迟，曰钩，是微洪也；秋之脉，轻虚以浮，曰毛，谓浮涩而短，如风吹毛，如水浮萍，是微浮也。冬之脉，沉濡而滑，曰石，是微沉也。"

图 9-1　四时五脏平脉图

四时五脏平脉图

脾脉	肺脉	肾同门命	肝脉	心脉	
弦而缓	弦而浮微	弦而滑沉	弦而长	弦而洪浮	春
洪而缓迟	洪而涩浮	洪而滑沉	洪而长弦	大洪而散	夏
大缓而慢	缓而涩浮	缓而濡沉	缓而弦	缓而洪	四季
浮而大缓	浮而涩短	微而滑	浮而细弦	浮而洪	秋
沉而缓	沉而涩	沉而滑	沉而弦	沉而洪	冬

歌云：春中若得四季脉而不治者，多因病。是微邪也。白除。《脉赋》云：春得脾脉莫疗。反以微邪为可畏，何也，是春中独见脾脉，土乘木衰，土乘则生金来克木故也。假如春中肝脏之脉弦而缓，脏尚存，脾土或乘之，此则为微邪，不足忌。若本脉全无，而独见脾脉，此为害也，余脏可以类而推。

二、四时病脉

（一）脉失胃气为病。

明·李梴《医学入门·总看三部脉法》曰："然必微弦，微洪，微毛，微石，为有胃气。若纯见弦洪毛石，谓之真脏之脉。无胃气以和之者必死。故曰：四时以胃气为本。此脉之常体也。"

明·张三锡《医学六要·四时平脉》曰："时脉多而胃气少，即病。若脉但见时脉，全无胃气，死脉也。"

（二）逆时相克为病

《素问·平人气象大论》指出"脉逆四时"也须引起注意："脉有逆从四时，未有脏形，春夏而脉瘦，秋冬而脉浮大，命曰逆四时也。"《素问·玉机真脏论篇》对此进一步说明："所谓逆四时者，春得肺脉，夏得肾脉，秋得心脉，冬得脾脉，其至皆悬绝沉涩者，命曰逆四时。未有脏形，于春夏而脉沉涩，秋冬而脉浮大，名曰逆四时也。"由上可知，其脉与时逆，往往提示病情危重。

图9-2 五邪脉图

	春	夏	四季	秋	冬	
正邪	弦	洪浮而散	缓慢大而	而短	细沉而滑	顺候常平 无邪无病
贼邪	涩浮而短	沉细	弦	浮洪	缓大	反候 克贼
虚邪	细沉而滑	弦	浮洪	缓慢大而	涩浮而短	从后来者 名为虚邪
实邪	浮洪	缓	涩浮而短	细浮而滑	弦	从前来者 名为实邪
微邪	缓大	而滑	涩浮而短	弦	浮洪	妻不胜夫 名为微邪

歌曰：顺候是无邪，四时同若此，贼脉问五行，反候终言死，虚则补其母，实则泻其子，克彼是微邪，不治病自愈。

明·李梴《医学入门·死脉总诀》曰："一般鬼贼脉堪推，容胜主脱死尤促。春得秋脉肺克肝，死在庚辛申酉里；夏得冬脉亦如然，还于壬癸为期耳；严冬诊得四季脉，戊己辰戌还是厄；秋得夏脉亦同前，为缘丙丁相刑克；季月夏季得春脉，克在甲乙（寅卯）病应极。脏气喜所生，而畏所克。如肝得肺脉，死于秋,庚日笃,辛日死,时则申酉也;心得肾脉,死于冬,壬日笃,癸日死,时则亥子也;肾得脾脉,死于四季,戊日笃,己日死,时则辰戌丑未也;肺得心脉,死于夏,丙日笃,丁日死,时则巳午也;脾得肝脉,死于春,甲日笃,乙日死,时则寅卯也。

春得冬脉只是虚,急宜补肾忌泄疏。若得夏脉缘心实,还应泻子自无虞;夏秋冬脉皆如是,在前为实后为虚。春中若得四季脉,不治多应病自除。

抑论诀云:得妻不同一治,生死仍须各推。假令春得肺脉为儿,得心脉乃是肝儿,肾为其母,脾则为妻。春得脾而莫疗,冬见心而不治,夏得肺而难瘥,秋得肝亦何疑?此四时休旺之理,五行生克之义。但既以春得四季脉为不治自愈,又云春得脾而莫疗者,何耶?盖春脉肝弦带缓者,为微邪无病。若肝弦全无,独见缓脉者,则土盛生金,反来克木,故曰:得妻不同一治。夏秋冬脉仿此。"

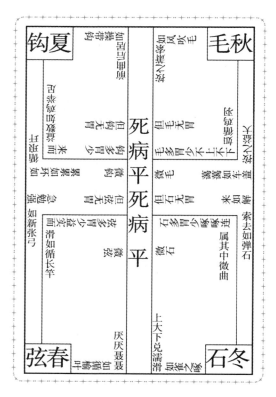

图 9 - 3 图说

明·聂尚恒《医学汇函·脉赋王叔和》曰:"《诀》云:春中若得四季脉不治,多应病自除。是为微邪也,故病不治自愈。此言春得脾而莫疗,反以微邪为可畏,何耶?盖春中独见脾脉,土乘木衰,土乘则生金来克木故也。假如春中肝脏之脉弦而缓,弦是本脉尚存,虽脾土或乘之,此则为微邪,不足虑也。若本脉全无而独见脾缓之脉,此为害也。……夏秋冬皆仿此类推。"

《医学汇函·十五难经解》又曰:"春脉微弦曰平,弦多胃气少曰病,但弦无胃气曰死……谓夏脉当钩,若与钩脉相反,则为心病。……谓秋脉当毛,若与毛脉相反,则为肺病。……谓冬脉当石,若与石脉相反,则为肾病。……所以春弦多胃少,夏钩多胃少,秋毛多胃少,冬石多胃少,皆能为四时之变病。"

三、六甲脉象

明代李梴在《内经》四季脉象变化的基础上,发展了以一甲子(即60天)为周期的脉象相应法则,并将二十四节气分为六个部分与脉相应。

其在《医学入门·总看三部脉法》中言:"六甲循环若弟兄。气候阴阳,更迭四时。冬至阴极阳生,夏至阳极阴生。冬至后得甲子,少阳旺六十日,其气尚微,故脉来乍大乍小,乍短乍长;第二甲子,阳明旺六十日,其气始萌,故脉浮大而短;第三甲子,太阳旺六十日,其气大盛,故脉来洪大而长;夏至后第四甲子,太阴旺六十日,阴气初生,故脉紧大而长;第五甲子,少阴旺六十日,阴气渐盛,故脉紧细而微;第六甲子,厥阴旺六十日,阴气极盛,故脉沉短而敦重。六六三百六十日以成一岁,此三阴三阳之旺,时日之大要也。又大寒至春分,厥阴风木之至,其脉弦;春分至小满,少阴君火之至,其脉洪而钩;小满至大暑,少阳相火之至,其脉大而浮;大暑至秋分,太阴湿土之至,其脉沉;秋分至小雪,阳明燥金之至,其脉短而涩;小雪至大寒,太阳寒水之至,其脉大而长。或问:六甲六气,主脉皆本《内经》,而脉形有不同者,何耶?盖人禀气盛,则脉应时而盛,禀气弱或有病邪凝滞,则脉不能应时,而不失其真气,则亦随阴阳微盛而变化略不同耳,非相反也。此言人身气候有一日一应周天者,有一年一应周天者。丹溪曰:脉,神也,阳也,其行速,犹太阳一日一周;息,气也,阴也,其行迟,犹太阴一月一周是也。歌云:春弦夏洪秋似毛,冬沉如石应天地;阿阿缓若春杨柳,此是脾家居四季;气候变动或不同,生死总诀在胃气。"

表9-1 六甲子脉象变化情况

时间	冬至后得甲子	第二甲子	第三甲子	夏至后第四甲子	第五甲子	第六甲子
六气	少阳旺六十日	阳明旺六十日	太阳旺六十日	太阴旺六十日	少阴旺六十日	厥阴旺六十日
气	其气尚微	其气始萌	其气大盛	阴气初生	阴气渐盛	阴气极盛
脉象	脉来乍大乍小,乍短乍长	脉浮大而短	脉来洪大而长	脉紧大而长	脉沉短而敦重	脉沉短而敦重

表9-2 脉象随节气变化情况

节气	大寒至春分	春分至小满	小满至大暑	大暑至秋分	秋分至小雪	小雪至大寒
六气	厥阴风木之至	少阴君火之至	少阳相火之至	太阴湿土之至	阳明燥金之至	太阳寒水之至
脉象	脉弦	脉洪而钩	脉大而浮	脉沉	脉短而涩	脉大而长

第十章
盱江医家论病合脉象

第一节　宋代崔嘉彦论病合脉象

一、中风痰气

中风脉浮,滑兼痰气,其或沉滑,勿以风治。或浮或沉,而微而虚,扶危温痰,风未可疏。

(南宋·崔嘉彦《崔氏脉诀》)

二、伤寒传经

寒中太阳,浮紧而涩,及传而变,名状难悉;阳明则长,少阳则弦,太阴入里,迟沉必兼;及入少阴,其脉遂紧,厥阴热深,脉伏厥冷。

(南宋·崔嘉彦《崔氏脉诀》)

三、表解里病

在阳当汗,次利小便,表解里病,其脉实坚。

(南宋·崔嘉彦《崔氏脉诀》)

四、风寒暑湿诸病

伤寒有五,脉非一端,阴阳俱盛,紧涩者寒;阳浮而滑,阴濡而弱,此名中风,勿用寒药;阳濡而弱,阴小而急,此非风寒,乃湿温病;阴阳俱盛,病热之极,浮之而滑,沉之散涩;唯有温病,脉散诸经,各随所至,不可指名。

(南宋·崔嘉彦《崔氏脉诀》)

五、暑湿

暑伤于气,所以脉虚,弦细芤迟,体状无余;或涩或细,或濡或缓,是皆中湿,可得而断。

（南宋·崔嘉彦《崔氏脉诀》）

六、风寒湿痹

疟脉自弦,弦迟多寒,弦数多热,随时变迁;风寒湿气,合而为痹,浮涩而紧,三脉乃备。

（南宋·崔嘉彦《崔氏脉诀》）

七、脚气

脚气之脉,其状有四,浮弦为风,濡弱湿气;迟涩因寒,洪数热郁,风汗湿温,热下寒熨。

（南宋·崔嘉彦《崔氏脉诀》）

八、腰痛

腰痛之脉,皆沉而弦,兼浮者风,兼紧者寒;濡细则湿,实则闪肭,指下既明,治斯不忒。

（南宋·崔嘉彦《崔氏脉诀》）

九、足疾

尺脉虚弱,缓涩而紧,病为足痛,或是痿病。

（南宋·崔嘉彦《崔氏脉诀》）

十、下痢、便秘

涩则无血，厥凉为甚，尺微无阴，下痢逆冷；热厥脉伏，时或而数，便秘必难，治不可错。

（南宋·崔嘉彦《崔氏脉诀》）

十一、疝气

疝脉弦急，积聚在里，牢急者生，弱急者死；沉迟浮涩，疝瘕寒痛，痛甚则伏，或细或动。

（南宋·崔嘉彦《崔氏脉诀》）

十二、痰气眩晕

风寒暑湿，气郁生涎，下虚上实，皆晕而眩；风浮寒紧，湿细暑虚，涎弦而滑，虚脉则无；治眩晕法，尤当审谛，先理痰气，次随证治。

（南宋·崔嘉彦《崔氏脉诀》）

十三、呕吐霍乱

滑数为呕，代者霍乱，微滑则生，涩数凶断。

（南宋·崔嘉彦《崔氏脉诀》）

十四、痰饮

偏弦为饮，或沉弦滑，或结或伏，痰饮中节。

（南宋·崔嘉彦《崔氏脉诀》）

十五、咳嗽

咳嗽所因，浮风紧寒，数热细湿，房劳涩难；右关濡者，饮食伤脾，左关弦短，疲极肝衰；浮短肺伤，法当咳嗽，五脏之嗽，各视本部；浮紧虚寒，沉数实热，洪滑多痰，弦涩少血；形盛脉细，不足以息，沉少伏匿，皆是死脉；唯有浮大，而嗽者生，外证内脉，参考秤停。

（南宋·崔嘉彦《崔氏脉诀》）

十六、气痛、气兼痰

下手脉沉，便知是气，沉极则伏，涩弱难治；其或沉滑，气兼痰饮，沉弦细动，皆是痛证；心痛在寸，腹痛在关，下部在尺，脉象显然。

（南宋·崔嘉彦《崔氏脉诀》）

十七、神志昏乱

心中惊悸，脉必代结，饮食之悸，沉伏动滑；颠痫之脉，浮洪大长，滑大坚疾，痰蓄心狂；乍大乍小，乍长乍短，此皆邪脉，神志昏乱。

（南宋·崔嘉彦《崔氏脉诀》）

十八、汗脉

汗脉浮虚，或涩或濡，软散洪大，渴饮无余。

（南宋·崔嘉彦《崔氏脉诀》）

十九、遗精白浊

遗精白浊，当验于尺，结芤动紧，二证之的。

（南宋·崔嘉彦《崔氏脉诀》）

二十、小便

鼻头色黄,小便必难,脉浮弦涩,为不小便;便血则芤,数则赤黄,实脉癃闭,热在膀胱。

(南宋·崔嘉彦《崔氏脉诀》)

二十一、失血

诸证失血,皆见芤脉,随其上下,以验所出;大凡失血,脉贵沉细,设见浮大,后必难治。

(南宋·崔嘉彦《崔氏脉诀》)

二十二、水肿

水肿之证,有阴有阳,察脉观色,问证须详;阴脉沉迟,其色青白,不渴而泻,小便清涩;脉或沉数,色青而黄,燥屎赤溺,兼渴为阳;胀满脉弦,脾制于肝,洪数热胀,迟弱阴寒;浮为虚满,紧则中实,浮则可治,虚则危急。

(南宋·崔嘉彦《崔氏脉诀》)

二十三、胸痹

胸痹脉滑,为有痰结,弦伏亦痹,涩则气劣。

(南宋·崔嘉彦《崔氏脉诀》)

二十四、伤食

肝积肥气,弦细青色,心为伏梁,沉芤色赤;脾积痞气,浮大而长,其色脾土,中央之黄;肺积息贲,浮毛色白,奔豚属肾,沉急面黑;五脏为积,六腑为聚,积在本位,聚无定处;驶紧浮牢,小而沉实,或结或伏,为聚为积;实强者生,沉小者死,生死之别,病同脉异;气口紧盛,为伤于食,食不消化,浮滑而痰。

(南宋·崔嘉彦《崔氏脉诀》)

二十五、吐泻

滑而不匀,必是吐泻,霍乱之候,脉代勿讶;夏月泄泻,脉应暑湿,洪而数瘦,脉必虚极;治暑湿泻,分其小便,虚脱固肠,冈或不痊;无积不痢,脉宜滑大,浮弦急死,沉细无害。

（南宋·崔嘉彦《崔氏脉诀》）

二十六、五疸

五疸实热,脉必洪数,其或微涩,证属虚弱。

（南宋·崔嘉彦《崔氏脉诀》）

二十七、劳热

骨蒸劳热,脉数而虚,热而涩小,必殒其躯,加汗加咳,非药可除。

（南宋·崔嘉彦《崔氏脉诀》）

二十八、头痛

头痛阳弦,浮风紧寒,风热洪数,湿细而坚;气虚头痛,虽弦必涩,痰厥则滑,肾厥坚实。

（南宋·崔嘉彦《崔氏脉诀》）

二十九、痈疽

痈疽浮数,恶寒发热,若有痛处,痈疽所发;脉数发热,而痛者阳,不数不热,不疼阴疮;发痈之脉,弦洪相搏,细沉而直,肺肝俱数;寸数而实,肺痈已成,寸数虚涩,肺痿之形;肺痈色白,脉宜短涩,死者浮大,不白而赤;肠痈难知,滑涩可推,数而不热,肠痈何疑;迟紧未脓,下以平之,洪数脓成,不下为宜。

（南宋·崔嘉彦《崔氏脉诀》）

第二节　宋代黎民寿论病合脉象

医门大率脉为先,其理精微未易研。

脉者,气血之先兆。学医之道,先可识脉。但其理精微,其言之可尽。

关上一分人命主,人迎气口位居焉。

凡诊脉须识人迎、气口、以辨内外因。其不与人迎、气口相应,为不内不外因。所谓"关前一分人命主"。

忧思喜怒情中郁,暑湿风寒外气缠。气口右关还主内,人迎主外左关前。

右手关前一分为气口者,以候脏气郁发与胃气兼并,过与不及,乘克传变也。左手关前一分为人迎者,以候寒暑燥湿风热中伤于人。其邪咸自脉络而入以迎纳之,故曰人迎。

外审证兮内凭脉,内外并观斯两得。

脉之与证,不可偏废。

脏寒蛔厥脉微浮。

脏寒蛔厥,脉自微浮。

及为紧滑难专一。

《三因方》云:或为紧滑。

胃虚不食脉来缓,亦或微濡须细寻。

胃虚不食,其脉必缓。亦有微濡,须细寻觅。

五饮停蓄浮细滑。

五饮停蓄,浮细而滑,

蓄积沉细软无力。

久蓄沉积,沉细而软。

形虚自汗皆微濡。

形虚自汗,脉皆微濡。

挥霍变乱沉伏脉。

挥霍变乱,脉自沉伏。

蹉折损伤血有内,弦紧相兼宜审谛。疝癖癥瘕五内痛,脉亦如然无少异。

蹉折损伤瘀血在内,疝癖癥瘕,五内作痛,脉皆弦紧。

积聚食饮痰伏留,脉皆促结依经议。

五积六聚,食饮痰气,伏留不散,遂道节滞,脉皆促结。

中寒癥结涩且迟。

中寒症结,脉则涩迟。

癫狂洪疾形关位。

癫狂神乱,关上洪疾。

病人气实脉还沉,血实脉滑君切记。

气实脉沉,血实脉滑。

气血相搏脉何如? 沉实相兼来应指。

气血相搏,脉亦沉实。

妇人妊娠脉和滑,尺内带数来不止。

妇人妊娠,脉则和滑,尺中不绝,胎脉方真。

欲候遁尸尸疰脉,通度三关紧而急,或沉不至寸口边。

遁尸、尸疰,脉沉而不至寸,或三部之脉紧而急也。

鬼祟附着犹难测,两手乍大或乍小,乍短乍长无准的。

鬼祟附着,两手乍大乍小,乍短乍长。

阳邪来见脉浮洪,阴邪来见沉紧必。

阳邪来见,脉则浮洪;阴邪来见,脉则沉紧。

鬼疰客忤脉不同,三部俱滑洪拍拍。脉之与证尽相违,此是鬼邪来外客。

鬼疰客忤,三部皆滑洪大,嫋嫋沉沉泽泽,但与证不相附者,皆五尸、鬼邪、遁疰之所为也。

人迎紧盛外伤寒,气口紧盛内伤食。

人迎紧盛伤于寒,气口紧盛伤于食。

宿食浮大而微濡,或滑数实非一端。宿食不化脉沉紧,宿食成瘕沉重看。此等病皆伤胃腑,何关气口要推详。

宿食脉有浮大而微涩者,有数而滑实者。宿食不化,脉则沉紧;宿食成瘕,脉则沉重。此等名证,皆曰伤胃,何关于气口耶? 殊不知饮食入胃,能助发宿蕴,所以应于气口者,正因七情郁发,因食助见,非本宿食能应气口也。

三部脉弦而实数,此由疲极伤筋力。筋痛之脉厥厥动,二者伤肝非大逆。

疲极筋力,其脉弦数而实;筋痛则动,二者皆伤肝也。

诊之脉散耗其神,脉滑凝思内损心。

凝思则滑,神耗则散,皆伤心也。

散急叫呼而走气,伤于华盖肺之经。

急叫呼而走,气脉散而急矣。

房劳失精尺浮散,男子遗精女半产。脉弦而大定无疑,伤肾病深非旦夕。

房劳失精,两尺浮散,男子遗精,女子半产。弦大革,皆伤肾也。

病源交结证如何,刻意经书从料简。

如诊得前项脉证,虽与人迎、气口相应,亦当分数推寻三因,"交结"四句料简矣。

所谓单内单外因,不内不外分明探。亦内亦外互相形,亦不内外稍详惯。若能于此悟玄机,拔萃离伦人共赞。

所谓单内单外、不内不外、亦内亦外、亦不内外,脉理微妙,艺能难精,学然后知不足,教然后知因,此之谓也。

(南宋・黎民寿《决脉精要・五行乖违脉歌》)

第三节　明代李梴论病合脉象

一、伤寒脉法

大浮数滑动阳脉,阴病见阳生可得;沉涩弦微弱属阴,阳病见阴终死厄;阴阳交互最玄微,浮中沉法却明白。

阴阳脉皆五者,脉从五行生也。邪在表则见阳脉,邪在里则见阴脉。阴病见阳脉者生,邪自里之表,欲汗解也。如厥阴中风,脉微浮为欲愈,不浮为未愈是也。阳病见阴脉者死,邪自表达里,正气亏陷,如谵语脉沉是也。《活人书》谓杂病与伤寒脉不同,其实同也,况伤寒中亦有杂病,杂病中亦有伤寒。伤寒杂病脉之阴阳一而已矣。自《百证歌》举其概,丹溪发其微,然后知脉当从仲景与叔和《脉经》,不当泥高阳生之《脉诀》也。

浮脉察表之实虚;

伤寒先辨人迎,及传而变,次别诸经。

尺寸俱浮太阳表;浮而紧涩是伤寒,浮而数者热不小;

脉尺寸俱浮、有力有神者,可汗;脉迟者,不可汗。

浮而缓者是伤风,

宜解肌,不可汗。

浮大有力热易晓,浮而长大(太阳)合阳明;浮而弦大少阳了,中切阳明少阳经;尺寸俱长阳明病;浮长有力兼太阳;

无汗,宜发汗。

长大有力为热甚;

当解肌。

长数有力热可平,长滑实大宜通利;尺寸俱弦和少阳。

凡弦脉只可和解。

浮弦兼表汗乃定;弦迟弦小弦微虚,

内寒宜温。

弦大弦长滑热盛。

热甚宜解。

沉脉察里虚与实,尺寸沉细属太阴;沉微少阴微缓厥(阴),沉迟无力阴气深;

脉沉微、沉细、沉迟、沉伏无力,为无神,为阴盛而阳微,急宜生脉回阳。

沉疾有力为热实,养阴退阳邪不侵。

脉沉疾、沉滑、沉实有力,为有神,为热实,为阳盛阴微,急宜养阴以退阳也。

大抵沉诊之法,最为紧关之要,以决阴阳冷热用药,生死在于毫发之间,不可不仔细察之。凡脉中有力为有神,可治,无力为无神,难治。抑论伤寒脉非一端,阴阳俱紧涩,伤寒也;若前伤寒,郁热未净,重感于寒,则变为温疟。阳浮阴弱,伤风也;若前伤风,蕴热未已,重感风,则变为风温。阳濡阴急,当夏先伤湿而后伤暑,乃湿温脉也。阳浮阴濡,当春先伤温气而后感风,乃风温脉也。阳脉洪数,阴脉实大,温毒脉也。当春夏感热而又遇湿热,两热相合,故温毒发斑。阳脉濡弱,阴脉弦紧,湿温脉也。长夏先伤湿而后伤暑,阴阳俱盛,温疟脉也。先伤风寒,余热未净,重感于寒所致。若脉阴阳皆沉,而证似太阳者,乃冬时天暖,温气所犯。或同病异名,或同脉异经,病皆起于中宫湿土,与伤寒相似,不可不辨。

（明·李梴《医学入门·伤寒脉法》）

二、杂病脉法

以所集杂病为次,《脉诀举要》为主,兼采《正传》《权舆》权度补之,附温暑内伤。

中风脉浮,滑兼痰气;其或沉滑,勿以风治;或浮或沉,而微而虚;扶危治痰,风未可疏;浮迟者吉,急疾者殂。

若风废瘫痪,脾缓者不治。《捷径》云:风疾脾缓空费力,痨疾心数命难存。

中寒紧涩,阴阳俱盛,法当无汗,有汗伤命。

阳紧,寒在上焦作吐;阴紧,寒在下焦自利;阴阳俱紧,上下皆受寒也,法当无汗,反自汗者,亡阳不治。

伤风之脉,阳浮阴弱,邪在六经,或弦而数。

阳浮,卫中风也;阴弱,荣气弱也。邪在六经者俱弦。

暑伤于气,所以脉虚,弦洪芤迟,体状无余。

脉虚而微弱,或浮大而散,或隐不见,微弱隐状,皆虚类也。

暑热病剧,阴阳盛极,浮之而滑,沉之散涩,汗后躁大,死期可刻。

得汗后,脉躁大者固死;入里七八日来,脉不躁数而涩小者,亦死。

温脉无名,随见诸经,未汗宜强,虚缓伤生。

温脉随各脏腑所见而治。未汗脉强急者生,虚缓者死;已汗表证不退,脉强急者死,或入里腹痛甚、下利者死。

温脉濡缓,或兼涩小,入里缓沉,浮缓在表,若缓而弦,风湿相搅。

浮缓在表,沉缓在里,或弦缓,或浮缓,风湿相搏也。

脉紧而涩,或浮而弦,或芤而虚,是为燥证。

涩主燥,风燥兼浮而弦,血燥兼芤而虚。

虚火数浮,实火沉大,随其所见,细数为害。

脉浮洪数无力为虚火,脉沉实大有力为实火。如洪数见左寸心火,右寸肺火,左关肝火,右关脾火,两尺为肾经命门火。

内伤劳役,豁大不禁;若损胃气,隐而难寻。内伤饮食,滑疾浮沉;内伤劳食,数大涩浸。右关缓紧,寒湿相寻;右关数缓,湿热兼临;数又微代,伤食感淫。

心脉变见于气口,肝木亦挟心火之势而来薄肺金,故大如急数,为无力不禁耳。内伤轻者,右关沉滑;内伤重者,气口浮滑。右寸气口脉急大而数,时一代而涩,涩者,肺之本脉,代者,元气不相接续,此饮食失节,劳役过甚,大虚之脉也。右关脾脉数中显缓,且倍于各脏,此劳役轻,而伤饮食湿热重也。数多燥热,缓多湿热。若脾脉大数,时微缓一代者,饮食不节,寒温失所也。

下手脉沉,便知是气,沉极则伏,涩弱难治,其或沉滑,气兼痰饮。

滑者多血少气,涩者少血多气。尺脉涩坚,血实气虚;尺脉细微,气血俱虚;脉细代者气衰;绝者,气欲绝;伏涩难治,几于欲绝也。

诸证失血,皆见芤脉,随其上下,以验所出。大凡失血,脉贵沉细,设见浮大,后必难治。

脉得诸涩濡弱为亡血。脉浮面白色薄者,里虚亡血。脉来轻轻、尺中独浮、目睛晕黄者为衄血。或沉弦而虚、面白短气、目瞑、小腹满者,因劳衄血。太阳脉大而浮者,衄吐血。如悬钩搏手,或沉弦者,衄血。肺脉弦急者,咳而唾血。脉浮弱按之绝者,下血。烦咳者,必吐血,肠澼下脓血。脉弦绝则死,滑大则生。血温身热者死。脉极虚芤迟为亡血失精。

偏弦为饮,或沉弦滑,或结涩伏,痰饮中节。

痰饮脉皆弦而兼微沉滑,唯肺饮有喘不弦。若双弦者,乃寒饮也。或大下后善虚,若浮弦大实者,膈有稠痰宜吐。久得结脉,或涩或伏者,痰饮胶固于中,阻滞节上脉道故也。

郁脉皆沉,血芤气涩,湿郁缓沉,热乃数极。痰郁滑弦,滑紧因食,郁甚则滞,或结代促。

六郁脉皆兼沉,甚则伏,又甚则结促代。唯有胃气可治,在上则见于寸,在中则见于关,在下则见于尺,左右亦然。

平脉弦大,劳损而虚;大而无力,阳衰易扶;数而无力,阴火难除;寸弱上损,浮大里枯;尺寸俱微,五劳之躯。血羸左濡,气怯右推,左右微小,气血无余。痨瘵脉数,或涩细如,潮汗咳血,肉脱者殂。

凡曰虚损,因虚而有伤损也。虚劳者,因虚而不禁劳,因劳而愈虚也。痨瘵者,劳之极也,即五劳六极也。痨者,牢也,言其病已牢痼而不可解也。诸虚脉多寸关弦大而尺微涩,有火则尺亦大。大者,正气虚而邪盛;弦者,中寒也。若大而无力者,阳气虚也;大数无力者,阴血虚也;左右微小者,必成痼冷。痨症骨蒸潮热,盗汗,咳嗽见血,或泄不泄,唯肉脱甚,脉数细而涩者死。古云:微数不成病,不名劳。

风寒暑湿,气郁生涎,下虚上实,皆头晕眩。风浮寒紧,湿细暑虚,痰弦而滑,瘀芤而涩。数大火邪,虚大久极,先理气痰,次随症脉。头痛阳弦,浮风紧寒,热必洪数,湿细而坚。气虚头痛,虽弦带涩,痰厥则滑,肾厥坚实。

六经脉症同伤寒,见《病机诀》云:头痛短涩应须死,浮滑风痰皆易除。

眼本火病,心肝数洪,右寸关见,相火上冲。

左寸脉洪数,心火炎也;关弦而洪,肝火盛也;右寸关俱弦洪,肝木挟相火之势,而来侮所不胜之金,而制己所胜之土也。

耳病肾虚,迟濡其脉,浮大为风,洪动火贼。沉涩气凝,数实热塞,此久聋者,专于肾责。暴病浮洪,两尺相同,或两尺数,阴虚火冲。

若左寸洪数,心火炎也;两尺洪数,相火炎也,其人必梦遗,耳鸣,或聋。

右寸洪数,鼻衄鼻齇;左寸浮缓,鼻涕风邪。

鼻流清涕。

口舌生疮,脉洪疾速;若见脉虚,中气不足。

经曰:左寸洪数心热,右寸浮数肺热。左关弦数而虚,胆虚甚;洪而实肝热。右关沉实,脾胃有实热,兼洪数者口疮,或为木舌、重舌。脉虚者,为中气不足。

齿痛肾虚,尺濡而大,火炎尺洪,疏摇豁坏。右寸关数,或洪而弦,此属肠胃,风热多涎。

尺洪大而虚者,肾虚;齿痛动摇疏豁者,相火上炎也;右寸关洪数,或弦而洪者,肠胃中有风热也。

痛风沉弦,肝肾被湿。少阴弱浮,风血掣急。或涩而小,酒后风袭。

寸沉而弦,沉则主骨,弦则主筋,沉则为肾,弦则为肝,汗出入水,因水伤心,故历节痛而黄汗出。少阴脉浮而弱,弱则血不足,浮则为风,风血相搏,则疼痛如掣。或尺涩小,短气,自汗出,历节痛不可屈伸,此皆饮酒汗出当风所致也。

风寒湿气,合而为痹。浮涩而紧,三脉乃备。

脉浮而缓,属湿为麻痹;脉紧而浮,属寒为痛痹;脉涩而芤,属死血,为木不知痛痒;脉浮而濡,属气虚,关前得之麻在上体,关后得之麻在下体。

斑疹沉伏,或散或无;阳浮而数,火见于躯;阴实而大,热蒸在肤。

滑伯仁曰:脉者血之波澜。故发斑者血散于皮肤,故脉伏;火盛于表,故阳脉浮数;下焦实热,故阴脉实大。

咳嗽所因,浮风紧寒,数热细湿,房劳涩难。右关微濡,饮食伤脾;左关弦短,肝极劳疲。肺脉浮短,咳嗽与期,五脏之嗽,各视本部。浮紧虚寒,沉数实热;洪滑多痰,弦涩少血。形盛脉细,不足以息,沉小伏匿,皆是厄脉,唯有浮大,而嗽者生,外证内脉,参考称停。

外症肌瘦肉脱,发热作泄,内脉沉急者必死。

霍乱吐泻,滑而不匀,或微而涩,代伏惊人。热多洪滑,弦滑食论。

右关滑为霍乱吐泻,脉涩结代伏,虽因痰食阻滞,不可遽断以死。然亦但可乍时一见,渐滑大为吉。故诀云:霍乱之候脉微迟,气少不语大难医。脉弦甚者亦死。洪滑者,热;弦滑者,膈有宿食留饮,宜吐。

心痛微急,痛甚伏入,阳微阴弦,或短又数。紧实便难,滑实痰积。心痹引背,脉微而大,寸沉而迟,关紧数锐。

阳微虚在上焦,所以胸痹痛。心痛者,脉阴弦故也。胸痹之病,喘息咳唾。胸痹痛短气,寸口脉沉而迟,关上小紧而数。

腹痛关脉,紧小急速,或动而弦,甚则沉伏。弦食滑痰,尺紧脐腹。心腹痛脉,沉细是福,浮大弦长,命不可复。

脉细小紧急速,中腹刺痛。尺脉紧实,脐及小腹痛者,宜利。若尺脉伏者,小腹痛有瘕疝。

疟脉自弦,弦数多热,弦迟多寒,弦微虚乏,弦迟宜温,紧小下夺,弦浮吐之,弦紧汗发。亦有死者,脉散且歇。

疟虽病久虚极,脉微似乎不弦,然必于虚数之中见弦,但不搏手耳。凡汗吐下,脉弦而小紧,与肌肉相得久持之至者宜下;弦迟者宜温;弦紧者宜发汗针灸;浮大者宜吐;弦数者风发也,以饮食消息止之。此汗吐下法,推之百病皆然。

痢脉多滑,按之虚绝,尺微无阴,涩则少血,沉细者生,洪弦死诀。

肠澼下痢,虽忌身热,亦忌厥冷。

痞满滑大,痰火作孽,弦伏中虚,微涩衰劣。

胸痞多有痰火,故寸滑且大。右关弦迟或伏者,肝乘脾虚生涎,气郁不舒。微反在上,涩反在下者,气血虚也。微则气衰多烦,涩则血少多厥。

泻脉自沉,沉迟寒侵,沉数火热,沉虚滑脱。暑温缓弱,多在夏月。

微小者生,浮弦者死,犯五虚症者亦死。

吞酸脉形,多弦而滑。或沉而迟,胸有寒饮;或数而洪,膈有痰热。

时吐酸水,欲成反胃。

五疸实热,脉必洪数。其或微涩,证属虚弱。

因阳明经内蓄热,或因渴饮水,或自汗浴水,或失饥伤饱,或醉饱房室发黄者,其脉多沉;因暴热浴冷,酒后当风,其脉多浮。大抵酒疸沉弦或细,久为黑疸。趺阳脉迟,食不敢饱,或紧数者胃热消谷。挟寒则食罢反饱,名谷疸。尺脉浮为伤肾,趺阳脉紧为脾伤。凡黄候寸口脉,近掌无脉、口鼻黑色者不治。

水肿之证,有阴有阳,阴脉沉迟,其色青白,不渴而泻,小便清涩。脉或沉数,色赤而黄,燥粪赤溺,兼渴为阳,沉细必死,浮大无妨。

阳脉必见阳证,阴脉必见阴证。沉细水愈盛而不可制,浮大则心火生土,而水可制矣。

胀满脉弦,脾制于肝,洪数热胀,迟弱阴寒,浮为虚胀,紧则中实。浮大可生,虚小危急。

以关为主。

遗精白浊,当验于尺,结芤动紧,二证之的。微涩精伤,洪数火逼,亦有心虚,左寸短小,脉迟可生,急疾便夭。

急知虚浮,时时遗精者死。

腰痛之脉,必沉而弦,沉为气滞,弦(大)损肾元。或浮而紧,风寒所缠,湿伤濡细,实闪挫然。涩为瘀血,滑痰火煎,或引背痛,沉滑易痊。

尺脉沉,腰背痛,时时失精,食少,脉沉滑而迟者,可治。

疝脉弦急,积聚所酿,察其何部,肝为本脏。心滑肺沉,风疝浮荡,关浮而迟,风虚之差。阳急为瘕,阴急疝状。沉迟浮涩,疝瘕寒痛,痛甚则伏,或细或动。牢急者生,弱急者丧。

疝本肝经,弦则卫气不行而恶寒,紧急则不欲食,弦紧相搏则为寒疝。趺阳脉浮而迟,浮为风虚,迟为寒疝。三阳急为瘕,三阴急为疝。心胃脉滑则病心风疝,太阳脉浮则病肾风疝,少阳脉浮则病肝风疝。

脚气之脉,浮弦为风,濡湿迟寒,热数且洪。紧则因怒,散则忧冲,细乃悲过,结为气攻。两尺不应,医必无功。

左尺不应难瘥,寸口无常不治。

消渴肝病,心滑而微,或紧洪数,阳盛阴惫。血虚濡散,劳则浮迟,短浮莫治,数大难医。

浮则卫虚,短则荣竭,故不治也;数大火炎,亦不治也。但叔和又云:消渴脉数大者活,虚小命殂须努力。何耶?盖初起数大而不坚实者,火犹可伏。虚小即浮短也,会其意,亦不相反。

燥结之脉,沉伏勿疑。热结沉数,虚结沉迟。若是风燥,右尺浮肥。

老人虚人便结,脉雀啄者不治。

两胁疼痛,脉必双弦。紧细弦者,多怒气偏;沉涩而急,痰瘀之愆。

双弦者,肝气有余。肝脉急而胁下有气支满,引小腹而痛,时小便难,苦目眩头痛,腰背重,足冷,妇人月水不来,时无时有。沉濡涩散,其色泽者,当病溢饮,多饮水而涎溢入肌肤肠外;或兼搏手坚急,面色不泽者,瘀血也。或因坠堕使然。

淋病之脉,细数何妨?少阴微者,气闭膀胱。女人见之,阴中生疮。大实易愈,虚涩其亡。

大而实者生,虚细而涩者死。

小便不通,浮弦而涩。芤则便红,数则黄赤,便难为癃,实见左尺。

小便不利难来者为癃闭,乃膀胱热极,故脉实也。

五积属阴,沉伏附骨,肝弦心芤,肾沉急滑,脾实且长,肺浮喘卒。六聚结沉,痼则浮结。又有癥瘕,其脉多弦,弦急瘕疾,弦细癥坚,沉重中散,食成癖痃。左转沉重,气癥胸前;若是肉癥,右转横旋。积聚癥瘕,紧则痛缠,虚弱者死,实强可痊。

脉沉伏而细,在寸,积在胸中;微出寸口,积在喉中;在关上,积在脐傍;上关上,积在心下;微下关,积在小肠。尺微,积在气冲。脉出在右,积在右;脉出在左,积在左;脉两出,积在中央,各以其部处之也。肝积脉弦而细,肺积脉浮而毛,肾积脉沉而急滑,心积脉沉而芤,上下无常处,脾积脉实而长、食则多吐。《内经》论赤脉之至也,喘而坚,有积在中,名心痹,得之思虑,白脉喘而浮,有积在胸,名肺痹,得之醉而使内。喘,谓脉至如卒喘状也。青脉长而左右弹手,有积气在心下支胠,名肝痹,得之寒湿,与疝同。黄脉大而虚,有积在腹中,名厥疝。女子同法得之疾,使四肢汗出当风。黑脉上坚而大,有积气在小腹与阴,名肾痹,得之沐浴清水而卧。脉沉重而中散者,因寒食成积,脉左转而沉重者气癥,积在胸中。脉右转出不至寸口者,内有肉癥也。转者横也,脉转而横,主腹有积,或在胁下,积聚脉亦大同。故《难经》曰:结微则积微,结甚则积甚。脉伏结者为积聚,浮结者为瘕疾。如积聚脉不结伏,瘕疾脉不浮结,为脉不应病者死。

中毒洪大,细微必倾,尺寸数紧,钗直吐仍,此患蛊毒,急救难停。

钗直者,脉直如钗也。

喘急脉沉,肺胀停水,气逆填胸,脉必伏取。沉而实滑,身温易愈,身冷脉浮,尺涩难补。

手足温暖,脉静滑者生;身冷,脉浮涩者死。

嘈杂噯气,审右寸关,紧滑可治,弦急则难。两寸弦滑,留饮胸间,脉横在寸,有积上拦。

右寸关脉紧而滑,常也,右关弦急欲作反胃者,难治。寸脉横者,膈有横积也。

呕吐无他,寸紧滑数,微数血虚,单浮胃薄,芤则有瘀,最忌涩弱。

脉阳紧阴数,其人食已则吐,紧小多寒,滑数痰火。微数血虚,令胸中冷。关浮胃虚,呕而噯气不食,恐怖即死。芤带紧者有瘀逆,脉紧涩小弱,自汗者死。

呃逆甚危,浮缓乃宜;弦急必死,结代促微。

弦急,木克土也。结代促微,元气衰也。

反胃噎膈,寸紧尺涩;紧芤或弦,虚寒之厄;关沉有痰,浮涩脾积;弱大气虚,涩小血弱;若涩而沉,七情所搏。

寸紧胸满不食,尺涩故反胃也。紧芤或迟者,胃寒也。弦者,胃虚也。关脉沉大,有痰也。浮涩脾不磨食,故朝食暮吐,暮食朝吐。脉紧涩者难治。

痉脉弦直,或沉细些,汗后欲解,脉泼如蛇,伏坚尚可,伏弦伤嗟。

痉脉来,按之筑筑然而弦,直上直下,或沉细迟。若发汗后,脉泼泼然如蛇,暴腹胀大。为欲解。如脉反伏弦者必死。

癫痫之脉,阳浮阴沉,数热滑痰,狂发于心。惊风肝痫,弦急可寻,浮病腑浅,沉病脏深。

阳证脉必浮长,阴证脉必沉细。虚弦为惊为风痫;沉数为热,滑疾为痰。脉滑大为病在腑则易治,脉沉涩入脏者难治。叔和云:恍惚之病定癫狂,其脉实牢保安吉;寸关尺部沉细时,如此未闻人救得。所谓实牢,即滑大也。

祟脉无常,乍短乍长,大小促结,皆痰为殃。遁尸脉紧,与证相妨。

邪祟脉,长短大小促结无常。凡五尸、鬼邪、遁疰病症,与脉全不相应也。

惊悸怔忡,寸动而弱,寸紧胃浮,悸病仍作。饮食痰火,伏动滑搏,浮微弦濡,忧惊过却,健忘神亏,心虚浮薄。

寸口动而弱,动为惊,弱为悸。寸口脉紧,趺阳脉浮,胃气虚,是以惊悸,趺阳脉微而浮,浮为胃气虚,微则不能食,此恐惧之脉,忧迫所致也。

喉痹之脉,两寸洪溢,上盛下虚,脉忌微伏。

尺脉微伏者死,实滑者生。

汗脉浮虚,或濡或涩,自汗在寸,盗汗在尺。

男女平人脉虚弱微细者,必有盗汗。

痿因肺燥,脉多浮弱,寸口若沉,发汗则错。足痛或软,专审于尺,滑疾洪缓,或沉而弱。

《脉经》曰:脉浮弱,其人欲咳不得咳,咳则出涎而肺干,小便不利。寸口脉不出,反为发汗,多唾唇燥,小便反难,大便如烂瓜豚膏,皆因误汗伤津液,以致肺燥也。

厥证数端,沉细为寒;沉伏而数,为热所干;脉喘为气,浮实痰顽;气弱微甚,大则血悭;寸大沉滑,身冷必难。

卒厥尸厥,寸口沉大而滑,不知人,唇青身冷,为入脏即死;如身温和,汗自出,为入腑而后自愈。

尺沉而滑,恐是虫伤;紧急莫治,虚小何妨?

尺脉沉滑者,寸白虫;洪大者,蛔虫。

求嗣之脉,专责于尺;右尺偏旺,火动好色;左尺偏旺,阴虚非福;唯沉滑匀,易为生息。微涩精清,兼迟冷极;若见微濡,入房无力。女不好生,亦尺脉涩。

沉滑者不可妄药,反燥精血。火旺者降火,阴虚者补阴,两尺俱微者,阴阳两补。精冷宜热药温中壮阳,精清宜温药补脾补精,精射无力入子宫者补气。女人尺脉微涩者绝产。

老喜反脉,

男年八八喜尺旺,女年七七喜寸旺。

常细濡涩,

濡,气虚;涩,血虚。细濡涩多寿,弦紧洪多病。

滑大气痰，

甚则带歇。

风热紧逼。

（明·李梴《医学入门·杂病脉法》）

第四节　明代龚廷贤论病合脉象

一、七情

气口者，右手关前一分是也。……气口以候人之七情，喜、怒、忧、思、悲、恐、惊之内伤也。喜者，则脉数也；怒者，则脉激也；忧者，则脉涩也；思者，则脉结也；悲者，则脉紧也；恐者，则脉沉也，惊者，则脉动也。

（明·龚廷贤《万病回春·万金一统述》）

二、类中风证

中于寒者，谓冬月卒中寒气，昏冒口噤、肢挛恶寒，脉浮紧也。

（明·龚廷贤《万病回春·类中风》）

三、痈疽

脉：痈疽脉数，浮阳沉阴，浮数不热，但恶寒侵，若知痛处，急灸或针，洪数病进，将有脓淫，滑实紧促，内消可禁，宜托里者，脉虚濡迟，或扎涩微，溃后亦宜，长缓易治，短散则危，结促代见，必死无疑。

（明·龚廷贤《万病回春·痈疽》）

四、伤寒（附伤风）

脉：脉阳浮而阴弱,谓之伤风。邪在六经俱弦加之。阳浮,卫中风也;阴弱,荣气弱也。风伤阳,故浮虚也。脉浮紧而无汗,渭之伤寒。寒伤荣,荣实则卫盈。阳脉紧,邪在上焦,主欲吐也。

脉浮、头项痛、腰脊强,病在太阳。脉长、身热、鼻干、目疼、不得卧,病在阳明。脉弦、胸肋痛、耳聋、往来寒热,病在少阳。脉沉细、咽干、腹满自利,病在太阴。脉微缓、口燥舌干而渴,病在少阴。脉沉涩、烦满囊缩,病在厥阴。

左手脉来紧盛,即是伤寒;右手脉平和。右手脉来紧盛,即是饮食内伤;左手脉乎和.左右手脉俱紧盛,即是夹食伤寒,此为内伤外感。右手脉来空虚,左手脉来紧盛,即是劳力伤寒,亦为内伤外感。左右手脉来沉细或伏,面色青,手足冷,小腹绞痛,甚则吐利,舌卷囊缩,即是夹阴中寒,此是真阴症。

脉来浮紧有力,为寒邪在表,治宜发散。脉来沉实有力,为阴邪伏阳,治宜攻下。脉来沉细无力,此纯阴也,宜退阴助阳。脉来沉数有力,为热相传里,宜清解邪热。

（明·龚廷贤《万病回春·伤寒》）

五、中寒

脉：中寒紧涩,阴阳俱盛,法当无汗,有汗伤命。

（明·龚廷贤《万病回春·中风》）

六、中暑

脉：暑伤于气,所以脉虚,弦细芤迟,体状无余。夏月有四证,伤寒、伤风,脉证互见;中暑、热病,疑似难明。脉紧恶寒谓之伤寒,脉缓恶风谓之伤风,脉盛壮热谓之热病,脉虚身热谓之伤暑。

（明·龚廷贤《万病回春·中暑》）

七、火证

脉：虚大浮数，实大洪大，随其所见，细数为害。

脉数无力者，阴虚火动也。

左寸脉洪数者，心火也。

左火洪数者，肝火也。

右寸脉洪数者，肺火也。

右关脉洪数者，脾火也。

脉沉而实大者，实火。

（明·龚廷贤《万病回春·火证》）

八、内伤

脉：内伤劳役，豁大不禁，若损胃气，隐而难寻，内伤饮食，滑疾浮沉，内伤饮食，数大涩侵；右关缓紧，寒湿相寻，右关数缓，湿热兼临；数又微代，伤食感淫。

补中益气汤。治形神劳役，或饮食失节，劳役虚损，身热而烦，脉洪大而虚，头痛，或恶寒而渴，自汗无力，气高而喘。

（明·龚廷贤《万病回春·内伤》）

九、饮食

脉：气口脉紧盛为伤食，食不消化，浮滑而痰。

（明·龚廷贤《万病回春·饮食》）

十、郁证

脉：多沉伏。

气郁者，腹胁胀满、刺痛不舒，脉沉也。

血郁者，能食、便红，或暴吐紫血、痛不移处，脉数涩也。

食郁者,嗳气作酸、胸腹饱闷作痛、恶食不思,右关脉紧盛也。

痰郁者,动则喘满气急、痰嗽不出、胸胁痛,脉沉滑也。

热郁者,即火郁也,小便赤涩、五心烦热、口苦舌干,脉数也。

湿郁者,周身骨节走注疼痛,遇阴雨即发,脉沉细而濡也。

(明·龚廷贤《万病回春·郁证》)

十一、痰饮

脉:偏弦为饮,或沉弦滑,或结芤伏,痰饮中节;又脉多滑,有弦滑、沉滑、微滑。

(明·龚廷贤《万病回春·痰饮》)

十二、咳嗽

脉:咳嗽所因,浮风,紧寒,数热,细湿,房劳涩难。右关微濡,饮食伤脾;左关弦短,肝极劳疲;肺脉浮短,咳嗽与期。五脏之嗽,各视本部。浮紧虚寒,沉数实热,沉滑多痰,弦涩少血,形盛脉细不足以息,沉小伏匿,皆是危脉。唯有浮大而嗽者生。

(明·龚廷贤《万病回春·咳嗽》)

十三、喘急

脉:喘急脉沉,肺胀停水,气逆填胸,脉必伏取;沉而实滑,身热易愈;身冷脉浮,尺涩难补。

又云:脉滑而手足温者生,脉沉涩而四肢寒者死。

(明·龚廷贤《万病回春·喘急》)

十四、疟疾

脉:疟脉多弦。弦而数者多热,宜汗之;弦而迟者多寒,宜温之;弦而紧实者,宜下之;弦而虚细者,宜补之;弦而实大者,宜吐之。弦短者多食;弦滑者多痰;疟脉迟缓者,病自愈;久疟不愈者,脉必虚,宜养正祛邪。

(明·龚廷贤《万病回春·疟疾》)

十五、痢疾

脉:痢脉多滑,按之虚绝,尺微无阴,涩则少血,沉细者生,洪弦者死。

(明·龚廷贤《万病回春·痢疾》)

十六、泄泻

脉:泻脉自沉。沉迟寒侵,沉数火热,沉虚滑脱,暑湿缓弱,多在夏月。
滑泻者,日夜无度,肠胃虚寒不禁,脉沉细是也。即滑泻也。

(明·龚廷贤《万病回春·泄泻》)

十七、霍乱

脉:霍乱吐泻,滑而不匀,或微而涩,代伏惊人,热多洪滑,弦滑食论。
湿霍乱者,吐泻腹痛,脉沉伏欲绝也。
夏月暑热霍乱者,吐泻烦渴,自汗脉浮也。
干霍乱者,心腹饱胀绞痛,不吐不泻,脉沉欲绝也。先用盐汤探吐,急用此方。理中汤,治干霍乱,心腹饱胀、绞痛、不吐不泻,脉沉欲绝。

(明·龚廷贤《万病回春·霍乱》)

十八、呕吐

脉:呕吐无他,寸紧滑数,微数血虚,单浮胃薄,芤则有瘀,最忌涩弱。
呕哕清水冷涎,脉沉迟者,是寒吐也。理中汤,治胃寒呕吐清水冷涎。寒极手足冷。脉微、吐不出者,加附子,去官桂。

(明·龚廷贤《万病回春·呕吐》)

十九、翻胃

脉:反胃噎膈,寸紧尺涩,紧芤或弦,虚寒之厄,关沉有痰,浮涩脾积,浮弱虚气,涩小血弱,若涩而沉,七情所搏。

（明·龚廷贤《万病回春·翻胃》）

二十、呃逆

脉:呃逆甚危,浮缓乃宜,弦急必死,结代促微。

胃口虚寒、手足冷、脉沉细,是寒呃也。

发热、烦渴、脉数者,是热呃也。

（明·龚廷贤《万病回春·呃逆》）

二十一、嗳气

脉:嗳气嘈杂,审右寸关,紧滑可治,弦急则难,两寸弦滑,留饮胸间,脉横在寸,有积上栏。

（明·龚廷贤《万病回春·嗳气》）

二十二、吞酸

脉:吞酸脉形,多弦而滑。或沉而迟,胸有寒饮,或脉而洪,膈有痰热。

（明·龚廷贤《万病回春·吞酸》）

二十三、诸气

脉:下手脉沉,便知是气。沉极则伏,涩弱难治,其或沉滑,气兼痰饮。

（明·龚廷贤《万病回春·诸气》）

二十四、痞满

脉:痞满滑大,痰火作孽,弦伏中虚,微涩衰劣。

（明·龚廷贤《万病回春·痞满》）

二十五、鼓胀

脉:胀满脉弦,脾制于肝,洪数热胀,迟弱阴寒,浮为虚胀,紧则中实,浮大者生,虚小危急。

（明·龚廷贤《万病回春·鼓胀》）

二十六、水肿

脉:水肿之病,有阴有阳。阴脉沉迟,其色青白、不渴而泻,小便清涩,脉或沉数,燥粪赤溺,兼渴为阳。沉细必死,浮大无妨。

（明·龚廷贤《万病回春·水肿》）

二十七、积聚

脉:五积属阴,沉伏附骨,肝弦心芤,肾沉急滑,脾实且长,肺浮喘卒,痼则浮结。又有癥瘕,其脉多弦。弦结瘕积,弦细癥坚,沉重中散,食成癖疢。左转沉重,气症胸前,若是内症,右转内症。积聚癥瘕,紧则痛缠,虚弱者死,实强者痊。

（明·龚廷贤《万病回春·积聚》）

二十八、五疸

脉:五疸实热,脉必洪数,其或微涩,症属虚弱。

（明·龚廷贤《万病回春·五疸》）

二十九、斑疹

凡斑即出,须得脉洪数有力,身温,足温者易治。若脉沉小,足冷元气虚弱者难治。

（明·龚廷贤《万病回春·斑疹》）

三十、发热

《脉经》曰:脉大无力为阳虚,脉数无力为阴虚。无力曰虚,有力为实。

（明·龚廷贤《万病回春·发热》）

三十一、补益

脉:平脉弦大,劳损而虚。大而无力。阳衰易扶;数而无力,阴火难除。寸弱上损,浮大里枯;尺寸俱微,五劳之躯。血羸左濡,气唯右推,左右微小,血气无余。劳瘵脉数或涩细,如潮汗咳血、血脱者殂。

（明·龚廷贤《万病回春·补益》）

三十二、虚劳

脉:骨蒸劳热,脉数而虚,热而涩小,必殒其躯。加汗加嗽,非药可除。

（明·龚廷贤《万病回春·虚劳》）

三十三、失血

脉:诸症见血,皆见芤脉。随其上下,以验所出。
大凡失血,脉贵沉细;设见洪大,后必难治。

（明·龚廷贤《万病回春·失血》）

三十四、汗证

脉:汗脉浮虚,或濡或涩。自汗在寸,盗汗在尺。

（明·龚廷贤《万病回春·汗证》）

三十五、眩晕

脉:风寒暑湿,气郁吐涎,下虚上实,皆头晕眩。风浮寒紧,湿细暑虚;痰弦而滑,瘀芤而涩,数大火邪,虚大久极,先理气痰,次随症脉。

（明·龚廷贤《万病回春·眩晕》）

三十六、麻木

脉:脉浮而濡,属气血虚,关前得之,麻在上体,关后得之,麻在下也。麻是浑身气虚也。

（明·龚廷贤《万病回春·麻木》）

三十七、癫狂

脉:癫痫之脉,阳浮阴沉。数热滑痰,狂发于心,惊风肝痫,弦急可寻;浮病腑浅,沉病脏深。癫脉搏大滑者生,沉小紧急者不治。热狂脉实大者生,沉小者死,癫脉虚可治,实则死。

（明·龚廷贤《万病回春·癫狂》）

三十八、痫证

脉:虚弦为惊,为风痫。

（明·龚廷贤《万病回春·痫证》）

三十九、惊悸

脉:惊悸怔忡,寸动而弱,寸紧胃浮,悸病乃作,饮食痰火,伏动滑搏,浮微弦濡,忧惊过怯,健忘神亏,心虚浮薄。

(明·龚廷贤《万病回春·惊悸》)

四十、厥证

脉:阳厥脉滑而沉实,阴厥脉细而沉伏。

(明·龚廷贤《万病回春·厥证》)

四十一、浊证

脉:两尺脉洪数,必便浊遗精。心脉短小,因心虚所致,必遗精便浊。

(明·龚廷贤《万病回春·浊证》)

四十二、遗精

脉:遗精白浊,当验于尺,结芤动紧,二症之的。微涩精伤,洪数火逼,亦有心虚,左寸知小。脉迟可生,急疾便夭。

(明·龚廷贤《万病回春·遗精》)

四十三、淋证

脉:淋病之脉,细数何妨;少阴微行,气闭膀胱。女人见之,阴中生疮。大实易愈,虚涩其亡。

(明·龚廷贤《万病回春·淋证》)

四十四、小便闭

脉:小便不适,浮弦而涩,芤则便红,数则黄赤,便难为癃,实见左尺。小便不通者,多是热结也。

（明·龚廷贤《万病回春·小便闭》）

四十五、大便闭

脉:燥结之脉,沉伏勿疑,热结沉数,虚结沉迟;若是风燥,右尺浮肥。

（明·龚廷贤《万病回春·大便闭》）

四十六、头痛

脉:头痛阳弦,浮风紧寒;热必洪数,湿细而坚,气虚头痛,虽弦带数,痰厥则滑,肾厥坚实。

（明·龚廷贤《万病回春·头痛》）

四十七、耳病

脉:耳病肾虚迟濡;其脉浮大为风;洪动火贼;沉涩气凝,数实热塞。此久聋者,专于肾者,暴病浮洪,两尺相同,或两尺数,阴火上冲。

（明·龚廷贤《万病回春·耳病》）

四十八、鼻病

脉:右寸洪数,鼻衄鼻齇,左寸浮缓,鼻涕风邪。

（明·龚廷贤《万病回春·鼻病》）

四十九、口舌

脉：门舌生疮，脉洪疾速。若见脉虚，中气不足。

（明·龚廷贤《万病回春·口舌》）

五十、牙齿

脉：齿痛肾虚，尺濡而大，火炎尺洪，疏摇豁坏；右寸关数，或洪而弦，此属肠胃，风热多涎。

（明·龚廷贤《万病回春·牙齿》）

五十一、眼目

脉：眼本火病，心肝数洪，右寸关见，相火上冲。

（明·龚廷贤《万病回春·眼目》）

五十二、咽喉

脉：咽喉之脉，两寸洪溢；上盛下虚，脉忌微伏。

（明·龚廷贤《万病回春·咽喉》）

五十三、肺痈

脉：寸口脉数而实者，肺痈也。若脉微紧而数者，未有脓也；若紧甚而数者，已有脓也。又脉短而涩者，自痊，浮大者，难治。

（明·龚廷贤《万病回春·肺痈》）

五十四、肺痿

脉：寸口脉数而虚，肝痿也。

（明·龚廷贤《万病回春·肺痿》）

五十五、心痛（胃脘痛）

脉：心痛微急，痛甚伏入，阳微阴弦，或短又数，紧实便难，滑实痰积，心痹引背，脉微而大，寸沉而迟，关紧数锐。

（明·龚廷贤《万病回春·心痛》）

五十六、腹痛

脉：腹痛关脉紧小急速，或动而弦，甚则沉伏；弦实滑痰；尺紧脐腹、心腹痛；脉沉细是福；浮大弦长，命不可复。

（明·龚廷贤《万病回春·腹痛》）

五十七、腰痛

脉：腰痛之脉，必沉而弦。沉微气滞，弦损肾元；或浮而紧，风寒所缠；湿伤濡细，实闪挫然，涩为瘀血，滑痰火煎；或引背痛，沉滑易痊。

（明·龚廷贤《万病回春·腰痛》）

五十八、胁痛

脉：两胁疼痛，脉必双弦，紧细弦者，多怒气偏；沉涩而急，痰瘀之愆。

（明·龚廷贤《万病回春·胁痛》）

五十九、背痛

脉：经云：洪而大脉促上紧者，肩背痛；沉而滑者，痰痛。

（明·龚廷贤《万病回春·背痛》）

六十、痛风

脉:痛风沉弦,肝肾被湿,少阴弱浮,风血掣急,或涩而小,酒后风袭;风寒湿气,伤而为痹,浮涩而紧,三脉乃备。

(明·龚廷贤《万病回春·痛风》)

六十一、脚气

脉:脉弦者风;濡弱者湿;洪数者热;迟涩者寒;微滑者虚;牢坚者实。结则因气;散则因忧;紧则因怒;细则因悲。

(明·龚廷贤《万病回春·脚气》)

六十二、瘘疝

脉:疝脉弦急. 积聚所酿;察其何部,肝为本脏;心滑肺沉,风疝易荡;关浮而迟,风虚之恙,阳急为瘕,隐急疝状;沉迟浮涩,疝瘕寒痛,痛甚则状,或细或动,牢急者生,弱急者丧。

(明·龚廷贤《万病回春·瘘疝》)

六十三、痿躄

脉:痿因脉燥,脉多浮弱;寸门若沉,发汗则错;足痛或软,专审于尺;滑痰而缓,或沉而弱。

(明·龚廷贤《万病回春·痿躄》)

六十四、消渴

脉:消渴肝病,心滑而微;或紧洪数,阳盛阴惫;血虚濡散,劳则浮迟;短浮莫治,数大难医。

(明·龚廷贤《万病回春·消渴》)

六十五、痉病

脉：痉病弦直，或沉细些，汗后欲解，脉泼如蛇，伏坚尚可，伏弦伤嗟。

（明·龚廷贤《万病回春·痉病》）

六十六、痈疽

脉：痈疽脉数，浮阳沉阴，浮数不热，但恶寒侵，若知痛处，急灸或针，洪数病进，将有脓淫；滑实紧促，内消可禁；宜托里者，脉虚濡迟；或芤涩微，溃后亦宜，长缓易治，短散则危，结促代见，必死无疑。

（明·龚廷贤《万病回春·痈疽》）

第五节　宋代严用和论病合脉象

一、肝胆虚实证

方其虚也，虚则生寒，寒则苦胁下坚胀……诊其脉沉细而滑者，皆虚寒之候也；及其实也，实则生热，热则心下坚满……诊其脉浮大而数者，皆实热之候也。

（南宋·严用和《严氏济生方·肝胆虚实论治》）

二、心小肠虚实证

方其虚也，虚则生寒，寒则血脉虚少……其脉浮而虚者，是虚寒之候也。及其实也，实则生热，热则心神烦乱……其脉洪实者，是实热之候也。

（南宋·严用和《严氏济生方·心小肠虚实论治》）

三、脾胃虚实论证

方其虚也,虚则生寒,寒则四肢不举……脉来沉细软弱者,皆虚寒之候也。及其实也,实则生热,热则心胸烦闷……脉来紧实者,是实热之候也。

（南宋·严用和《严氏济生方·脾胃虚实论治》）

四、肺大肠虚证

方其虚也,虚则生寒,寒则声嘶……诊其脉沉缓者,是肺虚之候也。

（南宋·严用和《严氏济生方·肺大肠虚实论治》）

五、肾膀胱虚实证

方其虚也,虚则生寒,寒则腰背节痛……诊其脉浮细而数者,是肾虚之候也。及其实也,实则生热,热则舌燥咽肿……诊其脉浮紧者,是肾实之候也。

（南宋·严用和《严氏济生方·肾膀胱虚实证论治》）

六、中寒

大抵中寒脉必迟紧;挟风则脉浮,眩晕不仁;兼湿则脉濡,肿满疼痛。

（南宋·严用和《严氏济生方·中寒论治》）

七、中暑

夫中暑所以脉虚者,盖热伤气而不伤形也。

近来江浙之间中暑,多有搐搦不省人事者,屡见之矣。医经所载,诊其脉浮而虚,盖浮则为风,虚则为暑,此中暑而又伤风,故有是证,俗命名谓之暑风,若作惊痫治之,多致不救。

（南宋·严用和《严氏济生方·中暑论治》）

八、中湿

活人书云:风雨袭虚,山泽蒸气,令人中湿,湿流关节,身体烦痛,其脉沉缓为中湿。

（南宋·严用和《严氏济生方·中湿论治》）

九、五劳六极

然精极者,五脏六腑之气衰,形体皆极,眼视无明,齿焦发落,体重而聋,行履不正,邪气逆于六腑,厥于五脏,故成精极,大抵劳极之脉多弦。

（南宋·严用和《严氏济生方·五劳六极论治》）

十、五痹

骨痹之为病,应乎肾,其状骨重不可举,不遂而痛且胀。诊其脉大,而涩为痹,脉来急者亦为痹,脉涩而紧者亦为痹。

（南宋·严用和《严氏济生方·五痹论治》）

十一、失血

大抵脉芤为失血,沉细者易治,浮大者难治。
诸失血之脉,沉细者易治,脉数浮大者难治。

（南宋·严用和《严氏济生方·失血论治》）

十二、便血

脉来浮弱,按之带芤者,下血也。

（南宋·严用和《严氏济生方·便血评治》）

十三、心痛

寸口脉紧,心脉甚急,皆主心痛。

又有痛甚而心脉沉伏者有之矣。王叔和云:心腹痛,脉沉细瘥;浮大弦长,命必殂。治法当推其所自而调之,痛无不止矣。

（南宋·严用和《严氏济生方·心痛论治》）

十四、积聚

夫积有五积……在肝曰肥气,在心曰伏梁,在脾曰痞气,在肺曰息贲,在肾曰奔豚。其名不同,其证亦异。

肥气之状,在左胁下,大如覆杯,肥大而似有头足,是为肝积,诊其脉弦而细,其色青。

伏梁之状,起于脐下,其大如臂,上至心下,犹梁之横架于胸膈者,是为心积,诊其脉沉而芤,其色赤。

痞气之状,留于胃脘,大如覆杯,痞塞不通,是为脾积,诊其脉浮大而长,其色黄。

息贲之状,在右胁下,大如覆杯,喘息奔溢,是为肺积,诊其脉浮而毛,其色白。

奔豚之状,发于小腹,上至心下,上下无时,有若豚走之状,是为肾积,诊其脉沉而急,其色黑。

凡脉快而紧者,积聚也。脉来小沉重者,胃中有积聚也。

大抵病各有证,治各有方。如诊心腹积聚,其脉牢强急者生,虚弱急者死。又诸脉实强者生,沉小者死,此又不可不察也。

（南宋·严用和《严氏济生方·积聚论治》）

十五、胀满

胀满者,若论其脉,脉浮者可治,脉虚小者为难治。

（南宋·严用和《严氏济生方·胀满论治》）

十六、水肿

然肿满最慎于下,当辨其阴阳。

阴水为病,脉来沉迟,色多青白,不烦不渴,小便涩少而清,大腑多泄。

阳水为病,脉来沉数,色多黄赤,或烦或渴,小便赤涩,大腑多闭。

（南宋·严用和《严氏济生方·水肿论治》）

十七、五疸

黄汗之状,身体俱肿,汗出不渴,状如风水,汗出染衣,黄如柏汁,其脉自沉,此由脾胃有热,汗出入水浴,水入汗孔中,故汗黄也。

（南宋·严用和《严氏济生方·五疸论治》）

十八、咳嗽

夫咳嗽之脉,浮大者生,沉小伏匿者死。

（南宋·严用和《严氏济生方·咳嗽论治》）

十九、喘

诊其脉滑,手足温者生;脉涩,四肢寒者死,数者亦死,谓其形损故也。

（南宋·严用和《严氏济生方·喘论治》）

二十、痢疾

虽然,又当观脉之虚实何如耳,如下痢脉微小者生,脉浮洪者难治。肠澼频下脓血者,诊脉宜滑大也,若弦急者必死。

（南宋·严用和《严氏济生方·痢疾论治》）

二十一、白浊赤浊遗精

遗精,白浊二证,脉息多涩,伤精脉也。

(南宋·严用和《严氏济生方·白浊赤浊遗精论治》)

二十二、呕吐

故诊其脉代者,霍乱,代而绝者,亦霍乱也。霍乱脉大者可治,微细者不可治,脉迟,气息少力,不欲言者,亦不可治。

(南宋·严用和《严氏济生方·呕吐论治》)

二十三、脚气

若论其脉浮而弦者,起于风;濡而弱者,起于湿;洪而数者,起于热;迟而涩者,起于寒。

(南宋·严用和《严氏济生方·脚气论治》)

二十四、诸疝

其脉厥而紧,浮而牢。牢强急者生,虚弱急者不可治。

(南宋·严用和《严氏济生方·诸疝论治》)

二十五、痈疽

诊其脉,弦洪相搏,外急内热,欲发痈疽。脉来细沉时直者,身有痈肿。肺肝俱数,即发痈疽。四肢沉重,肺脉大,即死。凡痈疽脉洪大者,难治;脉微涩者,易愈。

(南宋·严用和《严氏济生方·痈疽论治》)

第六节　明代聂尚恒论病合脉象

一、中风

风邪中人，六脉多沉伏，亦有脉随气奔，指下洪盛者。挟寒则脉带浮迟，挟暑则脉虚，挟湿则脉浮涩。《脉经》曰：脉微而数，中风使然。寸口沉大而滑，沉则为实，滑则为气，气实相搏，入于脏则死，入于腑则愈。此为卒厥，不知人，唇青身冷，为入脏，死；身温和，汗自出，为入腑，而复自愈。脉阳浮而滑，阴濡而弱者，宜吐。或浮而滑，或沉而滑，或微而虚者，皆虚与痰也。大法宜浮迟，不宜强大急数。若脾脉缓而无力者，最为难治。盖风喜归肝，肝木克脾土，则大便溏泄，故不治也。

（明·聂尚恒《医学汇函·中风脉证》）

二、伤寒

伤寒伤风何以判，寒脉紧涩风浮缓，伤寒恶寒风恶风，伤风自汗寒无汗，阳属膀胱并胃胆，阴居脾肾更连肝，浮长弦细沉微缓，脉证先将表里看。夫伤寒以浮、大、动、滑、数为阳，沉、涩、弱、弦、微为阴。其弦、紧、浮、滑、沉、涩六者，为残贼脉，能为诸经作病。春弦、夏洪、秋毛、冬石、土缓，为四季之正脉；浮、沉、迟、数，为客脉。左为人迎，右为气口。呼出心肺为阳，吸入肾肝为阴。一呼一吸为一息。寸口为阳，尺泽为阴，中为关界。阳主气，阴主血。血为荣，气为卫。寒伤荣，风伤卫。所谓伤寒之病，从浅入深，先以皮肤肌肉，次入肠胃筋骨。其阴阳、寒热、表里、虚实，俱在浮、中、沉三脉，有力、无力中分。有力者为实、为阳、为热；无力者为虚、为阴、为寒。若浮、中、沉之不见，则委曲而求之。若隐若见，则阴阳伏匿之脉也，三部皆然。杂病以弦为阳，伤寒以弦为阴；杂病以缓为弱，伤寒以缓为和。伤寒以大为病进，以缓为邪退。以缓为胃脉，有胃气曰生，无胃气曰死。伤寒病中，脉贵有神。脉中有力，即为有神。神者，气血之先也。两手无脉曰双伏，一手无脉曰单伏。寸口阳脉中，或见沉细者,但无力者,为阳中伏阴;尺部阴脉中,或见沉数者,为阴中伏阳。寸口数大有力为重阳,尺部沉数无力为重阴;寸口细微如丝为脱阳,尺部微而无力为脱阴。寸脉浮而有力,主寒邪、表实,宜汗;浮而无力,主风邪、表虚,宜实。尺脉沉而有力,主阳邪在里,为实,宜下;无力,主阴邪在里,为虚,宜温。寸脉弱而无力,切忌发吐;尺脉弱而无力,切忌汗下。初按来疾去迟,名曰内虚外实;去疾来迟,名曰内实外虚。尺寸俱同,名曰缓。缓者,和而生也。汗下后,脉静者生,躁乱身热者死;乃邪气胜也。如寒邪直中阴经,温之而脉来断续为歇止,正气脱而不复生也。纯弦之脉名曰负,负者死;按之解索,名阴阳离,离者死。阴病见阳脉者生,阳病见阴脉者死。今将浮、中、沉三脉下,注证治之法,使因脉以知证,缘证以明治,以此达彼,由粗入精,亦可以为后学之龟鉴矣。

　　浮脉:初排指于皮肤之上,轻手按之便得,曰浮。此为寒邪初入足太阳经,病在表之标,可发而出之。虽然,治之则有二焉:寒伤荣则无汗恶寒,风伤卫则自汗恶风。一通一塞,不可同也。浮紧有力,则无汗恶寒,头项痛,腰脊强,发热,此为伤寒之表,宜发散。冬时用麻黄汤,春、夏、秋用羌活冲和汤;有渴加知母、石膏。浮缓无力,则有汗恶风,头项痛,腰脊强,发热,此为伤寒在表,冬时用桂枝汤,余三时用加减冲和汤;腹痛,小建中汤;痛甚,桂枝加大黄汤。中脉:按之皮肤之下,肌肉之间,略重按之乃得,谓之半表半里。然亦有二焉,盖阳明、少阳二经,不从标本从乎中也。长而有力,即微洪脉也,此为阳明在经,其证微有头痛,眼眶痛,鼻干不得眠,发热无汗,用葛根解肌汤。若渴而有汗不解,或经汗过,渴不解者,白虎加人参汤。无渴,不可服此药,为大忌。弦而数,此为少阳经脉,其证胸胁痛而耳聋,寒热,呕而口苦,用小柴胡汤。或两经合病,则脉弦而长,此汤加葛根、芍药。缘胆无出入,有三禁,止宜和解表里耳。沉脉:重手按之,至肌肉之下、筋骨之间乃得,此为沉脉。然亦有二,阴阳寒热,在沉脉中分。若沉而有力,为阳、为热;沉而无力,为阴、为寒;沉数有力,则为阳明之本,表证解而热入于里。恶寒头痛悉除,及觉怕热,欲揭衣被,扬手踯足,谵语狂妄,燥渴,或潮热自汗,五六日不大便,轻则大柴胡汤下之,重则六一顺气汤选用。沉迟无力为寒。初病起,外证无头痛,无身热,便就怕寒、四肢厥冷,或腹痛吐泻,或口吐白沫,或流冷涎,或战栗、面如刀刮,引衣蜷卧,不渴,或手足指甲青,此为阴经自中其寒,非得阳经传来。急宜温之,轻则理中汤,重则姜附汤、四逆汤之类。故经云:发热恶寒发于阳,无热恶寒发于阴也。

（明·聂尚恒《医学汇函·伤寒脉证》）

三、中暑

暑伤于气，所以脉虚、弦、细、芤、迟，体状无余。

（明·聂尚恒《医学汇函·中暑脉法》）

四、中湿

《脉经》云：脉浮而缓，湿在表也；脉沉而缓，湿在里也。或弦而缓，或缓而浮，皆风湿相搏也。又曰，或涩或缓，或缓或濡，皆可得而断。

（明·聂尚恒《医学汇函·中湿脉法》）

五、火证

浮而洪数乃虚火，沉而实大为实火。洪数见于左寸，为心火；见于右寸，为肺火；见为左关，为肝火；见为右关，为脾火；两尺为肾经、命门之火。男子两尺洪大者，肾经、命门之火盛也。病热有火者可治，脉洪是也；无火难治，沉微是也。

（明·聂尚恒《医学汇函·火证脉法》》）

六、内伤

古人以脉辨内外伤于人迎、气口，人迎脉大于气口为外伤，气口脉大于人迎为内伤。此辨固是，但其说有所未尽耳。外感风寒，皆有余之证，是从前客邪来也，其病必见于左手。左手主表，乃行阳二十五度。内伤饮食，及饮食不节，劳后所伤，皆不足之病也，必见于右手。右手主里，乃行阴二十五度。故外感伤寒邪，则独左寸人迎脉浮紧，按之洪大。紧者，急甚于弦，是足太阳寒水之脉。按之洪大而有力，中见于手少阴心火之脉，丁与壬合，内显洪大，乃伤寒脉也。若外感风邪，则人迎脉缓，而大于气口一倍（病在少阳），或两倍

（病在太阳）、三倍（病在阳明）。内伤饮食,则右寸气口脉大于人迎一倍（病在厥阴）,伤之重者,过在少阴则两倍,太阴则三倍,此内伤饮食之脉。若饮食不节,劳役过甚,则心脉变见于气口,是心火刑肺,其肝木挟心火之势,亦来薄肺。经曰"侮所不胜",寡于畏者是也。故气口脉急大而数,时一代而涩也。涩者肺之本,脉大者元气不相接。脾胃不及之脉,洪大而数者,心脉刑肺脉也。急者肝木挟心火,而反克肺金也。若不甚劳役,唯右关脾脉大而数,谓独大于五脉,数中显缓,时一代也。如饮食不节,寒温失所,则先右关胃脉损弱,甚则隐而不见,唯内显脾脉之大数微缓,时一代也。宿食不消,则独右关脉沉而滑。经云:脉滑者,有宿食也。

（明·聂尚恒《医学汇函·内伤脉法》）

七、伤食

气脉紧盛为伤食,食不消化,浮滑而疾。经曰:上部有脉,下部无脉,其人当吐,不吐者死。又曰:气口大于人迎三倍,食伤太阴。盖饮食填塞胸中,太阴之分野,肝木之气,郁而不伸,故必吐以达之。然伤有轻重,必甚而至于两手尺脉绝无者,乃用瓜蒂散吐之。否则或以指,或以物探之,免致有损气之虑也。

（明·聂尚恒《医学汇函·伤食脉法》）

八、郁证

脉多沉伏。

（明·聂尚恒《医学汇函·郁证脉法》）

九、痰饮

沉弦细滑,大小不匀,皆痰气为病。偏弦为饮,双弦为寒饮。或云:左右手关前脉浮弦大而实者,膈上有稠痰也,宜吐而愈。病人百药不效,关上脉伏而大者,痰也。眼胞及眼下如灰烟熏黑者,痰也。丹溪云:久得涩脉,痰饮胶固,脉道阻滞也,卒难得开,必费调理。

(明·聂尚恒《医学汇函·痰饮脉法》)

十、咳嗽

咳嗽所因,浮风紧寒,数热细湿,房劳涩难。右关濡者,饮食伤脾;左关弦短,疲极肝衰。浮短肺伤,法当咳嗽。五脏之嗽,各视其部。沉紧虚寒,沉数实热,洪滑多痰,弦涩少血。形盛脉细,不足以息;沉小伏匿,皆是死脉。唯有浮大而嗽者生。

(明·聂尚恒《医学汇函·咳嗽脉法》)

十一、疟疾

疟疾自弦。弦数者多热,宜汗之;弦迟者多寒,宜温之。弦紧宜下,浮大宜吐。弦短者伤食,弦滑者多痰,虚微无力为久病,洪数无力与微皆虚,代散则死。

(明·聂尚恒《医学汇函·疟疾脉法》)

十二、痢疾

下痢之脉宜微小,不宜浮洪;宜滑大,不宜弦急;宜身凉,不宜身热。经所谓身凉脉细者生,身热脉大者死,是亦大概言之耳,不可以一途而论也。叔和云:下痢微小却为生,脉大浮洪无瘥日。

(明·聂尚恒《医学汇函·痢疾脉法》)

十三、泄泻

脉多沉。伤于风则浮,伤于寒则沉细,伤于暑则沉微,伤于湿则沉缓。泄而腹胀、脉弦者死。又云:脉缓时微小者生,浮大数者死。

(明·聂尚恒《医学汇函·泄泻脉法》)

十四、霍乱

代者霍乱,代而绝者亦霍乱。又关脉滑,为霍乱吐泻;气口脉弦滑,膈间有宿食留饮,宜顺其性,以盐汤探吐之。脉结促大,皆不可断以死脉。洪大则易治,脉微细,气少不语,舌卷囊缩者,皆不治也。滑而不匀,必是霍乱吐泻之候,脉大勿讶。

（明·聂尚恒《医学汇函·霍乱脉法》）

十五、呕吐

呕而脉弱,小便复利,身有微热。厥者难治。

（明·聂尚恒《医学汇函·呕吐脉法》）

十六、翻胃

浮缓者生,沉涩者死。脉涩而小,血不足;脉大而弱,气不足。

（明·聂尚恒《医学汇函·翻胃脉法》）

十七、咳逆

浮而缓者,易治;弦结而按之不鼓者,难治。或结、或促、或微,皆可治;代者危。右关脉弦者,木乘土位,难治;肺脉散者,是心火刑于肺金也,不治。

（明·聂尚恒《医学汇函·咳逆脉法》）

十八、吞酸

脉弦而滑,两寸或浮而弦,或浮而滑,或沉而迟,或紧而洪,或洪而数,或沉而迟,胸中有寒饮。洪数者,热痰在膈间,时吐酸水,欲成翻胃之疾也。

（明·聂尚恒《医学汇函·吞酸脉法》）

十九、嘈杂

右寸关紧而滑,两手弦滑,胸中有留饮;寸脉横者,膈上有横积也;右关弦急甚者,木乘土位,欲作胃反,难治。

（明·聂尚恒《医学汇函·嘈杂脉法》）

二十、诸气

下手脉沉,便知是气。沉极则伏,涩弱难治。其或沉实,气兼痰饮。又曰:沉弦细动,皆气痛证。心痛在寸,腹痛在关,下部在尺,脉象显然。

（明·聂尚恒《医学汇函·诸气脉法》）

二十一、痞满

胸痞脉滑,为有痰结。弦伏亦痞,涩则气劣。

（明·聂尚恒《医学汇函·痞满脉法》）

二十二、胀满

腹胀浮大是出厄,虚小命殂须努力。浮大当发汗,虚小当利小便也。胀满脉弦,脾制于肝。洪数热胀,迟弱阴寒。浮为虚满,紧则中实。浮则可治,虚则危急。

（明·聂尚恒《医学汇函·胀满脉法》）

二十三、水肿

水肿之证,有阴有阳,察脉观色,问证须详。阴脉沉迟,其色青白,不渴而泻,小便清涩;脉或沉数,色赤而黄,燥粪赤溺,兼渴为阳。

（明·聂尚恒《医学汇函·水肿脉法》）

二十四、积聚

脉来细而附骨者,积也。在寸口,积在胸中;在关上,积在脐旁;在尺部,积在气冲。脉在左,积在左;脉在右,积在右;脉两出,积在中央。脉来小沉而实者,脾胃中有积聚,不下食,食则吐。

（明·聂尚恒《医学汇函·积聚脉法》）

二十五、五疸

五疸实热,脉必洪数,其或微涩,证属虚弱。脉沉,渴欲饮水,小便不利者,必发黄也。

（明·聂尚恒《医学汇函·五疸脉法》）

二十六、发热

经曰:脉大无力为阳虚,脉数无力为阴虚。无力曰虚,有力曰实。

（明·聂尚恒《医学汇函·发热脉法》）

二十七、补益

气虚,脉细,或缓而无力,右手弱;血虚,脉大,或数而无力,左手弱。阳虚,脉迟;阴虚,脉弦;真气虚,脉紧。男子久病,气口脉弱则死,强则生;女人久病,人迎强则生,弱则死。

（明·聂尚恒《医学汇函·补益脉法》）

二十八、自汗盗汗

汗脉浮虚,或涩或濡,软散洪大,渴饮无余。其脉大而虚,浮而虚者,若在寸为自汗,在尺为盗汗。又曰:当无汗。若自汗者,曰亡阳,不治。

（明·聂尚恒《医学汇函·自汗盗汗脉法》）

二十九、眩晕

风寒暑湿,气郁生涎,上实下虚,皆晕而眩。风浮寒紧,湿细暑虚,涩弦而滑,虚脉则无。治眩晕法,尤当审谛,先理痰气,次随证治。又曰:左手脉数热多,脉涩有死血,右手脉实有痰积,脉大是久病。

（明·聂尚恒《医学汇函·眩晕脉法》）

三十、麻木

脉浮而濡,属气虚。关前得之,麻在上体;关后得之,麻在下也。脉浮而缓,属湿,为麻痹;脉紧而浮,属寒,为痛痹;脉涩而芤,属死血,为木,不知痒痛。

（明·聂尚恒《医学汇函·麻木脉法》）

三十一、癫狂

癫脉,搏大滑者生,沉小紧急则不治。热狂脉,实大生,沉小死。癫脉虚可治,实则死。

（明·聂尚恒《医学汇函·癫狂脉法》）

三十二、五痫

脉虚弦为惊,为风痫。

（明·聂尚恒《医学汇函·五痫脉法》）

三十三、怔忡惊悸

心中惊悸,脉必大结;饮食之悸,沉伏动滑。

（明·聂尚恒《医学汇函·怔忡惊悸脉法》）

三十四、便浊脉法

两尺脉洪数,必便浊遗精。心脉短小,因心虚所致,必遗精便浊。

（明·聂尚恒《医学汇函·便浊脉法》）

三十五、遗精

遗精、便浊,当验于尺,结芤动紧,二证之的。

（明·聂尚恒《医学汇函·遗精脉法》）

三十六、关格

两寸俱盛,四倍以上。经曰:人迎大四倍于气口,大四倍于人迎,名曰关格。此谓俱盛四倍,盖以其病甚,而至于上则遏绝,下则闭塞,关格俱病者言也。

（明·聂尚恒《医学汇函·关格脉法》）

三十七、闭结

多伏沉而结。脾脉沉数,下连于尺,为阳结;二尺脉虚,或沉细而迟,为阴结。右尺脉浮,为风结。老人虚人脉结,脉雀啄者不治。多面黄可候。

（明·聂尚恒《医学汇函·闭结脉法》）

三十八、痔漏

沉小实者易治,浮洪而软弱者难治。

（明·聂尚恒《医学汇函·痔漏脉法》）

三十九、肠澼

便血则芤,数则赤黄,实脉癃闭,热在膀胱。

(明·聂尚恒《医学汇函·肠澼脉法》)

四十、头痛

头痛阳强,浮风紧寒,风热洪数,湿细而坚。气虚头痛,虽弦必涩。痰厥头痛,肾厥坚实。又曰:头痛短涩应须死,浮滑风痰必易除。寸口紧急,或短,或浮,或弦,皆主头痛。

(明·聂尚恒《医学汇函·头痛脉法》)

四十一、耳病

肾脉浮而盛为风,洪而实为热,短而涩为虚。两尺脉短而微,或大而数,皆属阴虚。相火上炎,其人必遗精,而两耳蝉鸣,或聋。

(明·聂尚恒《医学汇函·耳病脉法》)

四十二、鼻病

左寸脉浮缓,为伤风鼻塞、鼻流清涕。右寸脉浮洪而数,为鼻衄、鼻血齄。

(明·聂尚恒《医学汇函》·鼻病脉法)

四十三、牙齿

右关脉洪数,或弦而洪,肠胃中有风热牙痛。尺脉洪大而虚者肾虚,主齿动摇疏豁,相火上炎而痛。

(明·聂尚恒《医学汇函·牙齿脉法》)

四十四、眼目

左寸脉洪数,心火炎也;关弦而洪,肝火盛也。右寸关俱弦洪,肝木乘相火之势而来,侮所不胜之金,制己所胜之土也。

（明·聂尚恒《医学汇函·眼目脉法》）

四十五、咽喉

两寸脉浮洪而溢者,喉痹也。脉微而伏者,死。

（明·聂尚恒《医学汇函·咽喉脉法》）

四十六、心痛

沉弦细动,皆是痛证。心痛在寸,腹痛在关,下部在尺,脉象显然。坚实不大便者下之,痛甚者脉必伏。阳微阴弦短而涩者,皆心痛也。脉之沉细而迟者,易治。浮大弦长,皆难治。

（明·聂尚恒《医学汇函·心痛脉法》）

四十七、腹痛

心腹痛不得息,脉细而迟者,生。脉大而疾者,死。腹疼,脉反浮大而长者,死。脐下忽大痛,人中黑者,多死。尺脉弦则腹痛。

（明·聂尚恒《医学汇函·腹痛脉法》）

四十八、腰痛

腰痛之脉,皆沉弦。沉弦而紧者为寒,沉弦而浮者为风,沉弦而濡细者为湿,沉弦而涩者为闪挫。涩者恶血,大者肾虚,滑者、伏者是痰也。

（明·聂尚恒《医学汇函·腰痛脉法》）

四十九、胁痛

脉双弦者,肝气有余,两胁作痛。

（明·聂尚恒《医学汇函·胁痛脉法》）

五十、癫疝

疝脉弦急,积聚在里,牢急者生,弱息者死。沉迟浮涩,疝瘕寒痛,痛甚则伏,或细,或动。

（明·聂尚恒《医学汇函·癫疝脉法》）

五十一、脚气

脚气之脉,其状有四:浮弦为风,宜汗;濡溺湿气,宜温;迟涩因寒,宜熨;洪数热熨,宜下;微滑者虚,牢坚者实。结则因气,散则因忧,紧则因怒,细则因悲。

（明·聂尚恒《医学汇函·脚气脉法》）

五十二、痿躄

尺脉虚弱,缓而紧,病为足痛,或是痿病。张子和云:痿因肺热相传,四脏其脉多浮而大,不可作寒湿脚气治。

（明·聂尚恒《医学汇函·痿躄脉法》）

五十三、痹痛

脉涩而紧者,痹。少阴脉浮而弱,弱则血不足,浮则为风,风血相搏,则疼痛如裂。风寒湿气合而为痹,浮涩而紧,三脉乃备。

（明·聂尚恒《医学汇函·痹痛脉法》）

五十四、消渴

心脉多浮,肾脉多弱。经云:阴不足,阳有余,则为热中。又云:脉软散当消渴,气实血虚也。又云:脉数大者生,沉小者生。实而坚大者死,细而浮短者死。

（明·聂尚恒《医学汇函·消渴脉法》）

五十五、小儿诸疳

小儿脉单细为疳劳,虎口脉纹白色为疳。

（明·聂尚恒《医学汇函·诸疳脉法》）

五十六、小儿癖疾

脉沉细为癖积。

（明·聂尚恒《医学汇函·癖疾脉法》）

五十七、痈疽

凡诸脉浮数,应当发热。其不发热,而反洒淅恶寒,若有痛处,必发痈疽。脉微而迟,反发热;弱而数,反振寒,当发痈疽。脉浮而数,身体无热,形嘿嘿,胸中微燥,不知痛之所在,其人必发痈疽。

（明·聂尚恒《医学汇函·痈疽脉法》）

五十八、折伤

打扑伤损,去血过多,脉当虚细;若得急疾大数者,风热乘之必死。如从高坠下,内有瘀血腹胀满,其脉坚强者生,小弱者死。

（明·聂尚恒《医学汇函·折伤脉法》）

五十九、破伤风

表脉浮而无力,太阳也;脉长有力,阳明也;脉浮而弦小者,少阳也。河间曰:太阳宜汗,阳明宜下,少阳宜和解。

(明·聂尚恒《医学汇函·破伤风脉法》)

六十、中毒

人遇事急,智尽术穷,或为人所陷,始自服毒或误中其毒,其脉洪大者生,微细者死。又曰:洪大而迟者生,微细而数者死。

(明·聂尚恒《医学汇函·中毒脉法》)

第七节　明代龚居中论病合脉象

一、吐泻

若先泻后吐,面白神疲,不热不渴,额前有汗,脉沉濡者,乃脾胃虚寒也,宜理中汤(四)、小异功散(五六)主之。先吐后泻,面赤唇红,烦渴溺赤,脉洪数者,乃脾胃有热也,宜黄连芍药汤(五七)、五苓散加竹茹(五八)主之。

(《明·龚居中《新刻幼科百效全书·吐泻》)

二、急惊

急惊症候,夜卧不宁,身热烦躁,便秘溺赤,痰喘咬乳,目直上视,牙关口噤,手足搐搦,脉浮数洪紧。皆由内有实热,外挟风邪,心受热而发惊,肝生风而发搐,二脏交争,涎痰壅塞,关窍不通,风气蓄盛而无所泄,故暴烈而为急惊也。

(《明·龚居中《新刻幼科百效全书·急惊》)

三、呕吐

积吐者,皆儿内伤饮食生冷,停滞于胃而吐出秽臭或醋醴气清痰夹出。其候发热,目胞浮,面黄肢冷,脉沉缓。治法消积和脾止吐之剂,醒脾丸(六七)。

(《明·龚居中《新刻幼科百效全书·呕吐》)

四、泻泄

冷泻者,腹痛雷鸣,小便清利,乳食不化,利下不腥秽,身冷不渴,脉沉微者,乃脾胃虚寒也,宜理中汤(四)加附子、肉蔻主之。

(《明·龚居中《新刻幼科百效全书·泄泻》)

五、疳症

疳痨者,潮热往来,五心烦热,盗汗骨蒸,喘咳神枯,渴泻恶食,肚硬如石,面白如银,朝凉暮热,肌肉削瘦,六脉细数,皆由病久而脾胃气虚,治宜补养清热为主。用疳痨丸(四四),或大肥儿丸(三七)。

(《明·龚居中《新刻幼科百效全书·疳症》)

六、痨瘵

外症必形容憔悴,肌体尫羸,毛发焦枯,脉必弦涩尪虚,总之脏气偏亏,亢害无制,因而致此极也。

(《明·龚居中《痰火点雪·痰火证论》)

如始于嗜欲水亏,致火炎烁金,母子俱虚,咳而多痰遗滑者,脉必弦长紧实,或滑而数,此火郁内实,不受补者也。

如始于风寒邪郁,久伤肺嗽血,渐至水亏,此金绝生化之源,母令子虚,脉必浮而尪濡虚大,迟缓无力,或沉而迟涩弱细结代,皆虚而不足可补者也。

(《明·龚居中《痰火点雪·痰火证治》)

七、外科

特令察以脉理,辨以虚实,决其轻重,觉势而用之,庶不损人之天年也。

凡诊外科脉未溃之先,要洪大拍指,按之有力,举之健浮;既溃之后,要沉健应指,按之略健,举之轻浮,此易为收功也。若未溃之先,脉来沉缓,不紧不数;既溃之后,脉来健实,或大或洪,此难以收功也。若得痈肿,脉来前后微弱,此危症也。

(明·龚居中《外科活人定本·卷一·调治心法》)

第十一章
盱江医家论脉之预后

根据前章"脉之生理"中有关脉的胃气、根、神的论述，我们可以知道，当脉失却胃气、无根、无神时，意味着病情进入到危重阶段，病人的挽救就十分困难。若胃气尚存，而病情与脉象不相符时，有两种情况，或表示疾病向愈，或表示疾病恶化。

第一节　旴江医家论十怪脉

十怪脉，是指釜沸、鱼翔、弹石、解索、屋漏、虾游、雀啄、偃刀、转豆、麻促十种病危脉象。《素问·平人气象论》中的诸脏死脉是旴江医家论十怪脉的源始，如，屋漏脉，源自《平人气象论》："死脾脉来，锐坚如鸟之喙，如鸟之距，如屋之漏，如水之流，曰脾死。"弹石脉，源自《平人气象论》："死肾脉来，发如夺索，辟辟如弹石，曰肾死。"

完整的十怪脉是由西晋·王叔和《脉经》首次提出："脉来如屋漏、雀啄者，死（屋漏者，其来既绝而止，时时复起，而不相连属也。雀啄者，脉来甚数而疾，绝止复顿来也）。又经言：得病七八日，脉如屋漏、雀啄者，死（脉弹人手如黍米也）。脉来如弹石，去如解索者，死（弹石者，辟辟急也。解索者，动数而随散乱，无复次绪也）。脉困，病患脉如虾之游，如鱼之翔者，死（虾游者，苒苒而起，寻复退没，不知所在，久乃复起，起辄迟而没去速者是也。鱼翔者，似鱼不行，而但掉尾动，头身摇而久住者是也）。脉如悬薄卷索者，死。脉如转豆者，死。脉如偃刀者，死。脉涌涌不去者，死。脉忽去忽来，暂止复来者，死。脉中侈者，死。脉分绝者，死（上下分散也）。脉有表无里者，死。经名曰结，去即死。何谓结？脉在指下如麻子动摇，属肾，名曰结，去死近也。"

旴江医家承前贤之论，对十怪脉做了详尽的阐释，并发明了许多独到见解，其中又以南宋黎民寿尤为突出。另，南宋陈自明在其著作《管见大全良方》中仅录六怪脉，无釜沸、偃刀、转豆、麻促，明代李梴在其著作《医学入门》中仅录七怪脉，无偃刀、转豆、麻促。

一、釜沸脉

釜沸如汤涌沸来，殊无息数卒难裁。

三阳数极亡阴候,若或逢之命可衰。

釜沸之状如汤涌沸,指下寻之,中央起,四畔倾流,有进有退,脉无息数,但见其为涌沸而起,是为釜沸。《而已议》曰:如沸如羹。盖水火之相沸,有激而为之者,水胜火也,火从之者也,而与火相沸,不得其已,而终于亡也。脉之若是,三阳之数绝而亡阴之候。盖火为阳,水为阴,以阳亡阴,以水胜火,所以取于釜沸者,名与义俱得之者也。夫阴在内,阳为之守,阳数极而亡,阴则气无所守,故奔腾而沸涌,气亡则形亡,此所为必死。且荣卫周流乎一身,凡五十度是为百刻之常,此以呼吸往来计之也。釜沸之状,气有出而无入,有来而无往,则计二十五度而终,是为百刻之半,故诊见之,旦占夕死,夕占旦死也。

(宋·黎民寿《决脉精要·釜沸脉歌》)

更有釜沸涌如羹,旦占夕死不须药。

釜沸脉在皮肉,有出无入,涌涌如羹上之肥,皆死脉也,若用药饵克伐暴见者,急宜参归附救之,多有复生者。"

(明·李梴《医学入门·诊脉·死脉总诀》)

指上如汤沸涌时,旦占夕死定无疑。

(明·龚廷贤《寿世保元·定死脉形候歌》)

二、鱼翔脉

鱼翔泛泛脉偏饶,应指迟疑尾掉摇。

肾与命门俱惫绝,旦占夕死在今宵。

鱼翔之状,宛如鱼游于水面,但尾掉摇而身首俱不动。其脉浮于肤上,不进不退,指下寻之,其首定而末缓摇,时起时下,有类乎鱼之游于水,是为鱼翔也。夫鱼之为物,浮阳者也。阳潜则在于渊未翔也,阳升则在乎渚,斯翔也。脉之若是者,乃以三阴数极,不能与相使,故动翔应诊于肤表,主肾与命门俱绝,卫气与荣血两亡。《阴阳别论》曰:别于阳者,知病从来,别于阴者,知死生之期。脉至于此,阴极而亡阳,则不可期以日矣。故夜半占日中死,日中占夜半死也。

(宋·黎民寿《决脉精要·鱼翔脉歌》)

鱼翔似有又如无。

(宋·陈自明《管见大全良方·怪脉》)

鱼翔似有又似无。

鱼翔脉在皮肤,其本不动,而末强摇,如鱼之在水中,身尾帖然,而尾独悠扬之状,肾绝也。

（明·李梴《医学入门·诊脉·死脉总诀》）

尾掉摇摇头不动,鱼翔肾绝亦如期。

（明·龚廷贤《寿世保元·定死脉形候歌》）

三、弹石脉

脉来辟辟如弹石,凑指非常促且坚。

要识此为真肾脉,期于戊己定归泉。

弹石之状,坚而促,来迟去速,指下寻之,至搏而绝。喻以指弹石,辟辟然坚而不可入,故曰弹石。此真脏脉见也。夫春弦、夏洪、秋毛、冬石,四时之常也,故肾欲石。然石而有胃气者为可治,但石而无胃气则死矣。石之为物,坚而且实,方冬借气沉而在骨,故脉欲坚而实。《素问》曰:冬日在骨,蛰虫周密,君子居室。然而,有胃气存焉,故曰应四时。今胃气先绝,真脉独见,命本已丧,何可久也? 不可期以时日,唯见戊己日即死矣。

（宋·黎民寿《决脉精要·弹石脉歌》）

弹石来硬时复散。

（宋·陈自明《管见大全良方·怪脉》）

弹石硬来寻即散。

弹石脉在筋肉间,举按劈劈然,肺绝也。

（明·李梴《医学入门·诊脉·死脉总诀》）

去疾来迟势劈劈,命绝脉来如弹石。

（明·龚廷贤《寿世保元·定死脉形候歌》）

四、解索脉

脉如解索无收约,散乱分归两畔居。

根本已亡将死候,内由髓竭外形枯。

解索之状,指下散乱,息数无准,或聚或散,如绳索之解而无收约。由肾与命门气皆亡,形枯髓竭,故脉之应如是也。夫索之为物,纠而成之者也,纠则合,解则散。合则包而实,散则利而流。《内经》曰:冬脉如营,万物之所以合藏,故两尺之脉,则宜纠而合,包而实者为正。今也,根本离索,真气无所结固而解散,不能以纠合矣,则脉亦如之。故解索之脉形于两尺者,以戊己日笃,辰巳日死。

（宋·黎民寿《决脉精要·解索脉歌》）

搭指散乱真解索。

（宋·陈自明《管见大全良方·怪脉》）

搭指散乱真解索。

解索脉如解乱绳之状,指下散散无复次第,五脏绝也。

（明·李梴《医学入门·死脉总诀》）

散乱还同解索形,髓竭骨枯见两尺。

（明·龚廷贤《寿世保元·定死脉形候歌》）

五、屋漏脉

二息脉来方一止,将欲绝而复还起。

宛如屋漏得其名,谷气已亡脾绝矣。

屋漏之状如屋之漏,滴滴然不相连续,或来或止,时动时复,其诊亦如之,故谓之屋漏。此脾胃已绝,谷气空虚,失于长养之令者然矣。夫脾主中州,呼吸之间,脾受谷昧,脉行有常。今胃气与荣络俱绝,而呼吸之间,不得其常,则脉亦应之如屋之漏,时滴滴时止,岂复能有常哉? 期以八日死。

（宋·黎民寿《决脉精要·屋漏脉歌》）

屋漏半日一滴落。

（宋·陈自明《管见大全良方·怪脉》）

屋漏半日一滴落。

屋漏脉在筋肉间,如残溜之下,良久一滴,溅起无力。雀啄、屋漏皆脾胃衰绝之脉,心肺绝也。

（明·李梴《医学入门·死脉总诀》）

三阳谷气久虚空,胃气分明屋漏滴。

（明·龚廷贤《寿世保元·定死脉形候歌》）

六、虾游脉

隐隐而来还不动,瞥然惊去类虾游。

神魂飞越行尸候,纵有丸丹疾勿瘳。

虾游之状,指下寻之,若虾游于水面,不进不退,瞥然惊插而去。再再寻之,杳然不见,须臾复于指下,隐隐而来,应诊不动,忽而还去。脉之异状,同有全类此者,故名之曰虾游。病应其人魂魄飞扬而形独存,但略有少谷气而无所附托也。夫谷气以真气为本,相辅而周荣于一身,以应十二脉之动。今也,真气既丧而谷气独存,则神无所依,故魂魄飞扬矣。魂,阳也。游而无定;魄,阴也,上而有守。魂魄之所依真气而已。若无所依而飞扬,则形与神不能相保,远者则以七日,近者二日而逝矣。

（宋·黎民寿《决脉精要·虾游脉歌》）

虾游静中跳一跃。

（宋·陈自明《管见大全良方·怪脉》）

虾游静中跳一跃。

虾游脉在皮肤,始则苒苒不动,少焉瞥然而去,久之倏尔复来,脾胃绝也。"

（明·李梴《医学入门·死脉总诀》）

虾游状如虾蟆游,魂去行尸定生忧。

（明·龚廷贤《寿世保元·定死脉形候歌》）

七、雀啄脉

凑指连连三四五,往往依前又复来。

雀啄粟形无以异,此为死候莫疑猜。

雀啄之状,来而急数,频绝而止,良久准前复来,若雀啄食之状。盖来三者而去一也。脾元谷气已绝于内,肠胃虚乏,无所禀藏而不能散于诸经,则诸经之气随而亡竭矣。夫五脏六腑生于真气,养于谷气。真气亡则无所本,谷气亡则无所养。无所本者死,无所养者亦死。《四十三难》曰:平人不食饮七日而死。胃中谷尽气尽,则雀啄之脉可见者也。

(宋·黎民寿《决脉精要·雀啄脉歌》)

雀啄连来三五啄。

(宋·陈自明《管见大全良方·怪脉》)

雀啄连来三五啄。

雀啄脉在筋肉间,如雀之啄食,连连辏指,忽然顷绝,良久复来。

(明·李梃《医学入门·死脉总诀》)

雀啄连连来数急,脾无谷气定难留。

(明·龚廷贤《寿世保元·定死脉形候歌》)

八、偃刀脉

应指如刀偃刃时,血枯卫气独支持。

若形于脉为凶兆,四日之中定死期。

偃刀之状,寻之如循刀刃,责责然无进无退,其数无准,故曰偃刀。由心元血枯,真火之气无所皈宿,而胃气独居,不能相为导续,是伤于真心者如此。心主血也,肺主气也,血荣气卫,脉之所依以行,血枯而卫气独居,则心不能克制而肺金独胜矣。刀,金也,金之为物刚而利也。其脉之状应于诊者皆气之使然也。故有取于偃刀焉。若是者,期以四日而死。

(宋·黎民寿《决脉精要·偃刀脉歌》)

指下浑然如转豆,三光正气已漂流。

(明·龚廷贤《寿世保元·定死脉形候歌》)

九、转豆脉

浑然一体形如豆,展转周旋息数无。

腑脏空虚真气散,三元正气已漂浮。

转豆之状,脉来应指混然如豆之周旋展转,不进不退,殊无息数,故谓之转豆。转豆者,不通之流象也。气血虽已败,然其动必转焉。及三元正气已散,五脏六腑空虚,中无所留矣。象曰行尸,其死可立而待矣。

(宋·黎民寿《决脉精要·转豆脉歌》)

欲知心绝并荣绝,如刀压力细推求。

(明·龚廷贤《寿世保元·定死形候歌》)

十、麻促脉

阴阳错乱脉难推,应指如麻甚细微。

肺绝卫枯荣独涩,冥冥魂魄去何追。

麻促之状,应指如麻子之戚促,散乱分离,殊无均和之意。盖麻之生也其微,不一谷之甚细而分错者也。由肺元已绝,卫气已枯,荣血独涩而阴阳错乱,故取于麻促之状也。轻者三日而死,重者寅时死矣。

(宋·黎民寿《决脉精要·麻促脉歌》)

更有肺枯并胃乏,如麻蹙促至无休。

(明·龚廷贤《寿世保元·定死脉形候歌》)

第二节　明代张三锡论脉之预后

一、杂病生死脉

中风口噤,迟浮者吉,急实大数者危。

伤寒阴症见阳脉者吉,阳症见阴脉者凶。

伤寒热盛,脉浮大者生,沉小者死。

伤寒已得汗,脉沉小者生,浮大者死。

温病三四日以下,不得汗,脉大疾者生;脉细小难得者死,不治。

温病二三日身体热,腹满,头痛,饮食如故,脉直而疾者,八日死。

热病七八日,其脉微细,小便不利,加暴口燥,脉代,舌焦干黑者,死。

热病已得汗,脉大热不去者,亦死。

卒中恶,吐血数升,脉沉数者凶,浮大疾快者生。卒中恶,腹大四肢满,脉大而缓者生,紧大而浮者死,紧细微亦生。大抵中恶暴病,脉宜和缓,不宜急数。

诊人心腹积聚,其脉坚强急者生,虚弱者死。又,实强者生,沉小者死。

腹胀,关脉多浮大有神易愈,虚小无神者凶。

鼻衄、吐血、溺血久之,脉小弱者吉,急实大数者凶。

汗出若衄,其脉小滑者生,大躁者死。

金疮血出太多,其脉虚细者生,数实大者死。

唾血,脉紧强者死,滑者生。

吐血而咳,上气,其脉数,有热不得卧者,死。

阴血既虚,阳无所依,脉故犰大,若中有神,虽困可救。

上焦见血咳嗽者,脉来细数必危。久病,脉迟有神者吉,数大者凶。

肠癖下脓血,脉沉小留连者生,数疾且大搏指者死。

泄泻,微小者吉,急疾大数者危。

痢疾已久,脉和缓者吉,弦急者死。无积不痢,脉宜滑大,急疾则死,沉小无害。

劳嗽骨蒸,脉数而细必死。久嗽,脉和缓者吉,实大数者危。

咳而羸瘦,脉强急者死。咳而脱形,身热,脉小坚急以疾是逆也,不过十日死。眩运脉大,凶。

喘而面浮,肩息,脉大者不治,加泻尤笃。喘且胀,脉大者,凶。头痛,脉短涩,凶。

水肿,浮大者吉,沉细逆冷者凶。水病腹大如鼓,脉实者生,虚者死。

颠狂初起,脉实滑无碍,已经吐下利痰,脉不减或伏匿沉小无力,是正气夺也,多死。

三消,脉虚大者吉,急实者凶。痫癫,脉实大,病久可治;脉悬上坚急,病久不可治。

霍乱,脉伏不见,不可便断为凶;脉滑大者凶。上气,脉数者死,谓形损故也。

反胃,脉紧而涩,其病难治。

五实者死:脉盛,皮热,腹胀,前后不通,闷瞀。

五虚者死:脉细,皮寒,少气,前后泄利,饮食不入。若得浆粥入胃,虚者活。伤寒咳逆,脉散者,不治。

黄疸,寸口脉近掌无脉,口鼻冷,不治。黄疸变黑者,死。

飧泄,脉小,手足冷者,重;脉洪大不和,危;手足温者,易治。

消渴,饮一溲二者,不治。头痛目痛,忽视不见,死。热病汗下后,脉不衰,仍前躁疾,名阴阳交,交者死。

(明·张三锡《医学六要·杂病生死脉》)

二、诸杂病生死歌

腹胀浮大是出厄,虚小命殂须努力。下痢微少却为生,脉大浮洪无差日。
恍惚之病定颠狂,其脉实牢保安吉。寸关尺部沉细时,如此未闻人救得。
消渴脉数大者活,虚小病深厄难脱。水气浮大得延生,沉细应当是死别。
霍乱之候脉危迟,气少不语大难医。三部浮洪必救得,古今课定更无疑。
鼻衄吐血沉细宜,忽然浮大即倾危。病人脉健不用治,健人脉病号行尸。
心腹痛脉沉细宜,浮大弦长命必殂。头痛短涩应须死,浮滑风痰必易除。
中风口噤迟浮吉,急实大数三魂孤。鱼口气粗难得瘥,面赤如妆不久居。

中风发直口吐沫，喷药闷乱起复苏。咽喉拽锯水鸡响，摇头上窜气常嘘。

病人头面青黑暗，汗透毛端恰似珠。眼小目睁不须治，乍汗如油不可苏。

内实腹胀痛满盈，心下牢强干呕频。手足烦热脉沉细，大小便涩死多真。

外实内热吐相连，下注清谷转难安。忽然诊得脉洪大，莫费神功定不瘥。

内外俱虚身冷寒，汗出如珠微呕烦。忽然手足脉厥逆，体不安宁必死拼。

上气喘急候何宁，手足温暖净滑生。反得寒涩脉厥逆，必须归死命须倾。

咳而尿血羸瘦形，其疾脉大命难任。唾血之脉沉弱吉，忽然实大死来侵。

上气浮肿肩息频，浮滑之脉即相成。忽然微细应难救，神功用尽也无生。

中恶腹胀紧细生，若得浮大命逡巡。金疮血盛应细活，急实大数必危身。

凡脉尺寸紧细形，又似钗直吐转增。此患蛊毒急须救，速救神药命难停。

中毒洪大脉应生，细微之脉必危倾。吐血但出不能止，命应难返没瘥乎。

大凡要看生死门，太冲脉在即为凭。若动应神魂魄在，止便干休命不停。

（明·张三锡《医学六要·诸杂病生死歌》）

三、脉异

脉来乍大乍小、乍短乍长者，祟也。其人言语错乱、神志不守者是。

经曰：无故而暗，脉来乍大乍小、乍短乍长者，为祟。滑者鬼注，紧而急者遁尸。诸腹痛，其脉当沉，若弦反洪大者蛔虫，热生虫故洪。关上脉紧而滑有蛔毒，脉沉而滑者寸白。

（明·张三锡《医学六要·四诊法·脉异》）

四、危脉

代歇，止不常是也。

独弦、独疾、独迟、独大等是中无胃气也。

（明·张三锡《医学六要·危脉》）

第三节　明代李梴论脉之预后

万机四脉既包含,生死何尝另有玄? 浮散沉无迟一点,数来无数病难痊。

解索、鱼翔、釜沸,浮散也;虾游,沉无也;屋漏,迟一点也;雀啄、弹石,数无数也。

六脉若失更无凭,可诊三脉于其足,太冲太溪冲阳穴,有无生死决之速。

太冲穴肝脉,在两足大指行间上二寸动脉中。太溪穴命门脉,在足内踝后跟骨上动脉陷中。凡诸病必诊太冲、太溪,应手动者生,止而不动者死。若伤寒必诊冲阳穴,在足跗内庭上五寸骨间动脉,乃足阳明胃经,动则为有胃气,止则为无胃气。是三脉虽不比手之六脉可通十二经,然手脉既失,亦可诊以决断死生。古人设此者,正欲冀其万一耳。

（明·李梴《医学入门·死脉总诀》）

第四节　明代龚廷贤论脉之预后

一、诸脉宜忌生死

中风宜浮迟,忌急实;伤寒热病宜洪大,忌沉细,主有变。

伤寒已得汗,脉沉小生,浮大者死。咳嗽宜浮濡,忌伏沉。

心腹痛宜沉细迟,忌浮大弦长坚疾;腹胀宜浮大,忌虚小。

头痛宜浮滑,忌涩短;下痢宜微小,忌大浮洪。

喘急宜浮滑,忌涩。温病穰穰大热,其脉细小者死。

心腹积聚,脉坚强急者生,虚弱者死。癫病脉虚可治,实则死。又云:脉坚实者生,沉细者死。

狂病宜实大,忌沉细。吐血宜沉弱,忌实大。

霍乱宜浮洪,忌微迟。上气浮肿宜沉滑,忌微细。

鼻衄宜细沉,忌浮大。中恶宜紧细,忌浮大。

金疮宜微细,忌紧数。中毒宜洪大,忌细微。

肠癖下脓血,宜小沉迟,忌数疾大。吐血宜沉小弱,忌实大。

坠堕内伤,宜紧弦,忌小弱。风痹痿软,宜虚濡,忌数。

腹中有积,忌虚弱。病热脉静者危。

血脱而脉实者危,泄而脉大者危。

病在中,脉虚者危。病在外,脉涩者危。

痈疽脓血大泄,脉滑数者危。妇人带下,宜迟滑,忌浮虚急疾。

妇人妊六七个月,宜实大弦紧,忌沉细虚弱。妇人产前,脉细小者危。

妇人虚劳,右寸数者危。妇人已产,宜小实沉细,缓滑微小,忌浮虚实大弦急牢紧。

头痛目痛,卒视无所见者死。肠澼下血,身热则死,寒则生。

洞泄,食不化,不得留,下脓血,脉微小迟者生,紧急者死。咳嗽赢瘦,脉形坚大者死。

消渴脉数大者生,细小浮短者死。水病脉洪大者可治,微细者不可治。

厥逆汗出,脉坚强急者生,虚缓者死。病风不仁痿躄,脉虚者生,坚疾者死。

上气喘急低昂,其脉滑,手足温者生,脉涩四肢寒者死。

（明·龚廷贤《寿世保元·诸脉宜忌生死》）

二、脉辨生死

洞虚子曰:虾游雀啄代止之脉,故名死症。须知痰气关格者,时复有之。若非谙练数历,未免根据经断病,而贻笑于大方也。盖病势消铄殆尽者,其气不能相续。如虾游水动,屋漏滴点而无至者,死脉也。其或痰凝气滞。关格不通,则其脉固有不动者。有三两路乱动,时有时无者,或尺寸亦有亦无者。有关脉绝骨不见者,或时动而大小不常者。有平居之人,忽然而然者。有素禀痰病,而不时而然者。有僵仆卒中而然者。皆非死脉也。

（明·龚廷贤《寿世保元·脉辨生死》）

三、诊杂病生死脉歌

五十不止身无病,数内有止皆知定。

止，犹代脉也。脉来五十动而不见一止者，无病也。五十配天地造化之数，《易·系辞》曰：大衍之数五十，五十乃备，一乃数之始，十乃数之极。人之脉息昼夜循环五脏，脉一动循一脏，五动循环五脏，遍五十动，是十次五脏循环遍。则数皆极处，而不见止者，五脏皆平，故无病也。

四十一止一脏绝，却后四年多没命，三十一止即三年，二十一止二年应，十五一止一年殂，以下有止看暴病。

四十动而见一止者，是一脏欠动脉之极数，故知一脏绝也。先绝肾经，何以言之？夫天一生水，肾属水，生成之一数也，人之五脏所生，先生乎肾，肾水生肝朱，肝木生心火，命门火生脾土，脾土生肺金，所以先绝肾，期应四年而死，三十动而见止者，两脏欠动脉之极数，是知肾与肝二经无气，期应三年而死，二十动而止者，三脏欠动脉之极数，是肾肝心三脏无气，期应二年而死，十五动而一止者，知肾脾肝心四脏皆无气，期应一年而绝也。

新注云：上言脉之动止，未知诊切何部而取据，谨按《素问》《难经》云：每于平旦寅时，日未出，饮食未进，血气未乱，医者可以存神定意，心无外驰，诊于指下，右手寸口，默数脉息至止以决之。夫寸口者，右手气口也。《内经》曰：气口何以独为五脏主？岐伯曰：胃者水谷之海，六腑之大源也。五味入口，藏于胃，变现于气口。又曰：脉会太渊，寸口是太渊穴也。是知寸口为脉大会之处，故能决断五脏六腑生死吉凶矣。

（明·龚廷贤《寿世保元·诊杂病生死脉歌》）

四、诊暴病歌

两动一止或三四，三动一止六七死，四动一止即八朝，以此推排但依次。

池氏曰：暴病者，喜怒惊恐，其气暴逆，致风寒暑湿所侵，病生卒暴，损动胃气而绝即死，不过十日也。脉两动而一止，乃胃气将绝，犹得三四日方死。三动一止，而胃气将尽，犹得六七日死，谷气绝尽方死。仿此而推，若至十五动而一止者，乃死期在一年矣。

又歌曰：寸平无病何谓死，尺泽原来脉不存。君知此理是何物，犹如草木已无根。

（明·龚廷贤《寿世保元·诊暴病歌》）

第五节　明代聂尚恒论脉之预后

一、伤寒决死生脉歌

热病诊得脉浮洪,细小徒费用神功。

伤寒热病,头痛口渴,诡语,脉当洪大,今反脉微细而小者,阳病见阴脉,即死也。

汗后脉静当便瘥,喘热脉乱命应终。

汗后脉平,当知邪已去,热退身凉,其病愈矣。今反脉燥疾,身反太热,喘闷狂言不能食,此言阴阳交,交者死也。刘氏曰:即仲景云,大汗后身热愈甚者,阴阳交而魂魄离也。

（明·聂尚恒《医学汇函·伤寒决死生脉歌》）

二、诸杂病生死脉歌

腹胀浮大是出厄,虚少命殂须努力。

阳气外虚,受风冷邪气所侵,阳气内积于脏腑之间,与脾气相拥,则胀满而喘。脉见浮大者生,沉细虚小者死。

下痢微小却为生,脉大浮洪无瘥日。

池氏曰:下痢乃夏月伏暑热,脾胃受冷,冷热相搏,是致下痢。然有冷热二证,赤白之异。但脉浮洪,是心经伏热重,其病难移。脉见沉细,而心经伏热轻,所以其病见瘥也。

恍惚之症定癫狂,其脉实牢保安吉。寸关尺部沉细时,如此未闻人救得。

《病源》曰:五癫者,一曰阳癫,发如死人,遗尿,食顷乃解;二曰阴癫,初生时脐疮未愈,数洗浴因得之;三曰风癫,发时眼目相引,牵纵反强,羊鸣,食顷乃解;四曰湿癫,低头身重,坐热沐头,湿结脑关,因此得之;五曰马癫,发作时时,又相口噤,手足相引,身体皆然。其脉牢实大滑者可治,沉细微小者不可治。又云:脉来紧急牢实者吉;发则卧地,吐沫无知,若强掠,起如强反遗粪者难治。

消渴脉数大者活,虚小病深厄难脱。

详解见《脾脏歌》中。《病源》谓:消渴者,渴不止,小便多是也。或由少年服玉石诸药丸,令人下焦虚热,及至年衰,气血少不能制于石,则肾为之燥,故引水而下小便。血气壅滞,多发痈疽。其脉数大者生,细小而沉者死。

水气浮大得延生,沉细应当是死别。

水气皆由脾土有亏,不能初制肾水。胃为水谷之海,脾虚胃亦虚,不能传化水气,致肾水浸渍脾土,泛滥于四肢,淫溢于皮肤,遂成肿疾。发见之初,两目微肿有若卧蚕。微而至者,以手按之,随手而起,如裹水在内,上则喘急咳嗽,下则足膝胕肿,小水不利。治法大率先实脾土,土实自能摄持肾水,其肿自消。更当审其脏腑冷热虚实,随证施治。脉见浮大者生,是心火之脉,则脾土有生气也;脉见沉细者,是肾水愈盛矣,故知必死。

霍乱之候脉微迟,气少不语大难医。三部浮洪必救得,古今课定更无疑。

《病源》曰:人之温凉不调,阴阳清浊,二气交错,散乱在肠胃之间,因饮食而变,发则心腹绞痛。其有先心痛者则先吐,先腹痛则先利,心腹并痛者则利吐俱发。挟风而实者,身发热,头疼体疼而吐利;虚者吐利,心腹刺痛而已。亦有饮食酒肉腥脍,生冷过度,因居处不节,或路卧湿地,或当风取凉,而风冷之气归于三焦,传于脾胃,脾胃得冷则不磨,不磨则水谷不消化,水谷不消化则心腹胀满,皆成霍乱。其名有三:一曰胃反,言其胃气虚逆,反吐食也;二曰霍乱,言惊霍之间致缭乱也;三曰走哺,言其哺食变逆也。诊其脉来代者,霍乱;又脉代而乱者,亦霍乱也。霍乱脉洪大者可治;微迟,气息,噤口不欲言者,则不可治。

鼻衄吐血沉细宜,忽然浮大即倾危。

心主血,肝藏之,血得热即行,得冷即凝。肺主气,又通于鼻窍。心肝热则血随气而行,从鼻中而出,其名曰衄血。脾属中州,为诸脏统摄,心肝有热,传于脾胃,或因饮食过饱、负重伤胃脾,思虑伤脾,脾胃虚弱,令人呕吐,故血从口中吐出,名曰吐血。是知二症皆谓失血,脉得沉细者生,浮大而弦牢者必死。

病人脉健不用治,健人脉病号行尸。

不用治者,喻其死也。。

心腹痛脉沉细宜,浮大弦长命必殂。

诸病属于心,心为五脏之主,一身听命,宜处乎安静,苟有所伤,则心腹痛。然痛有九种:一盅痛,二疰痛,三风痛,四悸痛,五食痛,六饮痛,七寒痛,八热痛,九来去痛。皆由外感邪气,内伤生冷,聚痰饮停于心包,伤乎经络,以致然耳。或但腹急痛者,此里之有病,其证多端。诸心腹之痛,但脉沉细者生,浮大而弦长者死也。

头痛短涩应须死,浮滑风痰必易除。

头乃诸阳之所会。头痛之疾,非止一端,或为风寒之气所侵,或有胸膈停痰凝而致。但脉见短涩者死;脉见沉滑者,则驱逐风寒,消散痰饮,其疾易除。其伤寒诸阳经头痛,自有仲景治法。

中风口噤迟浮吉,急实大数三魂孤。

凡中风脉,无不浮大,非热也,风脉之浮大亦迟者吉,脉实而洪数急疾者死。口若开张,心气闭绝也。自此以下,至"诈汗如油不可苏",皆中风之恶候也。

鱼口气粗难得瘥。

口是脾之扉,脾主四肢。口如鱼口而手散者,脾气闭绝也。肺主气,气粗鼻劓者,肺气闭绝也。

面赤如妆不久居。

心属火,为五脏之主,其色尚赤,面戴诸阳之所聚。心气既虚败,阳气绝散,故泄其色于面。

中风发直口吐沫,

发是血之苗。心虚则不能生血则血败,血败而发必焦枯梗直矣。发乃脾所主,心虚则不能生养乎脾,其脾亦致不能收拾其痰沫,故从口中吐出矣。

喷药闷乱起复苏。

"起"字当作"岂"。晞范曰:咽主咽物,咽为胃之系,下连胃脘,为水谷之道路。胃经为风痰所扰乱,闷绝,药不下咽,喷吐于其外,岂可望其复有苏醒之期。

咽喉拽锯水鸡响,摇头上窜气长嘘。

《病源》曰:肺病令人上气,并胸膈胀满,气行壅滞,喘息不调,故咽喉有声如水鸡之响也。

病人头面青黑暗,

青属肝,黑属肾,肝肾皆绝,故其色泄于外。

汗透毛端恰似珠。

阴阳相离,腠理乃泄,故汗出如珠而不流者,则气先死也。

眼小目瞪不须治,诈汗如油不可苏。

《素问》曰:目瞪者,睛不转而仰视。此阳气已绝。诈汗如油,汗出多而不流也。已上并中风死候也。

内实腹胀痛满盈,心下牢强干呕频。手足烦热脉沉细,大小便涩死多真。

阳病见阴脉者死。池氏曰:内实结绝,气不宣通。

外实内热吐相连,下清注谷转难安。忽然诊得脉洪大,莫费神功定不痊。

外实故知为虚,下利清谷者脏寒也,岂有内热?愚疑"热"字当作"冷"字,胃冷亦令人呕吐。故知脉小为顺,若洪大者,反候也。

内外俱虚身冷寒,汗出如珠微呕烦。忽然手足脉厥逆,体不安宁必死判。

阴盛阳绝则外寒,故汗出如珠而不流;无阳则四肢逆冷,致脾胃无所养故呕烦。此恶候也。若得脉实而滑者,尚有可复生之理,是之谓阴病见阳脉者生也。

上气喘息候何宁,手足温暖净滑生。反得寒涩脉厥逆,必知归死命须倾。

肺主气,为四脏之华盖,最喜清虚,不欲窒凝。调摄失宜,或为风寒暑湿邪气相干,故其气逆上冲而喘急;或有中脘停痰,亦能令人喘急。凡此证,脉滑而手足湿者,其脉涩而四肢寒者死,脉数者亦死,谓形损故也。

咳而尿血羸瘦形,其疾脉大命难任。

《病源》曰:心主血,与小肠合。心家热结于小肠,故小便血也。下部脉急而弦者,风邪入于水阴也。若患此疾而脉大者难治。

唾血之脉沉弱吉,忽若实大死来侵。

肺为诸脏华盖,最易损伤。热气苟伤于肺,则唾血如红缕者是也。胁下痛,唾鲜血者,此肝经有损,故左关脉微芤者是也。但是唾血,脉沉弱者生,牢实者死也。

上气浮肿肩息频,浮滑之脉即相成。忽然微细应难救,神功用尽也无生。

详见"水气"。浮大得延生,沉细应是死别之证。

中恶腹胀紧细生,若得浮大命逡巡。

《病源》曰:中恶者精神衰,为鬼邪之气卒中之也。夫人阴阳顺理,荣卫调和,神守则强,邪不干正;若调摄失宜,精神衰弱,使中鬼毒之气,其状卒然心腹刺痛,闷乱欲死。凡卒中恶,腹大而满,脉紧大而浮者死,紧细而微者生。

金疮血盛虚细活,急实大数必危身。

　　金疮，因刀伤破而成疮。大凡失血，皆以脉沉细为顺，数大为凶。吐血、衄血、尿血、唾血者皆同。

　　凡脉尺寸紧数形，又似钗直吐转增。此患蛊毒急须救，速求神药命难停。中毒洪大命应生，细微之脉必急倾。吐血但出不能止，命应难返没痊平。

　　《病源》曰：蛊，是合聚三虫之类，以器皿盛之在其中，相敌食，余一存者名曰蛊，以其毒能害人，食人腑脏。其状心痛如被物咬，或时面目青黄，变化无常。先伤于膈上则吐血也，不即治之，食腑脏至尽则死矣。

候死生脉病诸

病	脉候	病	脉候	病	脉候
阳毒	健狂言乱下烦躁痢	头痛	短涩微者死 浮者生	癫狂	沉实大者死 浮细者生
阴毒	身体重腹背痛弦	消渴	虚数小大者死生	腹胀	虚浮小大者死生
伤寒热病	沉洪细者死生	下痢	浮微小者死生	水气	沉浮细大者死生
霍乱	微浮迟洪者死者生	中风	急迟浮实滑者死者生	浮肿	微洪细大者死者生
鼻衄	浮沉滑涩者死者生	喘急	短浮沉大者死者生	中恶	短浮紧者死者生
心痛	浮沉细大者死者生	唾血	实气大弱者死者生	金疮	紧微数者死者生
中毒	微浮滑者死者生	痨瘵	紧浮滑者死者生	呕吐	实虚大细者难
咳嗽	沉浮伏濡者死者生	积气	牢虚弱紧急者凶者吉	新产	大缓虚滑弦急者死
久泻	浮微紧者死者生	多汗	紧虚小数者吉	产后热病	紧虚小数者吉 缓滑者生
诸失血	浮沉洪细弱实者凶者吉	内外虚	沉实涩滑者凶者吉		
内实	沉洪细实者凶者吉	肠癖	涩滑细者凶者吉		
内虚	浮沉细大者凶者吉				

图 10-1　诸病脉生死候

　　大凡要看生死门，太冲脉在即为凭。若动应神魂魄在，止便干休命不停。

　　太冲穴，在两足大指本节后三寸陷中动脉，是足厥阴之所生。诊太冲脉，可以决男子之生死。凡诸病，必诊看太冲脉。其脉若在，阴伸而动者必生，若止而不动者必死。伤寒病亦可诊冲阳脉。足阳明胃之经，一名会源，在足跗上五寸骨间动脉，气陷谷三寸。朱氏曰：人受气于谷，谷入于胃，乃传与五脏六腑,脏腑皆受气于胃。其清者为荣,荣,血也。浊者为卫,卫,气也。荣行脉中,卫行脉外,阴阳相贯,如环无端。胃为水谷之海,主禀四时,皆以胃气为本。是谓四时之变病,生死之要会。故伤寒必诊冲阳,以察其胃气之有无也。有即生,无即死。

(明·聂尚恒《医学汇函·诸杂病生死脉歌》)

三、七独脉

刘氏曰:此原作"七诊脉",然阴阳盛衰偏出,独无所兼,故有此七脉也。通真子以此为"七诊",恐误。愚故易"诊"以为"独"。

一独大脉歌

皮肤壮热喘来冲,诊得三关脉气通。入少出多如太过,此知独大命须终。

独大者,皮肤壮热而气息上冲,其脉通度三关,为出多入少,与太过相似,病热已极,此不治之候也。

二独小脉歌

四体微寒中膈闭,复冲两胁脉沉沉。此名独小三关上,不治都缘病已深。

独小者,四肢欲寒,中胸气闭,复冲两胁,其脉沉沉。度于三关,名曰独小。小者,气也,不治之症也。

三独寒脉歌

伏阳在内四肢寒,指下沉沉似烂绵。极按不知其所在,独寒形证定归泉。

独寒者,恶寒也。四肢俱冷,伏阳在内。其脉指下沉沉如绵,极按之不知所在,此不治之症。

四独热脉歌

四肢俱热脉浮洪,脏腑元来亦不同。此病经中名独热,解肌汤散有神功。

独热者,四肢俱热,脏腑亦热,其脉洪数,故曰独热,则为可治之症也。

五独迟脉歌

气在皮肤不大时,脉居三部至皆迟。独迟疾候还知此,七诊之中极易医。

独迟者,其脉三部俱迟,气在皮肤,故有不安,此为易治之症也。

六独疾脉歌

寸关急数尺中微,头痛唇干鼻塞时。热在胃中名独疾,此为可治要君知。

独疾者,寸关急数,尺脉微甚。主胃中虚热,口干心燥,鼻塞头疼,可治之症。

七独陷脉歌

脉软藏于肌肉间,阴阳表里尽皆然。四肢不举疼归骨,独陷犹来易得痊。

独陷者,其脉软,隐在肌肉,阴阳表里皆然。主手足不举,疼痛至骨,名曰独陷。此可治之症。

(明·聂尚恒《医学汇函·七独脉》)

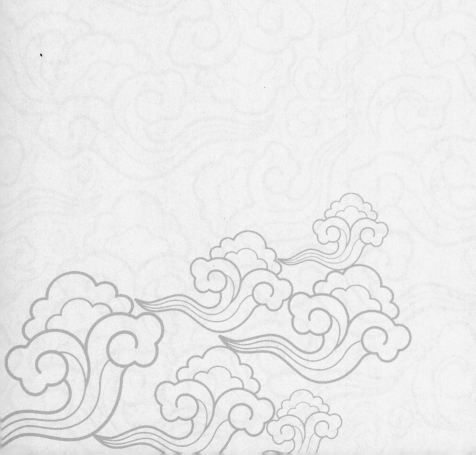

第十二章
旴江医家论妇人病脉

女子,其不同于男子,有经带胎产之异;另有情性易于抑郁,使得病情较为胶着难解。现以病为纲,介绍旴江医家对妇人常见病脉的论述。

第一节　旴江医家论妇人经带病脉

一、月经不调

诊于肾脉微涩者,是月水不通也。又左手关后、尺内浮为阳绝,无膀胱脉也,月水则闭。又肝脉沉而急,隐之亦然。

若经候微少,渐渐不通,手足骨肉烦疼,日渐羸瘦,渐生潮热,其脉微数,此由阴虚血弱,阳往乘之,少水不能灭盛火,火逼水涸,亡津液。当养血益阴,慎无以毒药通之,宜柏子仁丸、泽兰汤。

（守·陈自明《妇人大全良方·室女闭经成劳方论》）

夫妇人月水不利者,由劳伤血气,致令体虚而受风冷,客于胞内,损伤冲任之脉,手太阳、少阴之经故也。……诊其脉,寸口弦,苦腹痛,主月水不利,孔窍生疮。又肝脉沉,是厥阴经也。沉为阴,主月水不利,腰腹痛。尺脉滑,血气实,经络不利。又尺脉来而断绝者,月水不利也。寸关调如故,而尺脉绝不至者,月水不利也,当患小腹引腰痛,气滞上攻胸膈也。

（守·陈自明《妇人大全良方·月水不利方论》）

若经道不通,绕脐寒疝痛彻,其脉沉紧,此由寒气客于血室,血凝不行,结积血为气所冲,新血与故血相搏,所以发痛。譬如天寒地冻,水凝成冰。宜温经汤及桂枝桃仁汤、万病圆。

若经候时行时止,或淋沥不断,腹中时痛,其脉沉细。此因寒热邪气客于胞中,冲任不调,此非虚弱,盖邪气伏留,滞于血海,譬如有积之人,下利不定,有所去即愈。宜牡丹丸。

（宋·陈自明《妇人大全良方·月水不断方论》）

若肾脉微涩,或左手关后尺内脉浮,或肝脉沉急,或尺滑断绝不匀,皆经闭不调之候也。

（明·张三锡《医学六要·妇人脉》）

治女人尺脉常盛,而右手脉大,皆其常也。若肾水微涩,或浮或滑,或断绝不匀,或肝脉沉而急,皆经闭不调之候也。

(明·聂尚恒《医学汇函·妇人科脉法》)

二、崩中漏下

论曰:夫妇人崩中者,由脏腑伤损冲脉、任脉、血气俱虚故也。……诊其寸口脉微迟,尺脉微弦。寸口脉微迟,为寒在上焦但吐尔。今尺脉微弦,如此即小腹痛。引腰脊痛者,必下血也。

若经候过多,遂至崩漏,色明如水下,得温则烦,甚者至于昏闷。其脉数疾小为顺,大甚者逆。

(宋·陈自明《妇人大全良方·崩暴下血不止方论》)

论曰:夫妇人崩中漏下者,由劳伤血气,冲任之脉虚损故也。……诊其脉,寸口弦而大,弦则为脏,大则为芤;脏则为寒,芤则为虚。虚寒相搏,其脉为牢,妇人即半产而漏下。又云:尺脉急而弦大,风邪入少阴之经,女子漏自下赤。又漏下赤白不止,脉小虚滑者生,脉大紧实数者死也。又漏血下赤白,日下血数斗,脉急疾者死,迟者生也。又云:尺寸脉虚者漏血,漏血脉浮,不可治也。

若经候过多,其色瘀黑,甚者崩下,吸吸少气,脐腹冷极则汗出如雨,尺脉微小。由冲任虚衰,为风冷客乘胞中,气不能固,可灸关元百壮(在脐下当中三寸),宜鹿茸丸。

(宋·陈自明《妇人大全良方·崩中漏下生死脉方论》)

诊其脉,寸口脉弦而大,弦则为减,大则为芤,减则为寒,芤则为虚,寒虚相抟,其脉为革,主半产漏下。又尺寸脉虚者漏血,漏血脉浮者不可治。

(南宋·严用和《严氏济生方·崩漏论治》)

脉:带下崩中,脉多浮动,虚迟者生,实数者重。崩漏者,有新久虚实之不同也。初起属湿热者,宜解毒也。

(明·龚廷贤《万病回春·血崩》)

《脉经》曰:妇人漏下赤白,且下血数升,脉急数者死,迟者生。妇人漏下赤白不休,脉小虚滑者生,大紧实数者死。

(明·龚廷贤《万病回春·妇人科》)

洪数而疾,漏下血赤白,日下数升。脉急疾者死,迟者生。紧大者死,虚小者生。

(明·聂尚恒《医学汇函·崩漏脉法》)

三、带下病

妇人带下,六极之病。脉浮则为肠鸣,脉浮紧则为腹中痛,数则为阴中痒痛生疮,弦则阴户掣痛。凡漏下赤白不止,脉小虚滑者生,大紧实数者死。

(明·聂尚恒《医学汇函·九卷·带下脉法》)

第二节 盱江医家论妇人胎产病脉

一、妇人无子

然妇人挟疾无子,皆由劳伤血气生病;或月经闭涩,或崩漏带下,致阴阳之气不和,经血之行乖候,故无子也。诊其右手关后尺脉浮,浮则为阳。阳脉绝,无子也。尺脉微涩,中年得此,为绝产也。少阴脉如浮紧则绝产。恶寒,脉尺寸俱微弱者,则绝产也。又有因将摄失宜,饮食不节,乘风取冷,或劳伤过度,致令风冷之气乘其经血,结于子脏,子脏得冷,故令无子也。

(宋·陈自明《妇人大全良方·妇人无子论》)

然妇人无子,或劳伤血气,或月经闭涩,或崩漏带下。右尺浮则为阳绝,或尺微涩,或少阴脉浮紧,或尺寸俱微弱者,皆致绝产。

(明·龚居中《女科百效全书·妇人无子论》)

丹溪先生云:人之育胎者,阳精之施也。阴血能摄之,精成其子,血成其胞,胎孕乃成。今妇人无子者,率由血少不足以摄精也。血之少也,固非一端,然欲得子者,必须补其精血,使无亏欠,乃可以成胎孕。……至于大要,则当审男女之尺脉。若左尺微细,或虚大无力者,用八味丸。左尺洪大,按之无力者,用六味丸。两尺俱微细,或浮大者,用十补丸。

（明·龚居中《女科百效全书·胎育论》）

脉：求嗣之脉，专责于尺。右尺偏旺，火动好色，左尺偏旺，阴虚非福。唯沉滑匀，易为生息。微涩精清，兼迟冷极。若见微濡，入房无力。女不好生，亦尺脉涩。

（明·龚廷贤《万病回春·求嗣》）

脉微弱而涩，年少得此为无子，中年得之为绝产。

（明·张三锡《医学六要·妇人脉》）

二、孕脉

《内经》云：阴搏阳别，谓之有子。三部脉浮沉正等无病者，乃知有娠也。

（南宋·严用和《严氏济生方·恶阻论治》）

妊孕初时，寸微五至，三部平匀，久按不替。妊孕三月，阴搏于阳，气衰血旺，脉正相当。肝横肺弱，心滑而洪，尺滑带散，久按益强。或关滑大，代止尤忙，渴且脉迟，其胎必伤。四月辨质，右女左男，或浮或沉，疾大实兼。

妊孕初时，脉平而虚，寸脉微小，呼吸五至，浮沉正等，按之不绝，无他病而不月者，孕也。必三月而后尺数，但寸关调而尺脉绝者，经病也。《素问》曰：阳搏阴别，谓之有子。言尺寸少阴动甚，别有阳脉搏手，心主血脉，肾为胞门故也。然血为阴，气为阳，血旺气衰，亦阴搏阳之义。故诀云：肝为血兮肺为气，血为荣兮气为卫，阴阳配偶不参差，两脏通和皆例类。血衰气旺定无娠，血旺气衰应有体。寸微关滑尺带数，流利往来并雀啄。小儿之脉已见形，数月怀耽犹未觉。又云：两手关滑大相应，有形亦在通前语。叔和既以左肝右肺分气血衰旺，又以寸尺分气血，寸微为气衰，尺数为血旺。关滑者，滑为血多气少也，然尺脉滑疾带散、带代，如雀啄稍停者，乃胎气盛，闭塞故也。此时若作渴脉迟，欲为水肿，后腹痛者必堕。或疑与《脉诀》尺滑有间断为经病者，不相反耶？盖经病尺滑必带缓弱迟涩，胎脉尺滑带数而实。两关左滑大为男，右滑大为女。

（明·李梴《医学入门·妇人脉法》）

肝为血兮肺为气，血为荣兮气为卫，阴阳配偶不参差，两脏通和皆类例。血衰气旺定无娠，血旺气衰应有体。尺微关滑尺带数。流利往来并雀啄。小儿之脉已见形。数月怀胎犹未觉。……滑疾不散胎三月。但疾不散五月母。弦紧牢强滑者安。沉细而微归泉路。

（万全《广嗣纪要·诊妇人有妊歌》）

王子亨云：若妊娠，其脉三部俱滑大而疾。（在左则男，在右则女）经云：阴搏阳别，谓之有子。搏者近也，阴脉逼近于下，阳脉则出于上，阳中见阳，乃知阳施阴化，法当有子。又少阴脉动甚者，妊子也。手少阴属心，足少阴属肾，心主血，肾主精，精血交会，投识于其间，则有娠。又三部脉浮沉正等，无病者，有妊也。余病如《脉经》说，左手尺脉浮洪者，为男胎也；右手尺部浮洪者，为女胎也。两手尺部俱洪者，为两男，俱沉实者，为两女。又云：中指一跳一止者，一月胎；八七二跳二止者，二月胎也。

（明·龚居中《女科百效全书·妊娠脉例》）

诊妇人有妊脉歌

肝为血分肺为气，血为荣分气为卫。阴阳配偶不参差，两脏通和皆类例。血衰气旺定无妊，血旺气衰应有体。

肝藏血，为荣属阴；肺主气，为卫属阳。阴阳配偶者，是夫妇匹配，偶合媾精，乃有子也。若血少气盛，则无娠孕。若血盛气少，则有孕也。

寸微关滑尺带数，流利往来并雀啄，小儿之脉已见形，数月怀耽犹未觉。

寸脉微，关脉滑，尺脉带数及流利雀啄，皆是经脉闭塞不行成胎。以上之脉，皆是血多气少之脉，是怀小儿之脉，已见形状也。

……

三部沉正等无绝，尺内不止真胎妇。

寸关尺三部脉沉浮正直齐等，举按无绝断，止住者，真的怀胎妇也。

……

小儿日足胎成聚，身热脉乱无所苦。

妇人怀小儿五个月，是以数足，胎成就而结聚也。必母身体壮热，当见脉息躁乱，非病苦之症。谓五月胎已成，受火精以成气，故身热脉乱，是无病也。

汗中不食吐逆时，精神结备其中住。

谓妊胎受五行精气以成形，禀二经以荣其母。怀妊至五月，其胎虽成，其气未备，故胎气未安，上冲心胸，则汗出不食吐逆，名曰恶阻，俗呼选饭，唯思酸辛之味，以调胎气也。

滑疾不散三月胎

妊娠三月名始胎,此是未有定仪,心包脉养之,故脉见滑疾流利,为少气多血。不散谓血气盛,则始结为胎也。

但疾不散五月母。

其脉但疾数而不散者,是五个月怀胎之母也。

弦紧牢强滑利安,沉细而微归泉路。

孕妇之脉,宜弦紧牢强滑利,为安吉之脉。若沉细而微,谓脉与形不相应,故云死也。前文虽云太阴沉细,又云诸阴为女,其说似有相违,谓三部脉皆不沉细及微,故不同也。愚按:弦紧牢强滑利安二句,指临产之脉,非言怀孕时也,若孕则沉细。诸阴但为女脉,无害,当分推之,勿一例看。

(明·龚居中《女科百效全书·诊妇人有妊脉歌》)

脉:妊孕初时,寸微五至,二部平匀,久按不替。妊孕三月,阴搏于阳,气衰血旺,脉正相当;肝横肺弱,心滑而洪,尺滑带散,久按益强,或关滑大,代止尤忙,洪且脉迟,其胎必伤。四月辨质,右女左男;或浮或沉,疾大实兼,左右俱盛,胎有二三;更审经脉,阴阳可参。但疾不散,五月怀耽;太急太缓,肿漏为殃。六七月来,胎喜实长,沉迟而涩,堕胎当防;脉弦寒热,当暖子房。八月弦实,沉细非良;少阴微紧,两胎一伤;劳力惊怔,胎血难藏,冲心闷痛,色青必亡。足月脉乱,反是吉祥。经脉不行已经三月者,尺脉不止,则是胎也。

(明·龚廷贤《万病回春·妊娠》)

三、妊娠兼病

妊娠恶阻

治妇人经候不行,身无病而似病,脉滑大而六部俱匀,乃是孕妇之脉也。精神如故,恶闻食臭。或但嗜一物;或大吐;或时吐清水,此名恶阻。切勿作寒病治之。

李莪翁先生云:若左脉弱而呕,服诸药不止者,当服理血归源药则愈。

(宋·陈自明《妇人大全良方·妊娠恶阻方论》)

妊娠泄泻

凡妊娠泄泻,冷热不同。水泻青白或黄白,或水谷不化,腹痛肠鸣,其脉弱而紧,此内伤冷也,谓之洞泄寒中。若泄注如水,深黄色及有完谷,小便赤,腹胁胀满,烦躁喜饮,时时呕逆;或下利清水,或小便不利,得热则极,脉虚大而数。由乘虚热入于胃,凑渗下焦,津液不分,并于大肠,谓之协热痢。先以五苓散利小便,次以黄连阿胶丸或三黄熟艾汤。凡泄泻色黄而有沫,肠鸣腹胀满、微痛,其脉沉紧而小数,谓之冷热不调,宜戊己丸和之。凡暴下或青或白,水谷或化或不化,腹胁或胀或不胀,或痛或不痛,但馈生熟气,全不思食,其脉内虚外实,右关脉沉紧者,谓之飧泄,先去沉积,宜感应丸,后调和之。

(宋·陈自明《妇人大全良方·妊娠泄泻方论》)

四、流产

但疾不散,五月怀耽,太急太缓,肿漏为殃。六七月来,脉喜实长,沉迟而涩,堕胎当防。脉弦寒热,当暖子房。八月弦实,沉细非良。少阴微紧,两胎一伤。劳力惊仆,胎血难藏。冲心闷痛,色青必亡。足月脉乱,反是吉祥。

五月脉虽喜疾而不散,但太急为紧为数者必漏胎;大缓为迟者必腹胀而喘,为浮者必患水肿,六七月脉实大牢强弦紧者生,沉细而涩者当防堕胎,若丹田气暖胎动者可救,胎冷若水者难治。脉弦发热恶寒,其胎逾腹腹痛,小腹如扇,子脏闭也,宜热药温之。少阴脉微紧,血养不周,双胎一死一存。胎动或因倒仆,或因惊恐,或因劳力,或因食热,或因房室,轻则漏血,重则血下如同月水,血干胎死。而气无血制,上冲心腹闷痛,面目唇舌色见青者,子母俱死。此不独七八月然也,十个月内皆宜慎之.七八月脉实大弦强者生,沉细者死。足月身热脉乱者吉。

(明·李梴《医学入门·妇人脉法》)

妇人半产漏下,脉小流连者生,急疾大数者死。

(明·张三锡《医学六要·妇人脉》)

五、生产

欲产之妇脉离经。

《难经》云:一呼三至曰离经。此是阳加于阴二倍。一呼一至亦曰离经,

此是阴加于阳四倍也。注云:经者常也,谓脉离常经之处。细而言之,一呼脉
再至,一吸脉再至,曰平和之脉。故一呼脉行三寸,一吸脉行三寸,呼吸定息,
脉行六寸。一日一夜,一万三千五百息,脉行八百一十丈,乃为一周,复从始
之经再行。今一呼脉三至,一吸脉三至,呼吸定息,脉行九寸。一日一夜,脉
行通计一千二百一十五丈,过于平脉之数,不在所起之经再起,故曰离经。若
一呼一至,脉行寸半;一吸一至,脉行寸半;呼吸定息,脉行三寸。一日一夜,
通计脉行得四百单五丈,乃为一周,是不及平脉之数。周而复始,亦不在所起
之经再起,亦曰离经也。

　　沉细而滑也同名。

　　临产之妇,脉见沉细而滑者,乃肾脏本脉之形。然肾系胞胎,见此脉者,
亦与离经之脉同名也。

(宋·陈自明《妇人大全良方·产难生死诀》)

　　临产六至,脉号离经。或沉细滑,若无即生。浮大难产,寒热又频,此是
凶候,急于色征。面颊唇舌,忌黑与青;面赤母活,子命必倾。若胎在腹,子母
归冥。

　　一呼六至,或一呼一至,曰离经。经,常也。人呼吸一日一夜,一万三千
五百息,脉行八十一丈,周而复始,从初起之经再起,今因胎坠,胃脉之离常络
之处,不从所起之经再起,故曰离经。脉沉细而滑,乃肾脏本脉已形,或脉沉
如无者即产,浮大者难产。若身重体热,寒热频作,此凶症也。急看面舌气
色,逐胎救母。盖面乃心之华,舌乃心之苗,青则肝虚不能藏血,破浆早而胎
胞干涩,不能转动,黑则肾水克火,是以子母俱死。唯面赤舌青者,乃心血流
通,母活子死。若胎死不出,母命亦危。

(明·李梴《医学入门·妇人脉法》)

　　妊娠八月欲产,脉实大有力弦紧者生,沉细者危;脉细匀易产,浮缓气散
难产。

(明·张三锡《医学六要·妇人脉》)

六、产后

　　新产之脉缓滑吉,实大弦急死来侵。

凡妇人新产之后，其脉来缓滑者，为气血通和，是生活安吉之兆也。若见实大弦急之脉则凶，必死之脉。

若得沉重小者吉，忽若坚牢命不停。

若产妇诊得沉重微小者，此是形虚脉虚相应，故云吉兆之脉。忽然诊得坚硬牢实之脉，是脉盛形衰相反，性命不可停留，必死也。

寸口涩疾不调死。

若产后诊得寸口脉涩疾、大小不调匀者，此是血气衰绝之脉，故云死也。

沉细附骨不绝生。

若重手按之乃得，其脉沉细，附着于骨，不断绝有力者，此生活之兆也。

（宋·陈自明《妇人大全良方·产难生死诀》）

夫产后脏虚，心神惊悸者，由体虚心气不足，心之经为风邪所乘也。或恐惧忧迫，令心气受于风邪，风邪搏于心则惊不自安。若惊不已则悸动不安，其状目睛不转而不能呼，诊其脉动而弱者，惊悸也。动则为惊，弱则为悸矣。

（宋·陈自明《妇人大全良方·产后脏虚心神惊悸方论》）

新产，寸口脉洪疾不调者死，沉微附骨不绝者生。

（明·张三锡《医学六要·妇人脉》）

产后缓滑，沉细亦宜；实大弦牢，涩疾皆危。

产后胃气为主，缓滑者，脾胃和也；实大弦牢，木克土也。沉细亦宜者，产后大虚，脉合症也；涩疾不调者，损血多而心绝也。

（明·李梴《医学入门·妇人脉法》）

脉：产后缓滑，沉细亦宜，实大弦牢，涩疾皆危。

妇人新生乳子，脉沉小滑者生，实大弦急者死。

妇人生产，因中风寒热病，喘鸣而肩息，脉实而浮缓者生，小急者死。

丹溪曰：产前脉细小，产后脉洪数者死。又曰：产前当洪数，既生而洪数如故，岂得不死。此亦大概言之，亦在洪数而生者。

（明·龚廷贤《万病回春·产后》）

产后扶虚，消瘀血，脉却宜虚。叔和云：新产之脉缓滑吉，实大弦急死来侵，寸口炎疾不调死，沉细附骨不绝生。

（明·聂尚恒《医学汇函·产后脉法》）

第三节　盱江医家论妇人杂病病脉

一、妇人杂病

妇人血风瘾疹瘙痒

夫妇人体虚,为风邪气客于皮肤,复逢风寒相折,则起风瘙瘾疹……脉当浮而洪,浮即为风,洪即为气,风气相搏,则为瘾疹,身体为痒。凡人汗出,不可露卧及浴,使人身振寒热生风疹也。

（宋·陈自明《妇人大全良方·妇人血风瘾疹瘙痒方论》）

妇人血风头痛

若头痛筋挛,骨重少气,哕噫腹满,时惊,不嗜卧,咳嗽烦冤,其脉举之则弦,按之石坚。由肾气不足而内着,其气逆而上行,谓之肾厥头痛,宜玉真丸与硫黄丸。

（宋·陈自明《妇人大全良方·妇人血风头痛方论》）

妇人颈项强痛

夫颈项属足太阳膀胱、足少阴肾,二经相为表里。若感风寒湿气,则发热恶寒,颈项强急,腰背反张,痓疭口噤,脉沉迟弦细。新产血虚出汗,多患此症。

（明·龚居中《女科百效全书·颈项强痛》）

妇人寒热如疟

又有经闭、白淫、痰逆、头风、膈气痞闷,面黯、瘦瘠等证,皆寡妇之病。诊其脉,独肝脉弦出寸口而上鱼际。究其脉源,其疾皆血盛而得。经云:男子精盛则思室,女子血盛则怀胎。观其经血,思过半矣。

（宋·陈自明《妇人大全良方·寡妇寒热如疟方论》）

妇人恶寒

夫妇人恶寒者,亦有阴阳二证。发热而恶寒者,发于阳也;无热而恶寒

259

者,发于阴也。发于阳者宜解表,脉必浮数;发于阴者宜温里,脉必沉细。又有汗后、利后恶寒及背恶寒。以上疾证,方治并载《百问》,不复繁引。仆尝治一妇人,但恶寒别无他证,六脉平静,遂用败毒散而安。此药能去表中风邪故也。经云:恶寒家慎不可过当覆衣被及近火气,寒热相搏,脉道沉伏,愈令病患寒不可遏,但去被撤火,兼以和表之药,自然不恶寒矣。

(宋·陈自明《妇人大全良方·妇人恶寒方论第五》)

妇人热入血室

妇人伤风,发热恶寒,经水适来,得之七八日,热除脉迟,身凉,胸胁下满如结胸状,谵语者,此为热入血室也。当刺期门穴,随其实而取之。

(宋·陈自明《妇人大全良方·妇人热入血室方论》)

妇人咳嗽

大抵治咳,不可一概,治当以脉息辨之。其脉浮而弦者,起于风;濡而弱者,起于湿;洪而数者,起于热;迟而涩者,起于寒。风者散之,湿者燥之,热者凉之,寒者温之,虚者补之,未有不安者也。

(宋·陈自明《妇人大全良方·妇人咳嗽方论》)

妇人喘满

脉浮无汗而喘者,宜麻黄汤。阳明病,汗出不恶寒,腹满而喘有潮热者,宜承气汤。若表邪未解,误服下利药不止,脉促,喘而汗出者,宜葛根黄连黄芩汤。若微喘者,桂枝浓朴杏子汤。汗出而喘,若无大热者,宜麻黄杏子甘草石膏汤。若表邪未解,心下停水,发热而喘或呕者,小青龙汤去麻黄加杏仁主之。若阴证喘促者,四肢逆冷,脉息沉细,或寸大尺小,或六脉促疾;或心下胀满结硬,或冷汗自出,或大便频数、上气喘促,或咽喉不利者,此是本气极虚,内外挟寒冷所致。使阴寒内消,阳气得复则愈,宜返阴丹主之(以上方并见《百问》,不复录)。……若不得卧,卧即喘者,此由水气逆行,上乘于肺,肺得水则浮而升,使气不得通流,其脉沉大,宜神秘汤。

(宋·陈自明《妇人大全良方·妇人喘满方论》)

妇人风痰

疗病如桂枝证,头不痛,项不强,寸脉微浮,胸中痞硬,气上冲喉咽不得息者,此为胸中有痰也,当吐之。……脉微,大忌令人吐。

(宋·陈自明《妇人大全良方·妇人风痰方论》)

妇人心胸嘈杂

夫心胸嘈杂,妇人多有此证。原疾之由,多是痰也。……治心腹中脘痰水冷气,心下汪洋,嘈杂肠鸣,多唾,口中清水自出,胁肋急胀满痛,不欲食,此胃气虚冷所致。其脉沉迟弦细,是其证也。

(宋·陈自明《妇人大全良方·妇人心胸嘈杂方论》)

妇人霍乱

呕吐而利者,名霍乱也。原疾之由,皆由肠胃虚冷,饮食过度,触冒风冷,使阴阳不和,清浊相干,致令挥霍变乱也。或先心痛而吐者;或先腹痛而利者;或吐利俱作者;或头痛、身体壮热而脉浮洪者;或阳气暴绝而手足逆冷,而脉息微绝者。治之当分阴阳,察其虚实,辨其冷热,观其脉息。热者凉之,冷者温之,以平为期。《百问》云:凡霍乱吐利,热多而渴者,五苓散。寒多不饮水者,理中丸。吐利已,汗出而厥,四肢拘急不解,脉微欲绝者,通脉四逆加猪胆汁汤。夏月中暑霍乱,大烦渴,四肢逆冷,冷汗出,脚转筋者,香薷散浓煎,沉冷服即效。凡霍乱之脉得浮洪者易治。微迟者,并气短者难治。

(宋·陈自明《妇人大全良方·妇人霍乱方论》)

妇人虚劳.

脉:脉来数大,或虚细弦急。

(明·龚廷贤《万病回春·虚劳》)

妇人疝瘕

妇人疝瘕,其脉弦急者生,虚弱诊小者死。又尺脉涩如浮牢,为血实气虚也。其发腹痛,逆气上行,此为妇人胞中绝伤有恶血,久则结成瘕也。

(宋·陈自明《妇人大全良方·妇人疝瘕方论》)

妇人疝瘕积聚,脉弦急者生,虚弱者死。

(明·龚廷贤《万病回春·妇人科》)

妇人脬转不得小便

若卒暴不通,小腹膨急,气上冲心,闷绝欲死。此由暴气乘并膀胱,或从忧惊,气无所伸,郁闭而不流,气冲脬系不正。诊其脉,右手涩小,左手急大,宜葱白汤方。

(宋·陈自明《妇人大全良方·妇人脬转不得小便方论》)

妇人小便淋沥

妇人淋沥,由肾虚而膀胱热也。盖膀胱与肾为表里,主于水,行于脬者,为小便也。……尺脉数而无力者,阴火盛而阳不能化也,用六味丸、滋肾丸为主。尺脉浮而无力者,阳气虚而阴不能生也,用加减八味丸、滋肾丸选用。

(明·龚居中《女科百效全书·小便淋沥不通》)

妇人协热下利

若下利清水,其色赤黄,或米谷不化,但欲饮冷,时时呕逆,小便不利,得热则极,心胸烦躁,脉虚大而数。此由乘虚,热入于胃,凑渗下焦,津液不分,并于大肠,谓之协热下利。先用五苓散利小便,次以玉粉丹、四味阿胶丸。

(宋·陈自明《妇人大全良方·妇人协热下利方论》)

妇人滞下

如下痢赤多,或纯下鲜血,里急后重,大便不通,身体壮热,手足心热,大烦燥渴,腹胁胀痛,小便赤涩,六脉洪大,或紧而数,或沉而实,此热痢也。宜白头翁汤及三黄熟艾汤、五苓散,可选而用之。若风痢下血太过,宜用胃风汤加木香、黑豆煎服。若夏秋之间下痢,或赤或白,或赤白相杂,脐腹疠痛,里急后重,憎寒发热,心胸烦闷,燥渴引饮,呕逆恶心,小便不利及五心烦热,六脉虚弱。此等脉证,正因伏暑而得此疾,宜服香薷散加黄连、甘草、当归,酒水浓煎,沉令水冷,顿服。仍兼服酒蒸黄连丸,或小柴胡汤加人参煎服必愈。

(宋·陈自明《妇人大全良方·妇人滞下方论》)

若不明伏暑之证,但以脉虚而妄投硫、附、姜、桂、丹石之药而杀之,深可叹息。若下痢纯白,状如鱼脑,脐腹冷痛,日夜无度,手足逆冷;或有呕逆,全不入食,饮食欲温而恶冷,六脉微细。此由脏腑虚冷之极,宜木香散加服四味理中汤及钟乳健脾丸。甚者,四肢逆冷,六脉沉绝。当一味峻补,兼灸气海、丹田二穴,更以助胃之药,此守而不攻之意也。宜四顺附子汤、三建丹、白丹、加味参附汤、姜附汤,皆可选用。

(宋·陈自明《妇人大全良方·妇人滞下方论》)

烦渴腹痛,小便赤涩,脉洪数为热,用白头翁汤之类脉虚弱为伏暑,用香薷散之类。如风邪下血,用胃风汤。腹痛呕逆,手足俱冷,六脉微细,为脏腑虚寒,急服四顺附子汤,灸气海、丹田二穴。

(明·龚居中《女科百效全书·滞下》)

大凡痢疾,虽体寒、手足逆冷,冷汗自出,六脉沉伏,不宜轻用附子。多因伏暑而得此疾,亦有冷汗自出,四肢逆冷,六脉虚弱,但背寒面垢,或面如涂油,齿干烦冤,燥渴引饮,此伏暑证也。小柴胡汤、五苓散、酒蒸黄连丸必能奏效。

(宋·陈自明《妇人大全良方·妇人滞下方论》)

妇人大便下血

妇人面无血色,时寒时热,脉浮弱,按之绝者,为下血也。治妇人风虚,大便后时时下血,宜服防风如神散。

(宋·陈自明《妇人大全良方·妇人大便下血方论》)

妇人阴挺出下脱

夫妇人胞络伤损,子脏虚冷,气下冲则令阴挺出,谓之下脱。亦有因产而用力䐑气,而阴下脱者。诊其少阴脉浮动,浮为虚,动为悸,故令下脱也。《千金翼》疗妇人阴挺下脱。当归散。

(宋·陈自明《妇人大全良方·妇人阴挺出下脱方论》)

妇人阴蚀五疳

凡妇人少阴脉数而滑者,阴中必生疮,名曰䘌疮,或痛或痒,如虫行状,淋露脓汁,阴蚀几尽者。此皆由心神烦郁,胃气虚弱,致气血留滞。故经云:诸痛痒疮,皆属于心。又云:阳明主肌肉,痛痒皆属于心。治之当补心养胃,外以熏洗、坐导药治之乃可。

(宋·陈自明《妇人大全良方·妇人阴蚀五疳方论》)

妇人中风角弓反张口噤

活人书》论曰：妇人产后血虚多汗出，喜中风，身体强直，口噤，背反张作痉，治之 属太阳经。先因伤风，又感寒湿而致然也。古人谓之痉病，外证发热恶寒，与伤寒相似，但其脉沉迟、弦细，而项背反张、强硬如发痫之状，此为异耳（新产血虚多汗出，喜中风，亦有此证）

（宋·陈自明《妇人大全良方·妇人中风角弓反张口噤方论》）

妇人臂痛

论曰：夫妇人臂痛，筋脉挛急，不得屈伸，遇寒则剧。由肝虚，为风寒邪气流于血脉，客于经络，搏于筋，筋不荣则干急而痛。其脉紧细，宜服柏子仁丸、舒经汤。若臂痛不能举，或左或右，时复转移一臂，由中脘伏痰，脾气滞而不行，上与气相搏。四肢皆属于脾，脾气滞而气不下，上攻于臂，故痛。其脉沉细，宜茯苓丸、控涎丹。

（宋·陈自明《妇人大全良方·妇人臂痛方论》）

妇人梦与鬼交

夫人禀五行秀气而生，承五脏神气而养。若阴阳调和，则脏腑强盛，风邪鬼魅不能伤之。若摄理失节而血气虚衰，则风邪乘其虚、鬼邪干其正。然妇人与鬼交通者，由脏腑虚，神不守，故鬼气得为病也。其状不欲见人，如有对误，时独言笑，或时悲泣是也。脉息迟伏，或如鸟啄，皆鬼邪为病也。又脉来绵绵，不知度数，而颜色不变者，亦是此候也。

（宋·陈自明《妇人大全良方·妇人梦与鬼交方论》）

二、总论妇人病脉

经病前后，脉软如常。寸关虽调，尺绝痛肠。沉缓下弱，来多要防。微虚不利，间月何妨？浮沉一止，或微迟涩，居经三月，气血不刚；三月以上，经闭难当。心脾病发，关伏寸浮（心事不足，左寸沉结）。少阳卑沉，少阴脉细，经前病水，水分易瘘，寸脉沉数，趺阳微弦，少阴沉滑，血分可愁。寸浮而弱，潮烦汗出。寸洪虚数，火动劳疾。趺阳浮涩，吞酸气窒。腹痛腹满，脉浮且紧，少阴见之，疝瘕内隐。带下崩中，脉多浮动，虚迟者生，实数者重。少阴滑数，气淋阴疮，弦则阴痛，或挺出肠。

唯寸关如常，尺绝不至，或至亦弱小者，小腹肠胃有积，痛上抢心，月水不利。若沉而缓者，下虚，月经来多。反虚微不利，不汗出者，其经二月必来，俗云间月。若三部浮沉一止，寸关微涩，微则胃气虚，涩则津血不足。

尺微而迟，微则无精，迟则阴中寒，此为居经，三月一来。虽来或血渐少而后不通，曾堕胎及产多者，谓之血枯。经曰：二阳之病发心脾，有不得隐曲，女子不月。原因心事不足，以致脾不磨食，故肺金失养，而气滞不行，肾水不旺，而血益日枯，初时参前参后，淋沥无时，脾胃衰甚，变为溏泄身肿。失治甚为癥瘕痨瘵。少阳脉卑，少阴脉细，经水不利，血化为水，瘀水闭塞胞门，名曰水分，先病水而后经断，故病易治。寸脉沉而数，数为阳实，沉为阴结。趺阳脉微而弦，微则无胃气，弦则不得息。少阴脉沉而滑，沉为在里，滑则为实，沉滑相搏，血结胞门，经络不通，名曰血分，先断经而后病水，故病难治。寸浮而弱，浮为气虚，弱为血分有热，故潮热自汗。男子尺脉虚数而寸沉微者为痨，女人寸脉虚数而尺沉微者为痨。痨者，汗出潮咳，与男阴虚火动一般。

趺阳脉浮而涩，浮则气滞，涩则有寒，令人腹满，吞酸喜噫，其气时下，则腹中冷痛。浮则肠鸣腹满，紧则腹痛。少阴脉见浮紧，则为疝瘕腹痛。少阴脉浮而动，浮则为虚，动则为痛，或崩带，或阴户脱下。少阴滑数，或为气淋，或阴中生疮痛痒。少阴脉弦，则阴户挛痛，曰肠挺。

（明·李梴《医学入门·妇人脉法》）

《脉经》曰：寸关调如故，而尺脉绝不至者，月水不利，当患小腹引腰痛、气滞上攻胸臆也。寸口脉浮而弱，浮则为虚，弱则无血，尺脉来而断绝者，月水不利。尺脉滑，血气实，妇人经脉不利。肝脉沉，主月水不利，腰腹痛，少阴脉弱而微，微则血少。脉来至，状如琴弦，若小腹痛，主月不利，孔窍生疮。胃脉涩，少阴脉微而迟，微则无精，迟则阴中寒，涩则血不来，此为居经，三月一来。少阴脉滑而数者，阴中生疮，少阴脉数，则气淋、阴中生疮；少阴脉弦者，白肠必挺核，少阴脉浮而动，浮则为虚，动则为痛，妇人则漏下。

（明·龚廷贤《万病回春·妇人科》）

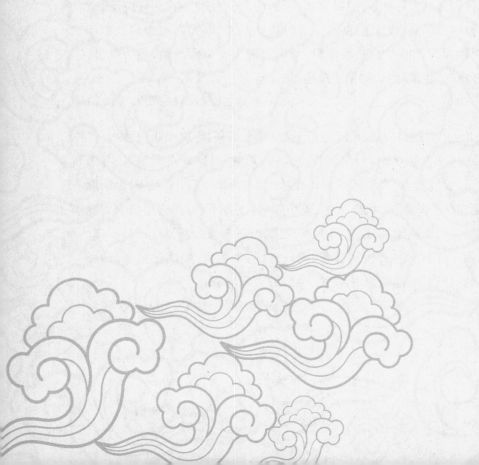

第十三章
旴江医家论小儿脉象

第一节　小儿辨脉主要方法

一、虎口三关

虎口三关辨脉诊法，一般适用于年龄在三岁以内的儿童。如明·张三锡《医学六要》曰："小儿三岁以下，看虎口三关。"清·曾鼎在《医宗备要》中进一步解释道："初生气血未定，脏腑未足，脉无形可凭，稍有受病，多因胎气不清，或有风热所闭，乳食不调，转经蒸变有阻，略行清解自安。是以为芽儿之名，必须兼看惊纹定治，方无差误。至三岁后，略现一指之脉，渐次长成，气血转运，惊纹散开，方有三阴三阳寸关尺之分。"

但也有部分医家认为六岁以前仍宜诊三关脉，如李梴认为"小儿一岁六岁曰婴孩，察三关脉"。

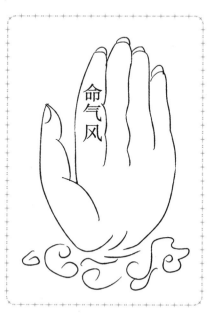

图 13－1　小儿指纹三关图

虎口三关诊脉部位是近虎口的食指外侧，分"风""气""命"三关，左手食指对应心肝二脏，右手食指对应肺脾二脏。明·龚居中《新刻幼科百效全书·观虎口三关脉纹》曰:"当看虎口三关脉纹,参详病之所因。虎口者,又手处也。三关者,近虎口食指第一节,名风关;第二节名气关,第三节名命关。"明·李梴《医学入门》曰:"食指风气命三关,男左女右,以左阳右阴故也。然阴阳男女,均有两手,亦当参验。左应心肝,右应肺脾,于此变通消息可也。"

　　三关,盱江医家还有特定的命名,风关为食指第一指节(或称寅位),气关为食指第二指节(或称卯位),命关为食指第三指节(或称辰位)。明·龚廷贤《万病回春》曰:"虎口三关脉纹图:风关第一节,寅位;气关第二节,卯位;命关第三节,辰位;虎口,又手处是也。"明·聂尚恒《医学汇函》曰:"虎口三关脉纹图,三关在第二指侧看第三节。风关第一节寅位,气关第二节卯位,命关第三节辰位,虎口,又手处是也。"

二、一指探三部

　　一指探三部,又名"一指定三关",即用一根手指诊察寸口脉寸、关、尺三部的脉象。因为小儿寸、关、尺三部间距过短,以成人指形难以准确分别寸、关、尺三部脉象,所以古人以一根手指整体考察三部脉象情况。而由于对虎口三关适用年龄理解的差异,对寸口一指探三部的适龄要求也或前或后。如明·李梴《医学入门·成童脉法》曰:"七岁八岁曰龀,九岁十岁曰髫,始可一指探三部脉。"明·龚廷贤《万病回春·小儿科》曰:"凡小儿至三岁以上,乃用一指按寸、关、尺三部。"明·龚居中《新刻幼科百效全书·诊脉歌》曰:"五岁才看脉有验,小儿四岁一指切。"

第二节　小儿辨脉纲领

一、虎口三关辨证纲领

　　虎口三关辨证,以脉纹的颜色作为寒热虚实辨证的依据,同时以纹至风气命的位置来判断病情轻重。

关于虎口三关分部的辨证

明·张三锡《医学六要·小儿》曰:"在风关为轻,气关渐重,命关尤重也。"明·龚居中《新刻儿科百效全书·观虎口三关脉纹》曰:"风关易治,气关难治,命关死候,直透者死。"

关于虎口三关颜色的辨证

明·张三锡《医学六要·小儿》曰:"纹紫热红伤寒,青惊白色疳,黑纹知中恶,黄色应脾端。大抵黄色隐隐淡红为吉,黑色多凶。"明·聂尚恒《医学汇函·三关纹色主病》曰:"紫热红伤寒,青惊白色疳,黑时因中恶,黄即困脾端。又,青色大小曲,人惊拜四足。赤色大小曲,水火飞禽蹼。紫色大小曲,伤米面鱼肉。黑足大小曲,脾风微作搐。"明·龚居中《新刻儿科百效全书·观虎口三关脉纹》曰:"凡脉纹在初关,多是红色易治。传至中关,色赤而紫,病深难治。又传至末关,其色青黑,病势深重。若青黑而纹乱者,病极重也。若纯黑者,危恶不治也。"又曰:"大抵红黄而无形者,无病也;纹红者,风热咳嗽也;赤者,主吐利腹痛烦渴也;紫者,惊热也;青者,惊积也;青赤相兼,惊积风热,主急惊风;青兼淡紫,伸缩来去,主慢惊风;青黑相兼,似出不出,主慢脾风。"

关于虎口三关脉纹顺逆的判断

明·龚居中《新刻儿科百效全书·观虎口三关脉纹》曰:"侧看之其脉势湾入里者顺,病虽重而症顺,犹可治之。若纹势反出外骎骎靠指甲者,为逆,不治也。"明·李梴《医学入门·小儿门·察脉》曰:"其指纹情势,弯弓入里者顺,出外者逆,出入相半者难痊,故曰证别逆顺。"

脉纹图说

明代医家聂尚恒描脉纹以图解,则更清晰地指导了脉纹的辨证论治。同时辅以歌诀解说。详列如下:

鱼刺惊风证莫疑,气关疳病热相随,
命关见此为难治,此是肝气转到脾。

初节悬针泻痢生,气关肺热更疳疑,
三关直透黄泉近,此候须知是慢惊。

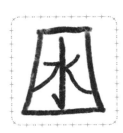

水字生惊肺受风，气关喘嗽积痰攻，
医人仔细详虚实，出命惊痾夹证凶。

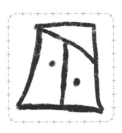

乙字惊风肝肺随，气关形见发无时，
此形若直命关上，不久相将作慢脾。

曲虫为候主生痾，若见气关积秽肝，
直到命关为不治，须知心脏已传肝。

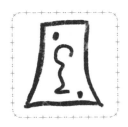

双环肝脏受痾深，入胃气关吐逆临，
若是命关为死候，枉教医者更劳心。

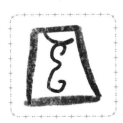

流珠形见死来侵，面上如斯也不生，
纵有神丹人不救，医人仔细更丁宁。

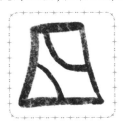

伤寒斜向右。

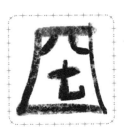

伤食七堪俦。

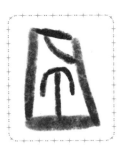

双钩伤冷定。

271

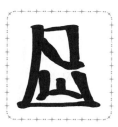

逢惊山字浮。

丝纹将发搐。

丰字引堪愁。

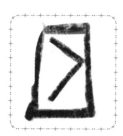

若遇伤风证,脉斜向左朝。

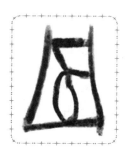

形如新月样,向右气痞留。

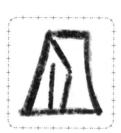

若是弯居左,风痞药可投。

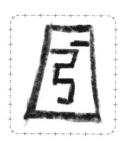

形如三叠曲,伤硬物为仇。

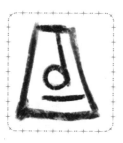

更有环生脚。

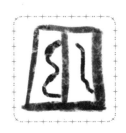

尤嫌上下钩,皆为伤冷候,
医者用心求,疳极如劳状,
乱虫皆可忧。

交丫纹互叠,腹面见因由。

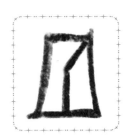

更有青筋贯,百中无一瘥。

小儿指脉歌

小儿食指辨三关,男左女右一般看。皆知初风中气候,末是命关易亦难。
要知虎口气纹脉,倒指看纹分五色。黄红安乐五脏和,红紫依稀有损益。
紫青伤食多虚烦,青黑纹时证候逆。忽然纯黑在其间,好手医人心胆寒。
若也直上到风关,粒米短长分两端。如枪冲射惊风至,分作指叉有数般。
弓反里顺外为逆,顺逆交连病已难。又头长短有可救,如此医人仔细看。

（明·聂尚恒《医学汇函·小儿指脉歌》）

二、一指三部辨证纲领

小儿为稚阴稚阳之体,心思空灵,无情志内患之忧,病情多单纯。因此其脉象诊察、辨别亦不甚复杂,辨脉多以浮沉迟数滑涩虚实为纲。南宋·崔嘉彦《崔氏脉诀》曰:"诊小儿脉,浮沉为先,浮表沉里,便知其源,大小滑涩,虚实迟驶,各依脉形,以审证治。"明·李梴《医学入门·成童脉法》曰:"浮沉为先,浮表沉里,便知其源。大小滑涩,虚实迟驶,各根据大人,以审证治。"

关于左右小儿脉的判断

左手脉主表主上,右手脉主里证。明·龚廷贤《万病回春·小儿科》曰:"左手人迎主外证,右手气口主内疾;外候风寒暑湿侵,内候乳食痰积致。"

关于小儿脉脉率的判断

盱江医家认为小儿脉率一般以一息六七至为常。明·龚廷贤《万病回春·小儿科》曰:"常以六七至为率。添则为热,减则为寒。"迟数。脉数为热,脉迟为寒。明·张三锡在《医学六要》中亦引用该观点。万全《片玉心书·脉法》曰:"小儿寻常脉候,一息六至平和,七至八至热生多,三四虚寒病作。"关于小儿脉迟数的临床意义,明·龚廷贤《万病回春·小儿科》论曰:"大小不匀为恶候,二至为脱三至卒;五至为虚四至损,六至平和白无疾;七至八至病尤轻,九至十至病热极,十一二至死无疑,此诀万中无一失。"明·龚居中《新刻幼科百效全书·诊脉歌》曰:"六至为常八至热,九至为风五至虚,四至为损三至脱,一二至者脉不来。十一十二虚风发,十四十五痨瘵形。"

关于小儿脉脉象的判断

明·龚廷贤《万病回春·小儿科·小儿脉法总歌》曰:"洪紧无汗是伤寒,浮缓伤风有汗液。浮洪多是风热盛,沉细原因乳食积。沉紧腹中痛不休,弦紧喉间作气急。紧促之时疹痘生,紧数之际惊风至。虚软慢惊作瘛疭,紧实风痫发搐搦。软而细者为疳虫,牢而实者因便闭。脉芤大小便中血,虚濡有气兼惊悸。滑主露湿冷所伤,弦急客忤君须记。大小不匀为恶候……"

明·张三锡《医学六要·小儿》曰:"若脉浮数,表热,为乳痈、风热、五脏壅。虚濡为惊风。紧实为风痫。紧弦为腹痛。弦急为气不和。牢实为便秘。沉细为寒。大小不匀为祟,或小或缓、或沉或短,皆为宿食不化。脉乱身热,汗出不食,食则吐,此为变蒸也。浮为风,伏沉结为物聚,单细为疳劳。"

明·李梴《医学入门·成童脉法》曰:"浮数乳痈惊悸,虚濡慢惊瘛疭,紧实者风痫,沉弦者食积,伏结者伤食,软细者虫疳。浮沉迟数,与大人一同。仍忌促结代散。"

《医学入门·小儿门·察脉》进一步分析道:"浮洪(浮缓伤风,洪紧伤寒,人迎紧盛伤寒,气口紧盛伤食)风盛数多惊(急促虚惊),虚冷沉迟(细)实有积;脉紧如索(弦)是风痫,沉缓须知乳化难。腹疼紧弦牢实(大便)秘,沉而数者骨中寒;弦长多是隔干风(弦紧者,气不和),紧数惊风四肢掣。浮洪胃口似火烧,单细疳劳洪虫啮;虚濡有气(不和更兼惊(神不守舍),脉芤多痢大便血。

变蒸脉亦随时移,伏迟寒呕无潮热(伏结为物聚);前大后小童脉顺,前小后大必气咽(大小不均者鬼祟)。"

明·聂尚恒《医学汇函·一卷·看小儿脉歌》曰:"小儿脉紧是风痫,沉脉须知乳化难。腹痛紧牢弦实秘,沉而数者骨中寒。小儿脉紧是风痫,沉脉须知乳化难。腹痛紧牢弦实秘,沉而数者骨中寒。小儿脉紧者,是风痫也;脉沉者,乳不消也;脉紧而弦,腹痛;牢而大者,大肠秘;沉数者,骨之间有冷。"《医学汇函·幼儿科·病原论》又曰:"浮洪风盛,数则多惊,沉迟为虚,沉实为积,是乃切脉而知之也。"

从小儿脉判断预后

明·万全《片玉心书·卷三·小儿脉法》曰:"身热脉浮可汗,身寒脉细休攻,喘咳紧数药无功,肿胀细微堪痛。泄痢沉迟易愈,痘出洪数宜从。若还吐衄怕浮洪,腹疼沉微拈弄。"

明·李梴《医学入门·小儿门·察脉》曰:"脉过寸口入鱼际,主遗尿、惊搐。脉浮数身温,顺;沉细肢冷,逆。夜啼脉微小,顺;洪大身冷,逆。吐呃,脉浮大身温,顺;沉细身冷,逆。疳劳,脉紧数脏实,顺;沉细脾泄,逆。虫痛,脉紧滑身温,顺;浮大唇青,逆。余病顺逆同大人。"

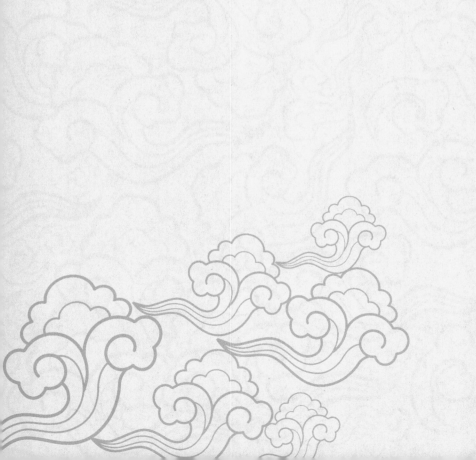

第十四章
旴江医家脉案精选

第一节　南宋陈自明脉案

一、妇人中风脉案

缪安人年六十五、六,忽然中风,不省人事,无汗有痰,已办后事,众医为不可活也。召仆诊之,六脉浮缓,脾脉溢关,此真风脉也。先投参苏饮六服,先宽气下痰,次以木香煮散而愈。又享十年之寿。

开庆己未年七月间,裕斋马观文夫人曹氏,病气弱倦怠,四肢厥冷,恶寒自汗,不进饮食。一医作伏暑治之,投暑药;一医作虚寒治之,投热药;无效。召仆诊之,六脉虽弱而两关差甚。裕斋问曰:此何证也?仆答曰:以脉说之,六部虽弱而关独甚,此中焦寒也。中焦者,脾也;脾胃既寒,非特但有是证,必有腹痛、吐泻之证。今四肢厥冷,四肢属脾,是脾胃虚冷,无可疑者。答曰:未见有腹痛、吐泻之证,合用何药治之?仆答曰:宜用附子理中汤。未服药间,旋即腹痛而泻,莫不神之! 即治此药,一投而瘥。

（宋·陈自明《妇人大全良方·妇人中风方论》）

二、妇人历节脉案

有一妇人,先自两足踝骨痛不可忍,次日流上于膝,一二日流于髀骨,甚流至于肩,肩流于肘,肘流于后溪。或如锤锻,或如虫啮,痛不可忍,昼静夜剧,服诸药无效。召仆诊之,六脉紧。余曰:此真历节证也,非解散之药不能愈。但用小续命汤,一剂而愈。又邓安人,夏月亦病历节,痛不可忍,诸药无效。召仆诊之,人迎与心脉虚,此因中暑而得之,合先服酒蒸黄连丸,众医莫不笑,用此药服一帖即愈。自后与人良验。

（宋·陈自明《妇人大全良方·卷四·妇人血风白虎历节走痒方论》）

三、妇人寒热如疟脉案

许学士云:有一师尼,患恶风体倦,乍寒乍热,面赤心烦,或时自汗。是时疫气大行,医见寒热,作伤寒治之,大小柴胡汤杂进,数日病剧。余诊视之曰:三部无寒邪脉,但厥阴肝脉弦长而上鱼际,宜服抑阴等药。余制此方,治之愈。北柴胡、秦艽、黄芩(各半两)、生地黄(二两)、赤芍药(一两),上为细末,炼蜜为丸,如梧桐子大,乌梅煎汤下三十丸。无时候,日三服。

许学士云:尝读《史记·仓公传》载,齐北王侍人韩女,病腰背痛,乍寒乍热,众医皆以为寒热病也。仓公曰:病得之欲男子而不可得也。何以知欲男子而不可得? 诊其脉,肝脉弦出寸口,是以知之。

(宋·陈自明《妇人大全良方·寡妇寒热如疟方论》)

四、妇人吐血脉案

仆尝治一人吐血,诊其脉,肝部弦,气口濡,此因怒极而得之。遂用苏合香丸和鸡苏丸服即效。

(宋·陈自明《妇人大全良方·妇人吐血方论》)

五、妇人病痢疾脉案

曾有一妇人病痢疾越四十日,服诸药不愈。召仆诊之,六脉沉弱。大凡下痢之脉,宜沉宜弱,但服十全大补汤,姜、枣煎成,加白蜜半匙,再煎数沸,服之愈。

甲子夏秋间,仆处赵经略厅有侄孙,年九岁,病痢甚重,召小方脉未至,遂令仆诊之。六脉平细,以证观之,云是血痢。其实非也,只是血水而已。仆云:记得调中汤治状,云治夏月初秋,忽有暴寒折于盛热,结于四肢,则壮热头痛。寒伤于胃则下痢,或血、或水、或赤,壮热昏闷,脉数,宜服此。遂合之,去大黄,服之而愈。

(宋·陈自明《妇人大全良方·妇人滞下方论》)

六、妊娠胎上逼心脉案

丁未六月间，罗新恩孺人黄氏有孕七个月，远出而归。忽然胎上冲心而痛，卧坐不安。两医治之无效，遂说胎已死矣。便将萆麻子去皮研烂，加麝香调贴脐中以下之，命在垂危。召仆诊视，两尺脉沉绝，他脉平和。仆问二医者曰：契兄作何证治之？答曰：死胎也。何以知之？答曰：两尺脉绝，以此知之。仆问之曰：此说出在何经？二医无答。遂问仆曰：门下作何证治之？仆答曰：此子悬也。若是胎死，却有辨处。夫面赤舌青者，子死母活；面青舌青吐沫者，母死子活；唇口俱青者，母子俱死，是其验也。今面色不赤，舌色不青，其子未死；其证不安，冲心而痛，是胎上逼心，谓之子悬。宜紫苏饮子治，药十服，而胎近下矣。

（宋·陈自明《妇人大全良方·妊娠胎上逼心方论》）

第二节　明代龚廷贤脉案

一、咳嗽脉案

一儒者，每至春咳嗽，用参苏引之类乃愈。后复发，仍用前药，反喉瘁。左尺洪数而无力。余以为肾经阴火刑克肺金，以六味丸料加麦门冬、五味子、炒山栀，以补中益气汤而愈。

（明·龚廷贤《万病回春·咳嗽》）

二、预防中风脉案

大司寇三川刘公患卒倒，不省人事、口眼相引、手足战掉，一医作风治，一医作痰火治，俱罔效。余诊六脉沉数，气口紧盛，此非风、非痰火，乃气夹食也。其家人始悟曰：适正食之际，被恼怒所触，遂致如此。用行气香苏散加木香、青皮、山楂，一服即瘥。

桑环川、刘前溪，素皆与余善，年俱近五旬，而桑多欲、刘嗜酒，其脉左右俱微，人迎盛，右脉滑大，时常见手足酸麻，肌肉蠕动，此气血虚而风痰盛也。余谓三年内，俱有瘫痪之患，二君宜谨慎，因劝其服药以免后患。桑然其言，每年制搜风顺气丸，延龄固本丸各一料，后果无恙。其刘不听，愈纵饮无忌，未及三年，果中风卒倒，瘫痪言涩，求治于予曰：悔不听君言，致有今日，愿君竭力救我残喘，则再造之恩也。予以养荣汤加减，并健步虎潜丸，二药兼服，一年余始愈。

（明·龚廷贤《万病回春·中风》）

三、中风脉案

一人年近四旬，忽发潮热，口干喜饮冷水，求医，治以凉药，投之罔效。四五日浑身沉重，不能动止，四肢强直，耳聋谵言妄语，眼开不省人事，六脉浮大无力，此气血脾胃亏损之极。予以十全大补汤，去芍药、地黄加熟附子，一服须臾，病者鼾睡痰响，人咸以为服桂附参芪之误。

（明·龚廷贤《寿世保元·中风》）

四、翻胃脉案

一人年过五十，得噎症，胃脘作痛，食不下，或食下良久复出，大便结燥，人黑瘦甚。诊其脉，右关弦滑而洪，关后略沉小，三部俱沉弦带芤，此中气不足，木来侮土，上焦湿热，郁结成痰，下焦血少，故大便结燥，阴火上冲吸门，故食不下，用四物汤以生血，四君子汤以补气，二陈汤以祛痰，三合成剂，加姜炒黄连，麸炒枳实，瓜蒌仁，少加砂仁，又间服润肠丸百余剂全安（润肠丸方见大便秘方）。

（明·龚廷贤《寿世保元·翻胃》）

五、水肿脉案

一儒者失于调养，饮食难化，胸膈不利，或用行气消导药，咳嗽喘促，服行气化痰药，肚腹渐胀。服行气分利药，睡卧不能，两足浮肿，小便不利，大便不实,脉浮大,按之微细,两寸皆短,此脾胃亏损。朝用补中益气加姜、附,夕用金匮肾气加骨脂、肉果,各数剂,诸症渐愈,再佐以八味丸,两月乃能步履,却服补中、八味,半载而康。

（明·龚廷贤《寿世保元·水肿》）

六、血证脉案

一切诸失血症,脉沉小身凉者生,脉大身热者死。

（明·龚廷贤《寿世保元·吐血》）

吐后脉微者可治,吐衄后复大热,脉反躁急者死。

一人年近五旬,素禀怯弱,患衄血,长流五昼夜,诸药不止,六脉洪数无力,此去血过多,虚损之极,以八物汤加龙骨、熟附子等分,又加真茜草五钱,水煎频服,连进二剂,其血遂止。又依前方去茜草,调理十数剂而瘳。

（明·龚廷贤《寿世保元·衄血》）

一儒者素勤苦,因饮食失节,大便下血,或赤或黯,半载之后,非便血则盗汗,非恶寒则发热,血汗二药用之无效。六脉浮大,心脾则涩,此思伤心脾,不能摄血归源。然血即汗,汗即血,其色赤黯。便血盗汗,皆火之升降微甚耳,恶寒发热,气血俱虚也。乃午前,用补中益气汤以补肺脾之源,举下陷之气,午后用归脾加麦门、五味,以补心脾之血,收耗散之液,不两月,诸症悉愈。

（明·龚廷贤《寿世保元·便血》）

七、大便闭脉案

一妇人年七十有三,痰喘内热,大便不通,两月不寐,脉洪大,重按微细,此属肝肺肾亏损。朝用六味丸,夕用逍遥散各三十余剂,计所进诸药百余碗,腹始痞闷,乃以猪胆汁导而通之,用十全大补调理而安。若服前药,饮食不进,诸症复作。

（明·龚廷贤《寿世保元·大便闭》）

八、头痛脉案

一人头痛发热,眩晕喘急,痰涎壅盛,小便频数,口干引饮,遍舌生刺,缩敛如荔枝然,下唇黑裂,面目俱赤,烦躁不寐,或时喉间如烟火上冲,急饮凉茶少解,已至于死,脉洪大而无伦,且有力,扪其身烙手,此肾经虚火游行于外。投以十全大补加山茱、泽泻、牡丹、山药、麦门、五味、附子一钟,熟睡良久,脉症略减三四,再以八味丸服之,诸症悉退。后畏冷物而痊。

(明·龚廷贤《寿世保元·头痛》)

九、妊娠脉案

予见一妇,但有孕及至三个月左右必堕,诊其脉,左手大而无力,重按则涩,知其血少,以其壮年,只补中益气,使血自荣。时正初夏,教以浓煎白术汤,下黄芩末一钱,与数十剂,得保全而生一子也。盖孕至三月上属相火,所以易堕。

(明·龚廷贤《寿世保元·妊娠》)

十、肠痈脉案

一妇人腹痛如锥剜,每痛至死,不敢着手,六脉洪数,此肠痈毒也,用:穿山甲(炒)、白芷、贝母、僵蚕、大黄,上剉一大剂,水煎服,打下脓血自小便中出即愈,后再无患,宜少食煎炒热物。

(明·龚廷贤《寿世保元·肠痈》)

第三节 清代喻嘉言脉案

一、疟疾脉案

　　袁继明素有房劳内伤，偶因小感，自煎姜葱汤表汗，因而发热，三日变成疟疾。余诊其脉豁大空虚，且寒不成寒，热不成热，气急神扬，知为元阳衰脱之候。因谓其父曰：令郎光景，窃虑来日疟至，大汗不止，难于救药。倘信吾言，今晚急用人参二两，煎浓汤频服防危。渠父不以为意。次日五鼓时，病者精神便觉恍惚，扣门请救，及觅参至，疟已先发矣！余甚彷徨，恐以人参补住疟邪，虽救急无益也。只得姑俟疟势稍退，方与服之，服时已汗出沾濡，顷之果然大汗不止，昏不知人，口流白沫，灌药难入，直至日暮，白沫转从大孔遗出。余喜曰：白沫下行可无恐矣，但内虚肠滑，独参不能胜任。急以附子理中汤，连进四小剂，人事方苏能言，但对面谈事不清。门外有探病客至，渠忽先知，家人惊以为祟。余曰：此正神魂之离舍耳！吾以独参及附子理中驷马之力追之，尚在半返未返之界，以故能知宅外之事。再与前药，二剂而安。

（清·喻嘉言《寓意草·论内伤转疟宜防虚脱并治验》）

二、痢疾脉案

　　陈汝明病痢，发热如蒸，昏沉不食，重不可言，至第三日危急将绝，方请余诊。其脉数大空虚，尺脉倍加洪盛。谓曰：此两症而凑于一时之症也。内有湿热，与时令外热相合，欲成痢症，尚不自觉。又犯房劳，而为骤寒所乘，以故发热身重，不食昏沉，皆属少阴肾经外感。少阴受邪，原要下利清白，此因肠中湿热，已蒸成猪肝鱼脑败浊之形，故色虽变而下利则同也。（辨证丝毫不移，极乎！至乎！追之不及。）再用痢疾门药一剂，即刻不救矣！遂忙以麻黄附子细辛汤一剂，与之表散外邪，得汗后热即微减；再用附子理中汤，连进二剂，热退身轻能食；改用黄连理中汤丸，服至旬日全安。

叶茂卿幼男病痢,噤口发热十余日,呕哕连声不断。诊其关脉上涌而无根,再诊其足脉,亦上涌而无根,谓其父曰:此非噤口痢之症,乃胃气将绝之症也。噤口痢者,虚热在胃,壅遏不宣,故觉其饱而不思食,治宜补虚、清热两法。此伤于苦寒之药,不能容食,治唯有专专温补一法而已。于是以理中汤,连投二剂,不一时痢下十余行,遍地俱污。茂卿恐药不对症,求更方。余曰:吾意在先救胃气之绝,原不治痢。即治痢,人之大小肠,盘叠腹中甚远,虽神丹不能遽变其粪,今借药力催之速下,正为美事,焉可疑之?遂与前药,连服二日,人事大转,思食不哕,痢势亦减,四日后止便糟粕,以补中益气调理,旬日全安。

（清·喻嘉言《寓意草·辨痢疾种种受证不同随证治验》）

三、膈气危症脉案

黄咫旭乃室病膈气二十余日,饮粒全不入口。延余诊时,尺脉已绝而不至矣。询其二便,自病起至今,从未一通,止是一味痰沫上涌,厌厌待尽,无法以处。邑庠有施姓者,善决生死,谓其脉已离根,顷刻当坏。余曰:不然,《脉经》明有开活一款云,上部有脉,下部无脉,其人当吐不吐者死。是吐则未必死也,但得天气下降,则地道自通。故此症倍宜治中,以气高不返,中无开阖,因成危候。待吾以法缓缓治之,自然逐日见效,于是始独任以观验否。乃遂变旋覆代赭成法,而用其意,不泥其方。缘女病至尺脉全无,则莫可验其受孕,万一有而不求,以赭石、干姜辈伤之,呼吸立断矣,姑阙疑。以赤石脂易赭石,煨姜易干姜,用六君子汤加旋覆花,煎调服下,呕即稍定。其岳父见用人参,以为劫病而致憾。余曰:无恐也,治此不愈,愿以三十金为罚;如愈,一文不取。乃全神照应,药必亲调,始与服之。三日后,渐渐不呕;又三日后,粥饮渐加,举家称快。但病者全不大便,至是已月余矣。一则忧病之未除,再则忧食之不运,刻刻以通利为嘱。余曰:脏气久结,食饮入胃,每日止能透下肠中一二节,食饮积之既久,脏气自然通透,原议缓治,何得急图耶!举家金以余为不情,每进诊脉,辄闻病者鼻息之扬,但未至发声相詈耳。盖余以归、地润肠之药,恐滞膈而作呕,硝石、大黄通肠之药,恐伤胎而殒命。姑拂其请,坚持三五日,果气下肠通,而病痊瘳矣!

（清·喻嘉言《寓意草·辨黄咫旭乃室膈气危症用缓治法而愈》）

四、死脉脉案

吴叔宝先生,因治长公圣符之暇日,无病索为立案。岂求隔垣早见,而撤土先防乎!仆未悉翁平素之脉,因尝药而吐泻交作,始为诊之,见脉躁而不静,劲而不柔,疑所伤甚大。乃翁漫不介意,无非恃体之坚固耳。及其道平昔,始知禀受元阳甚旺,从前所患,皆为热中之病。盖膏粱厚味之热,阳气载以俱升,势必发为痈疽疔毒,及脓贯斗许,毒尽而阳不乏,夫非得于天者厚邪!然屡费不赀,久从暗耗。况人身传转不常,始传热中,今传寒中矣。热中则一身之痰,俱变为热,痰热则走,故发为疮疡;寒中则一身之痰,俱变为寒,痰寒则凝,故结塞于胸膈,不易开散。一由阳气高亢,一由阳气卑微耳!今见脉中或三至一转,或五至一转,不与指相值,自为区别,虽名三五不调,其实阳气孤危已甚。翁弗病则已,万一病出,必非舒徐纤缓。试即以冬时为譬,寒威凛冽,阴霾昼见,天日无光,或有之矣,能无虑乎!据所禀之厚,宜百年有常。乃今亦觉少衰,扶身药饵,有断不可缺者。服药而服返其驯,缉续罔间,尚可臻古稀之列。盖所禀之丰,如有国者,祖功宗德之隆,即当衰季,复有中兴一段光彩耳。翁见案不怿。至冬月果患胸腹紧痛,胀闷不堪,以滚酒热盐,内浇外熨不止,服附子理中十数剂始安。

(清·喻嘉言《寓意草·论吴叔宝无病而得死脉》)

五、半身不遂脉案

季蘅翁禀丰躯伟,望七之龄,神采不衰,近得半身不遂之证,已二年矣。病发左半,口往右㖞,昏厥遗溺,初服参、术颇当,为黠医簧以左半属血,不宜补气之说,几致大坏。云间施笠泽以参、附疗之,稍得向安。然概从温补,未尽病情也。诊得脉体,软滑中时带劲疾,盖痰与风杂合之证。痰为主,风为标也。又热与寒杂合之症,热为主,寒为标也。平时手冷如冰,故痰动易至于厥。然厥已复苏,苏已呕去其痰,眠食自若。虽冬月亦能耐寒,无取重裀复絮,可知寒为外显之假寒,而热为内蕴之真热。既有内蕴之热,自蒸脾湿为痰,久久阻塞窍隧,而卫气不周,外风易入,加以房帏不节,精气内虚,与风相召,是以杂合而成是症耳。及今大理右半脾胃之气,以脉出左半之热痰虚风,此其间有微细曲折,非只温补一端所能尽者。何也? 治杂合之病,必须用杂合之药,而随时令以尽无穷之变。

(清·喻嘉言《寓意草·论杨季蘅风废之证并答门人四问》)

第四节　清代易大艮脉案

一、肺火病脉案

一妇人,患浑身倦怠,呵欠,口干饮冷,一月不食,强之食,数粒而已。有以血虚治之者,有以气弱治之者,有知为火而不知火之原者,用药杂乱,愈治愈病。自夏自夏至冬,病觉微瘥。逮次年夏,诸病复作,甚于先年,肌消骨露。家人忧之,请予诊治,诊得三焦脉洪大侵上,脾肺二脉微沉,余部皆和平。予曰:此肺火病也。以栀子汤饮之,进二服即知饥喜食,旬日气体充实如常。后因久病不孕,众皆以为血虚,而用参芪为君大补之,补半月,胸膈饱胀,饮食顿减,至三月余而经始通,下黑秽不堪,或行或止,不得通利,其苦万状。

予治以顺气养荣汤十数剂,一月内即有孕……予曰:妇人之孕,在乎经调,经之不调,由于气之不顺也。众皆以为血虚而补血,若经水过期而色淡,肝脉微弱而无力,谓之血虚可也。今过期而多,每来三五日方止,其色红紫,肝脉有力,乃气滞血实也,何以谓之虚?

(明·易大艮《易氏医按》)

二、齿病脉案

一人患齿病,每有房劳,齿即俱长,痛不可忍,热汤凉水,俱不得人,凡有恼怒,病亦如之。十年前尚轻,十年后殊甚,每发必三五日,呻吟苦状难述,竟绝欲。服补肾丸、清胃饮,俱不效。一日因疾作,七日不饮食,请予视之。诊其脉,上二部俱得本体,唯二尺洪数有力,愈按愈坚,予曰:此肾经火邪太盛也。以滋肾饮饵之,药入口,且漱且咽,下二盏,随觉丹田热气升上,自咽而出,复进二盏,其痛顿止,齿即可叩,遂愈,永不再作。其人问曰:吾病齿二十年,所试药不下百余,皆未效,君用三味而奏功俄顷,何也?予曰:齿属肾,诸痛属火。今诊得脉洪数有力,愈按愈坚。盖沉濡而滑者,肾脉也;洪数有力者,心脉也。肾脉不沉濡而洪数,是所不胜者侮其所胜,乃妻入乘夫,肾经中已有火邪矣。……木来生火,而火愈炽矣,齿岂不长而痛乎?其用清胃饮者,以牙龈属阳明胃也,此唯胃脉洪数者为宜,今胃脉平和,是胃无恙,用清胃饮何益也?非唯无益,且寒凉伤胃,反饮食不进矣。又肾主骨,齿乃骨余,肾经火盛,致令齿长,复用补阴丸治之,中有干姜等热药,以火济火,其痛愈甚。故用黄柏为君以滋肾水、泄肾火,青盐为之引,升麻升出肾经火邪。药一入口,便觉丹田火热上升,自咽而出,肾脏一清,齿自安矣,何必清胃补肾哉?

(明·易大艮《易氏医按》)

三、潮热病脉案

一春元下第归,得寒热病,每日申酉二时初以微寒,即作大热而躁,躁甚如狂,过此二时,平复无恙,唯小便赤黄而涩。往时一有心事,夜即梦遗,每日空心用盐饮烧酒数杯。医皆以病为疟,用清脾饮、柴苓汤并截药,俱不效。请予诊治,诊得六脉唯左尺浮中沉,取之皆洪数有力,余部皆平,予曰:此潮热病也。以加减补中益气汤治之,日进一服,三日而病渐退,复用六味地黄丸兼前药,调理一月而安……予曰:疟疾之脉,肝部必弦,今肝部不见弦脉,唯左尺浮中沉皆洪数有力。盖肾与膀胱属水,水性流下,肾脉当沉濡而滑。今三候俱有,脉不沉也,洪数有力,不濡滑也,此为失水之体。因平日斫丧太过,肾水亏损,阴火妄炽,加之盐饮烧酒径人肾经,故脉洪数有力,小便赤黄而涩,若疟脉岂有此哉?

(明·易大艮《易氏医按》)

四、积聚脉案

大司马潭石吴公,甲戌季春卧病两月,发热咳嗽,痰喘气急,胸膈痞满,手足面目俱浮肿。众唯清金宁嗽,又以脾胃久虚发肿,用利水兼补剂,其病益甚。予诊其脉,左寸浮而无力,左关弦长,推之于外,内见洪大而芤,侵过寸部一分,左尺沉弱无力,右寸沉而带芤。气口脉按之紧而且牢,时或一驶,右关中和无力,右尺隐隐不动。予以为心乃一身之主,肾为性命之源,二脉不病,虽危不妨。唯以右寸并气口脉断之,寸口沉而芤,非痰乃血也。书云:弦驶而紧,沉细而牢,六部见之,皆为积聚。今气口紧而驶,此积血在肺胃之间,壅滞其气,气滞则血凝,乃积血证也。时值季春,地气上升,因用越法治之。进以畅卫豁痰汤,辰时服药,至午未时气急,小便全无,将暮吐紫黑血二三升,臭不可闻,症顿减八九,六脉豁然。予曰:半夜时当有汗,可预防之,无令太过。至期果然,次日脉平气和,唯咳嗽常有二三声而已。以枳桔二陈汤加香附、归尾、茜根、茅根、童便调治,三日之间上部之疾全愈。但脾肾之脉无力,饮食少味,四肢倦怠,再用六味地黄丸早晚百丸,午以补中益气汤加麦冬、酒炒黄连调其中,半月后气体充实,而诸病悉痊矣。

(明·易大艮《易氏医按》)

五、积血症脉案

瑞昌王孙镇国将军,久患腹痛,每饮诸药不效,饮烧酒数杯,顿止,无能识此病者。甲戌孟夏,予诊治之,其脉左寸沉大有力,左关弦大而坚,时或一驶,左尺沉弱无力。予曰:此乃积血症也。彼不信。至仲冬其疾大作,面红目碧,眼胞浮肿,神乱气促,腹痛饮烧酒亦不止。是夜诊其脉,与初诊无异,唯人迎、气口二脉洪滑侵上,知其有欲吐之意。投以盐汤一盏,遂大吐,吐出血饼大如杯者、大如枣栗者各数十,兼有白饭,清水不杂,如笔管者二三条,吐讫胸中宽快,仍不服药。次日黎明口鼻气塞,四肢厥冷,昏不知人,心胸间微热而已。予复诊,幸两尺犹存,根本尚在,急以灯火暴其曲池、虎口、中脘、气海,病者略知有痛。即令宫人挟坐,勿令睡倒,随进独参汤二服,手足微温。继用人参五钱、附子二钱,作理中汤,日与饮之,六脉微见,过七日,方开眼识人,小便始通。即以补中益气汤、六味地黄丸兼服半月,元气壮实,诸病悉除。

(明·易大艮《易氏医按》)

六、便闭症脉案

一儒官,仲秋末患便闭症,初因小便时闭,服五苓散、八正散、益元散,俱不效。一医诊得二尺俱无脉,作下元阴虚水涸,用八味丸治之,日一服,服三

289

日,大便亦闭,口渴咽干,烦满不睡。用脾约丸、润肠丸,小便一日数十次,唯点滴而已,大便连闭十日,腹满难禁。众议急用三一承气汤下之,服后微利,随闭,又加小腹绕脐满痛,复用舟车丸、遇仙丹,每空心一服,日利三五次,里急后重,粪皆赤白。如此半月,日夜呻吟,唯饮清米饮及茶盂许。九月终,请予诊治。诊得两寸沉伏有力,两关洪缓无力,两尺不见,予曰:关尺无恙,病在膈上,此思虑劳神,气秘病也。以越鞠汤投之,服一盂,嗳气连出,再一盂,大小便若倾,所下皆沉积之物,浑身稠汗。因进姜汤一盂,就榻熟睡,睡觉觅粥,进二盏,次早复诊,六脉无恙,调理气血数日,全愈。

一士夫问曰:吾友病,脉两寸俱沉,两关洪缓,两尺不见,众皆以为尺脉无根,君独以为尺脉得体,众皆曰痢疾,君独曰气秘,何也? 且二便皆闭,其病在下,用下部药者,似为近理,君反以上部药收功,又何也? 予曰:人身之病,有上有下,有表有里,虽有不同,不过一气为之流通耳。气之通塞,均于脉息辨之。今两尺皆无,众泥经文,谓如树之无根矣,不知今年己卯,燥金司天,君火在泉,己土运于中,正是南面以象君位,君火不行令,两尺不相应。今两尺隐然不见,正为得卯年之体,若尺脉盛于寸,则为尺寸反矣,《经》曰尺反者死,岂八味丸所能治乎? 然而里急后重,赤白相杂,痛则欲解,有似乎滞下之证。但滞下之脉见于两关,今关脉不浮不紧不数,其非滞下明矣。既非滞下,而用承气、舟车、遇仙等药,则元气为之大伤,而病愈增矣。其病源在上焦气秘而下窍不通也,心脉居上,两寸之脉当浮,今不浮而沉,下手脉沉,便知是气。气郁不行,则升降失职,是以下窍秘结,二便不顺,吸门不开,幽门不通,正此谓也。譬如注水之器,闭其上窍,则下窍不通,水安从出? 乃不治上部而专治下部,攻之愈急,则元气愈陷,二便何由而利耶? 予用香附之辛以快滞气,苏梗通表里之窍,连翘香辛升上,以散六经之郁火,苍术、神曲健脾导气,散中结于四肢,炙甘草以和中,少加桔梗,引黄芩、枳壳荡涤大肠之积,山栀去三焦屈曲之火而利小肠,抚芎畅达肝木,使上窍一通则下窍随开,里气一顺则表气自畅,是以周身汗出,二便俱利,正所谓一通百通也。夫气秘者病之本,便闭者病之标,予唯治其本,故见效速也。

(明·易大艮《易氏医按》)

七、泄泻脉案

石城王福欤之妃，癸酉六月受孕，偶患泄泻。府中有知医者，用淡渗之药止之，自后每月泄三五日。有作脾泄者，用参苓白术散之类，二三服亦止，然每月必泄五七次。至次年三月生产后，连泄半月，日夜八九次，诸药不效，惊惶无措，召予治之。诊得两寸尺俱平和，唯两关洪大有力。予曰：此暑病也。以黄连香茹饮治之，一剂减半，再剂全愈。唯肝脉未退，又用通元二八丹调理，半月后平复。

王曰：妃患泄近一载，诸医未有言暑者，公独言暑，何见也？予曰：见之于脉。两关浮而洪大有力，故知为暑泄也。王曰：《脉经》云风脉浮，暑脉虚，今洪大有力，非虚也，何以断暑？予曰：暑伤气，初感即发，其邪在肺，皮肤卫气受病，故脉虚。自去年六月至今将十月矣，其邪自表入里，蕴畜日久而暑热日深，故其脉洪大而有力。王曰：暑病固矣，公断非产后之病，又何见也？予曰：产脉见于尺寸，尺寸既平，于产何干？况病患于未产前，非产病益明矣。王曰：诸医用药，止效一时而不能除根，何也？予曰：诸医有分利者，有补养者，各执己见，未得其源也，其源在暑，若用暑药，有不除根者哉？

（明·易大艮《易氏医按》）

八、痢疾脉案

省亭殿下，己卯七月病痢，众始治以通利之剂，次行和解，又次滋补，月余而病甚。每日行数次，肚腹绞痛，但泄气而便不多，起则腰痛，屈曲难伸，胸膈胀满，若有物碍，嗳气连声，四肢厥逆，喘息不定。召予诊治，诊得两寸俱沉大，右寸肺脉更有力，右关沉紧，左关弦长而洪，喜两尺沉微，来去一样。予曰：此神劳气滞之病也。以畅中汤进之，服后兀兀欲吐，冷气上升，嗳气数十口，即大便，所去秽污颇多，胸次舒畅，腹中觉饥，自午至酉止去一次，四肢不厥，肩背轻快，六脉平复，但心内怔忡，头目昏眩，饮食无味，用六君子汤加香附、砂仁，二剂，胃气渐复，眩运怔忡，乍止乍作。又以补中益气汤加蔓荆子、茯神、枣仁、黄柏，半月而诸症全愈。

重九日，殿下置酒谢予，问曰：吾病痢二月，始用通法，继服调理脾胃之药,月余而痢反剧,先生用枳壳、黄芩宽利大肠而痢顿止者,何也? 予曰:殿下之脉,两寸俱沉。左寸沉者,心火郁于下,乃神劳也;右寸沉而有力者,盖肺主气,与大肠为表里。七月金当令之时,脉宜浮短是正,今不浮而沉者,因思则气结,不得循环,失其升降之常,唯走大肠顺道,气滞而下陷,故作里急后重,有似于痢,实非痢也。曰:有谓四肢厥逆,大肠久滑,当用附子温之者;有谓内有宿积作痛,当用硝、黄下之者。二说孰是? 予曰:皆非也。殿下肺脉不浮而沉,是金不得令也,金不得令则不能制木,故肝脉不弦细而弦洪,不当王而反王,木来侮土,脾气转结于内不能运,故四肢逆而厥冷,所谓热深厥亦深也。热厥者,上不过肘,下不过膝,脉伏有力,可验也。既为热厥,岂可复用附子大热之剂? 夫用附子温之者固非矣,而欲攻以硝、黄者亦非。经曰:心藏神,多念则神劳,脾藏意,多思则气结。气结,故腹痛下利,若复加以寒凉之剂,其结愈甚,此硝、黄所以亦不可用也。

(明·易大艮《易氏医按》)

九、痉症脉案

瑞昌王孙毅斋,年五十二,素乐酒色。癸酉九月初,夜起小解,忽倒地昏不知人,若中风状,目闭气粗,手足厥冷,身体强硬,牙关紧闭。诸医有以为中风者,有以为中气中痰者,用乌药顺气散等药,俱不效。又有作夹阴治者,用附子理中汤,愈加痰响。五日后召予诊治,六脉沉细紧滑,愈按愈有力。其兄宏道问曰:此何病? 予曰:寒湿相搏,痉症也。痉属膀胱,当用羌活胜湿汤主之。先用稀涎散七,吐痰一二碗,昏愦即醒,遂进胜湿汤六剂,全愈。以八味丸调理一月,精气复常。

(明·易大艮《易氏医按》)

十、发热脉案

一士夫,素耽诗文,夜分忘寝,劳神过极,忽身热烦渴,自汗恶寒,四肢微冷,饮食少进。初以为外感,先发散次和解,不应。又用补中益气,参加二钱,逾月而诸症仍前。一日午后发热,忽耳聋不知人,恍惚谵语,时季冬,请予诊,与一宿医同视之。宿医曰:此少阳证也,当以小柴胡和之。予诊得六脉皆洪大无力,曰:此非少阳证,乃劳神过度虚火证也。宿医持前议,遂以小柴胡去半夏,加花粉、知母。予谓其友曰:服此药必热愈甚,当有如狂症作。服之少顷,果胸如火炙刀刺,发狂欲走,饮冷水一盏始定。复求予治,予以人乳并人参汤与服之,当日进四服,浓睡四五时,病减其半。次日又进四服,六脉归经,沉细有力,终夜安寝,诸症悉除……士夫曰:吾病数月,诸人用伤寒治法,先生独以虚火治者,何也?予曰:伤寒之病,自表达里,六日传遍经络,复传至二十一日外,虽有余症,亦当从杂病论。今已二月矣,岂可复以伤寒论乎?况伤寒少阳之脉当弦长有力,今六脉浮洪,满指无力,此岂少阳脉耶?盖因平日劳神过度,心血久亏,肝无血纳,脾无血统,阳气独盛,孤阳日久,气即火也。

(明·易大艮《易氏医按》)

十一、崩漏脉案

　　一妇人,患崩,昼夜十数次,每次去血升余。用止血药,血愈甚。卧床月余,赢瘦食少,面青爪黑,气促痰喘,请予诊治。诊得心脉平和,肝脉弦大,时一结,肺脉沉而大且有力,脾胃脉沉涩,两尺沉而无力。予曰:此气郁证也。询之,果未病数日前进午餐,因小婢忤意发怒,遂构此疾。随以四神散与之,服药半盂,未及一时,顿觉神爽,诸病减半,举家欣跃。

　　予曰:未也,明日子时分指甲变桃红色方可救。至期甲色果红,予复诊之,左三部如前,肺脉微起,脾胃虽沉缓而不涩,二尺照旧。予谓其家曰:午时血当大崩,毋得惊惶,以骇病者。至期果然,下紫黑血块寸许大者数枚,自此遂止。后用壮真五和丸调理月余,全愈,次年六月生一子。

(明·易大艮《易氏医按》)

十二、产后发热脉案

　　瑞州一妇,产后半月余,胃中有清水作逆而吐。以为胃寒,令煮鸡,倍用姜、椒,初觉相宜,至三五日清水愈多。以姜、椒煎汤,时时饮之,近一月,口气渐冷,四肢发厥,昼夜作逆,腹中冷气难堪,有时战栗。用四君子汤,人参一钱至二钱,初服少安,久则不应。又加炮姜,亦不效。众议用附子理中汤,主人自度非寒证,请予。予诊六脉俱无,以食指复按尺部,中指、无名指按尺之后,脉来实数有力,左右皆同,发言壮厉,一气可说三五句,唇焦颊赤,大便五六日一次,小便赤少,此实热症也。询之,其俗产后食胡椒炒鸡为补,此妇日食三次,半月后遂得疾。予用三黄汤治之,连进四盏,六脉俱现,姜椒汤不欲食矣。又进四盏,身不战栗,清水减半。服四日,口中热气上升,满口舌尖俱发黄小粟疮,大便八日不通。以四苓合凉膈散,空心一服,至午不动,又以甘草煎汤,调元明粉五钱热服,一时许腹中微鸣,吐出酸水一二碗,大便连去二次。

主人曰:荆人之病,医皆以为虚而用姜、附。生窃疑之,欲以为热而六脉俱无,欲以为寒而姜附不应。先生一诊,而遂用大剂三黄汤,更加元明粉寒凉之剂以通之,不以产为掣肘,公何见也?予曰:脉症明显,不详察耳。《脉法》云:极大极微,最宜斟酌。凡诊脉遇有极大无力者,须防阳气浮散于外。若极微之脉,久久寻而得之,于指稍稍加力按之至骨愈坚劳者,不可认作虚寒。今脉左右三部初按悉无,再以食指按其尺部,中指无名指按其尺后,脉来实数有力,所谓伏匿脉是也。此乃阳匿于下,亢之极矣。又大便秘结,小便赤少,唇焦颊赤,气壮言高,自脉与症视之,其为实热明矣。若果虚寒,脉当浮大无力,何以实数有力?症当气息微弱,何以言貌强壮?谓其虚而用姜、附者,未当也。主人曰:既为热证,然而口气冷,吐清水,四枝厥,时战栗,此数者又有似于阴,何也?曰:此正热极似水,亢则害,承乃制也。犹之天地之冬,阳遏于下,地泉反热,阴浮于上,寒威凛冽。故今之口气冷,四肢厥而吐清水者,亦阳遏阴浮之义也……

(明·易大艮《易氏医按》)

参考文献

［1］马继兴.中医文献学［M］.上海：上海科学技术出版社,1990.

［2］吴大真,余传隆.中医辞海（上册）［M］.北京：中国医药科技出版社,1999.

［3］（明）聂尚恒.医学汇函（上）［M］.北京：中国中医药出版社,2015.

［4］（明）聂尚恒.医学汇函（中）［M］.北京：中国中医药出版社,2015.

［5］凌耀星.难经校注［M］.北京：人民卫生出版社,1991.

［6］崔玉田,赵恩俭.中医脉学研究［M］.石家庄：河北人民出版社,1965.

［7］李霞.《难经》脉诊理论贡献探析［J］.中国中医基础医学杂志,2013,019
（005）:489—490.

［8］何爱华.试论淳于意（仓公）在脉学上的成就［J］.中医药学报,1980(Z1).

［9］（明）龚居中.女科百效全书［M］.北京：中国中医药出版社,2015.

［10］（明）龚居中.新刻幼科百效全书［M］.北京：中国中医药出版社,2015.

［11］（明）龚廷贤.万病回春［M］.天津：天津科学技术出版社,1993.

［12］（明）李梴·医学入门［M］.中医临床必读丛书合订本·临证各科卷·综
合（四）.北京：人民卫生出版社,2011.

［13］（明）张三锡.医学六要［M］.上海：上海科学技术出版社,2005.

［14］（宋）陈自明.妇人大全良方［M］.北京：人民卫生出版社,1992.

［15］（宋）黎民寿.决脉精要［M］.//曹洪欣.海外回归中医善本古籍丛书
［续］（第二册）北京：人民卫生出版社,2010.

［16］（清）曾鼎.医宗备要［M］.北京：中国中医药出版社,2015.

［17］傅沛藩.万密斋医学全书［M］.北京：中国中医药出版社,1999.

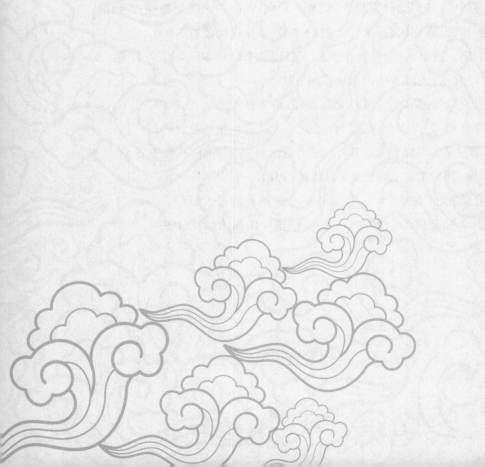